Dr. Brandy Dunn
David Rensin
Die Männer auf meiner Couch

PIPER

Zu diesem Buch

Als Brandy Dunn im New Yorker Stadtteil Manhattan ihre psychotherapeutische Praxis eröffnet, erwartet sie eigentlich weibliche Patienten, denn ihr Spezialgebiet sind Sexualstörungen. Stattdessen liegen jede Menge Männer auf ihrer Couch. Wie der Broker David, der chronische Fremdgänger, der nicht einmal vor ihr haltmacht. Oder Casey, der schüchterne Intellektuelle, der Pornos seiner bildhübschen Freundin vorzieht. Oder der gut situierte Bill, der eine heimliche Beziehung mit einer Prostituierten pflegt. Die Geschichten sind wahr, die Gefühle echt – und die Psychologin lernt selbst jede Menge über ihr eigenes turbulentes (Liebes-)Leben. Denn so extrem sich ihre Patienten auch verhalten – im Grunde sehnen sich alle nach einem: Liebe.

Dr. Brandy Dunn ist promovierte klinische Psychologin. Nach dem Studium eröffnete sie ihre erste Praxis in New York, wo sie ein Jahr als Sexualtherapeutin überwiegend männliche Patienten behandelte. Inzwischen lebt und arbeitet sie in Los Angeles.

David Rensin ist erfolgreicher Buchautor, Koautor und Redakteur. Für den Playboy interviewte er Legenden und Stars, darunter Bill Gates, Martin Scorsese, Cindy Crawford und Julia Roberts. David Rensin lebt in Los Angeles.

Dr. Brandy Dunn
David Rensin

DIE MÄNNER AUF MEINER COUCH

Wahre Fälle einer New Yorker Sextherapeutin

Aus dem Amerikanischen von
Heike Schlatterer und Stephan Gebauer

Piper München Zürich

Mehr über unsere Autoren und Bücher:
www.piper.de

FSC
www.fsc.org
MIX
Papier aus verantwortungsvollen Quellen
FSC® C083411

Ungekürzte Taschenbuchausgabe
Juni 2013
Titel der Originalausgabe:
»The Men on My Couch. True Stories of Sex, Love and Psychotherapy«,
Berkley Books, Penguin Group USA.

Umschlaggestaltung: bürosüd°, München
Umschlagabbildung: bürosüd°, München
Satz: Fotosatz Amann, Aichstetten
Gesetzt aus der Scala
Papier: Munken Print von Arctic Paper Munkedals AB, Schweden
Druck und Bindung: CPI – Clausen & Bosse, Leck
Printed in Germany ISBN 978-3-492-30269-2

Um die Persönlichkeitsrechte der Patienten zu schützen, wurden ihre Namen und ihre persönlichen Merkmale geändert und zum Teil mehrere Fälle unter einem Namen zusammengefasst. Doch die Dialoge basieren alle auf Gesprächen, die wirklich stattgefunden haben.

Inhalt

Aufnahme 9

David 16

Rami 44

Alex 61

Paul 93

Charles 133

Die Männergruppe: Euphorie 160

Zwei Gespräche mit Michael 176

Die Männergruppe: Wut 184

Casey 202

Mark 244

Bill 282

Abschlusssitzung 308

Postskriptum 320

Aufnahme

Die Männer auf meiner Couch ist die Geschichte meiner unerwarteten Reise in die geheime erotische Vorstellungswelt der Männer. Was ich dabei über das Verlangen und Verhalten meiner Patienten in Sachen Sex und Liebe erfuhr, überraschte mich nicht nur, sondern ließ mich an meinen Annahmen über Männer und auch über mich selbst zweifeln.

Musste die Autorin von *Eat Pray Love: Eine Frau auf der Suche nach allem* durch verschiedene Länder reisen, um die Bedeutung von Liebe und Glück zu verstehen und zu erfahren, wer sie wirklich ist, genügte mir dazu der Ausflug in meine Praxis.

Als frischgebackene klinische Psychologin erfüllte ich mir vor ein paar Jahren den Traum einer eigenen Privatpraxis in Manhattan. Es gab da nur ein kleines Problem: Ich war noch nicht etabliert. Jeder, der in meinem Fachgebiet arbeitet, weiß, dass es Zeit braucht, sich seinen Patientenstamm aufzubauen. Mehrere Kollegen schlugen mir vor, ich solle den langsameren, konventionelleren Weg wählen: mich an einer bereits bestehenden Praxis beteiligen, in die Szene eintauchen und Kontakte zu Ärzten, Kollegen und anderen Fachleuten knüpfen, die mich dann weiterempfehlen konnten. Ich dachte über diesen Rat und die finanziellen Vorteile einer Gemeinschaftspraxis nach, aber ich hatte gerade eine spezielle Ausbildung als Sexualtherapeutin bei einem renommierten Fachmann abgeschlossen und war hoch motiviert. Mein Betreuer an der Klinik in Brooklyn, wo ich meine Facharztausbildung abschloss, warnte mich: »Sexualtherapie? Spinnst du?«, fragte er. »Das ist völlig veraltet. Heute hat jeder Viagra. Kein Mensch geht mehr zur Sexualtherapie.«

Er bot mir eine Stelle im Krankenhaus an, aber ich hatte mich entschieden. Ich hatte meine Dissertation über vermindertes sexuelles Verlangen bei Frauen geschrieben. Ich wollte mich auf die weibliche Sexualität spezialisieren. Viagra kümmerte mich nicht.

Trotzdem rechnete ich damit, dass es einige Zeit dauern würde, bis ich mir einen Patientenstamm aufgebaut hatte. Bei der Arbeit an meiner Dissertation hatte ich gelernt, dass Frauen, wenn sie unter Angstzuständen, Depressionen oder Trauer leiden, eher als Männer dazu neigen, zum Therapeuten zu gehen, dass sie aber selten wegen geringen sexuellen Verlangens Hilfe suchen, weil sie tragischerweise annehmen, ihre schwindende Leidenschaft sei normal. Ich war also bereit, eine langsame Anlaufphase in Kauf zu nehmen, solange ich das tun konnte, was ich tun wollte. Und da das Problem durchaus verbreitet war, dachte ich, würden die Frauen, wenn sich mein Angebot erst herumgesprochen hätte, schon irgendwann kommen.

Ich sollte mich irren.

Die Patienten kamen sofort.

Aber fast alle waren Männer.

Männer? Damit hatte ich nicht unbedingt gerechnet. Und bald hatte ich mehr Anfragen, als ich bewältigen konnte. Sie riefen wegen aller möglichen sexuellen Probleme an: chronisches Fremdgehen, Pornosucht, Prostituierte, sexuelle Identität, Eifersucht, Erektionsstörungen, Angst vor Nähe, Libidoverlust oder die Suche nach dem Sinn der Liebe. Männer neigen vielleicht weniger als Frauen dazu, wegen emotionaler Probleme zum Therapeuten zu gehen, aber wenn ihr Penis nicht das tut, was er soll, suchen sie Hilfe.

Obwohl die Behandlung von Männern mit sexuellen Problemen nicht die Art von Therapie war, die ich mir vorgestellt hatte, dachte ich, ich könnte helfen, und freute mich auf die Herausforderung. Ich nahm an, dass ich Geschichten hören würde, die mich beunruhigen und verunsichern würden, aber ich war nun einmal neugierig, ähnlich wie die mutige und zugleich naive Heldin in Horrorfilmen, die unbedingt herausfinden will, was vor sich geht, obwohl sie ahnt, dass ihr der Mörder bereits im Dunkeln auflauert. Also wappnete ich mich innerlich, schloss die Tür meiner Praxis auf und vereinbarte Termine – bereit für jedes Abenteuer.

Und ich sollte nicht enttäuscht werden.

Mein Buch *Die Männer auf meiner Couch* nimmt Sie mit zu vertraulichen Therapiesitzungen und gibt in oft provozierenden Dialogen die Kernprobleme männlicher Sexualität wieder. Als Leser können Sie hautnah mit dabei sein und die ungefilterten Emotionen und die wahre Motivation hinter den modernen sexuellen Leiden miterleben, derentwegen meine Patienten Hilfe suchten. Und anders als bei den meisten Büchern über das männliche Sexualverhalten erfahren Sie hier, wie ich darauf als Therapeutin *und* als Mensch reagierte, was ich bei den Sitzungen sagte, aber auch, was ich lieber für mich behielt.

Schnell begriff ich eine grundlegende Wahrheit: Sex ist nicht nur Sex. Sex ist mit allem Möglichen aufgeladen. Am Anfang dachte ich noch, ich würde sexuelle Störungen behandeln, aber in den meisten Fällen hatte das Verhalten meiner Patienten psychische Ursachen. Ich entdeckte, dass ihr Sexualverhalten zahlreiche verschiedene Bedeutungen hatte. Manche benutzten Sex, um unterdrückte Emotionen auszuleben oder unkontrollierbare Gefühle aufzufangen. Manche versuchten, alte Traumata, die tief in ihnen verborgen lagen, noch einmal zu durchleben oder sie zu beherrschen. Viele nutzten Sex, um frustrierte Bedürfnisse nach Macht, Anerkennung, Selbstbestätigung, Trost oder Zuneigung zu stillen. Die Motivation für ihr Verhalten blieb vielen Patienten verborgen. Sie versuchten, ihre Probleme mit Sex zu lösen; doch stattdessen erlebten sie Fehlfunktionen und Isolation.

Ich will nicht behaupten, dass ich alles über Männer wüsste oder dass ich Frauen sagen könnte, was sie zu tun hätten, damit die Männer in ihrem Leben sich änderten und sich ihre Beziehung verbesserte. Mein Buch ist auch keine Kampfschrift, die behauptet, dass Männer, die nicht unseren soziosexuellen Moralvorstellungen entsprechen, schlecht sind. Allerdings fasse ich die Männer auch nicht mit Samthandschuhen an, sondern fordere sie heraus, selbst wenn sie darauf mit Wut oder Tränen reagieren. Dabei behandle ich sie und auch mich als diejenige, die sich ihre Beichte anhört, mit Respekt. Deshalb ist es mir auch so wichtig, Männer nicht abschätzig als oberflächliche und moralisch fragwürdige, unverbesserliche Schwerenöter darzustellen: Sie wissen schon, Schweine, unbelehrbare Mistkerle und so weiter. Ich will ihr Verhalten aber auch nicht entschuldigen oder rechtfertigen. Und auch Sie sollten nicht automatisch Mitleid mit ihnen haben oder ihnen gar verzeihen, obwohl sie Ihnen Kummer bereitet haben. Stattdessen will ich Sie auffordern, mich auf diese Reise zur Erkundung der psychosexuellen Motivation von Männern zu begleiten – und mitzuerleben, was die Männer dabei über sich erfuhren.

Ich kann nur über das schreiben, was ich von meinen Patienten gehört habe, wie ich darauf reagierte, welche Erfahrungen ich dabei machte – und wie alles aufeinander einwirkte.

Wenn ich von »meinen Erfahrungen« spreche, meine ich

mein eigenes Leben. Neben den Patientengeschichten erzählt *Die Männer auf meiner Couch* auch von den wichtigsten Momenten meines eigenen Liebeslebens. Ich führte damals eine turbulente Fernbeziehung zu einem dreizehn Jahre älteren Mann. Wie meine Patienten war ich gefangen zwischen meinem Wunsch zu lieben und dem fehlenden Sinn dafür, was Liebe eigentlich bedeutet. Was Romantik und Liebe betraf, so hatte ich selbst lange in einer selbst geschaffenen Phantasiewelt gelebt, in der mein Geliebter und ich Händchen hielten und auf ewig über sonnige Felder der Verliebtheit schwebten. Als ich mich in Rami verliebte, war »Liebe« plötzlich roh, sprunghaft und unvorhersehbar. Wir hatten heißen Sex. Wir hatten Vertrauensprobleme. Wir stammten aus verschiedenen Welten. Daraus ergab sich ein leidenschaftliches Tauziehen, bei dem ich oft zurückstecken musste – durchaus auch selbst verschuldet. Doch obwohl mir diese Liebe Angst machte, beschloss ich, mit Rami zusammenzubleiben, weil ich mir vorgenommen hatte, mit alten, biederen Mustern zu brechen und etwas für die Liebe zu riskieren, egal, um welchen Preis.

Die Lektionen aus dieser Beziehung konnte ich dank meiner Arbeit besser nutzen und deuten. *Denn wie viele Frauen sind schon in der Lage, in ihrem Beruf die Untiefen von Liebe und Sex aus der Sicht eines Mannes zu erkunden? Wie viele hören die Wahrheit über Männer von Männern; Wahrheiten, die sie sonst nie erfahren würden, geschweige denn sich auszumalen imstande wären?*

Am Anfang erwies sich dieser explosive Informationscocktail als sehr brisant. Nach manchen Sitzungen war ich regelrecht benommen, weil sich aus den Enthüllungen meiner Patienten Fragen und Vermutungen über meine eigene Beziehung zu Rami ergaben – ähnlich, wie wenn man einen romantischen Film sieht oder ein Lied hört, das genau die eigene Situation beschreibt.

Zum Glück erkannte ich, dass ich meine Arbeit mit Männern für mich selbst nutzen konnte. Ich entwickelte ein neues Verständnis für Liebe, Intimität und Mitgefühl. Dabei musste ich vieles, was ich und die meisten anderen Frauen über Männer dachten, hinterfragen und erkennen, dass wir oft Fehleinschätzungen aufsitzen. Etwa wenn wir denken: »Wenn er mich liebt, betrügt er mich nicht« oder »Wenn ich schlank oder hübsch oder verführerisch bin oder mich an bestimmte Regeln halte, wird er mich immer begehren.«

Eine gute Freundin sagte mir einmal: »Ich glaube nicht, dass mein Freund mich betrügen würde. Er ist total in mich verliebt. Er tut alles für mich. Er wäscht mein Auto, er kocht für mich. Er hat keinen starken Sexualtrieb und wirkt auch nicht sonderlich abenteuerlustig, was Sex angeht. Er scheint einfach total glücklich mit mir zu sein.«

Ich wünsche ihr, dass sie recht hat. Aber wie einige Patienten in meinem Buch zeigen, garantiert die Liebe zu einer Frau nicht automatisch sexuelle Treue. Ebenso wenig bedeutet Untreue, dass die Liebe nicht aufrichtig ist oder der Mann sie nicht ernst nimmt.

Häufig geht man davon aus, dass Männer immer Sex wollen – und danach vielleicht noch eine Pizza und ein Bier. Und dann wieder Sex. Ich kann gar nicht sagen, wie oft ich es erlebt habe, dass sich eine Freundin bei mir beschwerte: »Er will immer nur Sex.« Und es gab tatsächlich Männer, die in meine Praxis kamen und nur über Sex sprachen. »Ich bekomme nicht genug« oder »Ich bekomme keinen hoch« oder »Ich mag Oralsex, sie aber nicht« – aber am Ende redeten sie doch über Liebe. Es ist nämlich so: Männer *wollen* Sex, aber nicht *nur* Sex. Im Gespräch mit meinen Patienten erfuhr ich, dass sich hinter ihrem Sexualverhalten *das Bedürfnis nach einer tieferen Verbindung* verbirgt. Von da war es nur noch ein kleiner Schritt, meinen Patienten zu helfen, indem ich mich darum kümmerte, wie es bei ihnen um die Herzensdinge stand, anstatt sie dafür zu verurteilen, was sie mit ihrem Penis angerichtet hatten.

Mein Buch ist kein Behandlungsleitfaden. Es ist auch kein Ratgeber. Es liefert keine Checklisten, Übungen oder die schlichte Bestätigung von Bekanntem. Ich vertraue darauf, dass Sie aus den Geschichten das mitnehmen, was Ihnen wichtig ist, und sich Ihre eigene Meinung bilden. Wir alle wissen nur zu gut, dass es bei der Liebe keine allgemeingültigen Antworten gibt. Stattdessen biete ich Ihnen eine Erkundungsfahrt an. Ich möchte Sie auf eine Reise mitnehmen ins wirkliche Leben, wie ich es selbst erfahren habe. Dabei hoffe ich, dass mein Buch eine neue Sicht auf die Dynamik von Sex und Beziehungen eröffnet für den Leser, aber vor allem für die Leserin, denn wenn ich mit meinen Freundinnen über dieses Thema spreche, geht es uns *immer* darum zu verstehen, was Männer wirklich wollen, warum sie sich so verhalten und was wir dabei tun können.

Obwohl alle Männer in diesem Buch verschieden sind, haben sie eines gemeinsam: Sie sind nicht pervers oder abartig; es sind ganz alltägliche Typen aus allen Teilen des Landes und verschiedensten gesellschaftlichen Schichten, die ein Freund, Mann, Bruder oder Kumpel von jedem von uns sein könnten.

Es sind Männer, wie wir alle sie kennen; Männer, über die wir Frauen mehr wissen wollen.

David

David machte Karriere an der Wall Street. Er hatte ein Model zur Freundin und eine Wohnung in Greenwich Village. Groß, mit der Figur eines Footballspielers, betrat er in einem teuren Anzug meine neue Praxis. Er strahlte die selbstsichere Gelassenheit eines Mannes aus, der weiß, was er will – und daran gewöhnt ist, es zu bekommen. Er sah sich kurz in dem schwach beleuchteten Raum um, musterte wohlwollend die Bilder an der Wand und ließ seinen Blick beiläufig auf mich fallen.

»Alles, was recht ist, Doc. Sie sind wirklich attraktiv«, sagte er in einem kraftvollen Bariton. »Es wird mir Spaß machen, Ihnen mein Leben zu erzählen.«

Ich durchschaute die locker hingeworfene Anmache: In Wahrheit machte er mir kein Kompliment, sondern er wollte mich sexualisieren, um Macht über mich zu erlangen. Wenigstens hatte er auf den abgedroschenen Scherz verzichtet, den viele Männer aus Nervosität machen: »Ich hatte gedacht, Sie würden ein wenig wie Sigmund Freud aussehen.«

Ich antwortete mit einem freundlichen, aber unverbindlichen Lächeln. »Es freut mich, dass Sie sich in Gegenwart attraktiver Frauen wohlfühlen.« Ich deutete auf die Couch. »Nehmen Sie Platz.«

David ließ sich auf das Sofa fallen und strich mit der Hand über den schwarzen Glattlederbezug. Er saß entspannt da, das Becken nach vorne gedrückt, die Beine geöffnet, die Arme auf der Rücklehne der Couch ausgebreitet. Sein Blick wanderte über meine Beine und meinen Körper. Als sich unsere Blicke begegneten, sah ich ihn direkt an: Es würde eine Schachpartie werden. Er hatte sie mit einem variantenreichen Angriff eröffnet, und die Aufgabe herauszufinden, was sich hinter der Fassade seiner Galanterie und seiner aufgesetzten Persönlichkeit verbarg, reizte mich.

Er konnte nicht ahnen, dass ich ihn keineswegs anziehend fand. Sein stumpfer, leerer Blick verriet einen Mangel an echter Ausstrahlung. Sein Charme wirkte einstudiert. Er hatte ein Gesicht, das sich für ein Zeitschriftencover geeignet hätte, aber diese Perfektion wirkte beinahe etwas langweilig. Ein gut aussehender Mann zieht die Blicke der Frauen auf sich, aber eigentlich möchte die Frau die Hübsche sein.

Ich fragte ihn, worüber er sprechen wolle. Eigentlich erwartete ich, dass er weiter mit mir flirten würde, aber er schlug eine andere Richtung ein. »Ich weiß nicht, ob ich lieben kann«, sagte er in sanftem Ton. »Ich glaube, ich weiß überhaupt nicht, was Liebe ist.«

Die Frage schien ihn wirklich zu beschäftigen. Er sah mich erwartungsvoll an. Ich antwortete nicht sofort, denn ich hatte keine Antwort auf diese gleichermaßen einfache wie schwierige Frage. Was ist Liebe? Manchmal hat es den Anschein, als nähmen die Patienten an, ein Psychologe könne die existenziellen Rätsel des Lebens lösen. Was geschieht mit uns, wenn wir sterben? Gibt es Seelenverwandte? Gibt es einen Gott? Natürlich wissen auch Psychologen die Antworten nicht. Sie beobachten das menschliche Verhalten, geben Anregungen, hören zu, analysieren und versuchen, ihre Patienten darin zu unterstützen, eine Lösung zu finden, die ihnen weiterhelfen wird. Wer Antworten auf die Frage nach dem Sinn des Lebens oder dem Wesen der Liebe sucht, sollte sich an spirituelle Lehrer, Biologen und Philosophen wenden, die Theorien und Lehrsätze dazu anzubieten haben.

Ich entschloss mich, Davids Suche nach einer Erklärung mit einer Frage zu beantworten. Ich bat ihn, mir zu erklären, warum er sich für das Wesen der Liebe interessierte.

»Meine Freundin ist umwerfend«, sagte er. »Sie ist ein Model, groß, blond, mit einem perfekten Vorbau und einem festen Bauch. Ich weiß nicht, warum, aber ich betrüge sie. Ich kann mich nicht zurückhalten. Sie arbeitet oft abends, und dann ziehe ich mit den Jungs los und sammle Telefonnummern.«

»Was meinen Sie mit *sammeln*?«

»Es gibt da eine Methode«, erklärte er, wobei er wieder diesen dreisten Charme aufsetzte, »und ich bin dafür bekannt, dass ich sie meisterhaft beherrsche. Zunächst suche ich mir die heißeste Frau an der Bar aus und mache ein wenig Smalltalk. Ich versuche, ihr ein ganz besonderes Kompliment zu machen, ohne allzu beeindruckt zu wirken. Ich möchte ihr den Eindruck vermitteln, dass ich echtes Interesse an ihrer Persönlichkeit habe. Also stelle ich ihr Fragen, ohne allzu viel über mich selbst zu sprechen – ich streue nur gelegentliche Hinweise auf meinen finanziellen Status ein. Ich lasse sie von sich erzählen, versuche herauszufinden, wonach sie sich sehnt, und gebe ihr das Gefühl, dass ich genau das zu bieten habe.«

David wechselte die Sitzhaltung, während ich mir die Szene vorzustellen versuchte. »Und dann kommt das Manöver ›Chance vertan‹«, fuhr er fort. »Ich wende mich ab, als hätte ich das Interesse verloren, oder ich zeige Interesse an einer anderen Frau – aber nie an einer ihrer Freundinnen, das wäre ein Anfängerfehler. Jetzt lasse ich sie arbeiten, um meine Aufmerksamkeit zurückzugewinnen. Bemüht sie sich nicht, so unterhalte ich mich zwar weiter mit ihr, sehe mich jedoch nach etwas anderem um. In jedem Fall signalisiere ich jetzt nur noch beiläufiges Interesse. Die Methode funktioniert immer.«

»In Ordnung, und wie oft machen Sie das?«

»Mehrere Male am Abend.«

»Und das Ziel ist ...?«

»Telefonnummern zu sammeln«, sagte er. »Vielleicht wird auch mehr draus. Es ist aufregend, so als würde man ein Match gewinnen.«

Ich notierte auf meinem Schreibblock, dass ich später auf sein Wettbewerbsdenken zurückkommen sollte. »Sie gehen also auch weiter und haben Sex mit diesen Frauen?«

»Manchmal. Aber nie mehr als einmal.«

Ich bemerkte, dass er eine Zurechtweisung erwartete. Stattdessen schlug ich einen positiven und sogar zustimmenden Ton an. Mit dieser Taktik gelingt es mir oft, einen Patienten dazu zu bewegen, mir alles zu erzählen. »Und wie ist der Sex mit diesen Frauen?«

»Ziemlich gut«, antwortete er, wobei er sich ein wenig entspannte. »Aber es geht mir eher darum, mit den Jungs durch die Bars zu ziehen und Telefonnummern zu sammeln. Die Jagd interessiert mich mehr als der Sex.«

Davids Schilderung hatte mir gezeigt, welche Phase im Werben um die Frauen ihm am wichtigsten war. Der Höhepunkt der Eroberung ist nicht für alle Männer derselbe. Ich war davon überzeugt, dass ich am meisten über Davids wirkliche Motive herausfinden würde, wenn ich jenen Teil des Vorgangs untersuchte, der für ihn besonders stimulierend war. Manchen Männern genügt es, sich hübsche Gesichter und stimulierende Körper anzusehen. Andere müssen die Frauen unbedingt treffen. Es gibt Männer, die Sex wollen, während es anderen darum geht, dass sich die Frauen in sie verlieben. David war zufrieden, wenn ihm eine Frau ihre Telefonnummer gab. Zwar schlief er manchmal mit einer dieser Frauen, aber eigentlich genügte es ihm, dass sie bereit waren, sich mit ihm einzulassen.

Einfach ausgedrückt, verhielt sich David so, als hätte er

einen Ratgeber für Aufreißer geschrieben – oder zumindest einen gelesen. Ich spürte jene Urangst, die alle Frauen kennen: die Angst vor dem arroganten, geschickten Verführer, der ohne jede Rücksicht auf seine feste Beziehung allen Frauen nachstellt, die seinen Weg kreuzen. David war ein eingebildeter Weiberheld, der in Frauen nur Objekte sehen konnte. Ich weiß nicht, was ich abstoßender fand: dass David auch mit der vollkommensten Frau an seiner Seite nicht zufrieden sein konnte oder dass es Männer gab, die geheime Techniken zur Manipulation von Frauen austauschten und einen Sport daraus machten.

Etwa zur selben Zeit beklagte sich eine meiner Freundinnen darüber, dass ihr der Mann, mit dem sie seit Kurzem ausging, niemals ein Kompliment machte und manchmal ihren Freundinnen mehr Aufmerksamkeit schenkte als ihr. »Ich finde einfach nicht heraus, ob er wirklich an mir interessiert ist oder nicht«, sagte sie. Dann entdeckte sie eines Tages in seiner Wohnung ein Buch mit dem Titel *Das Spiel*. Als sie es durchblätterte, war sie entsetzt. Sie bestellte das Buch und zeigte es mir. Wir hatten beide das Gefühl, etwas Geheimnisvolles – und Böses – entdeckt zu haben: Das Buch enthielt eine Anleitung dazu, wie man Frauen manipulieren konnte. Der Autor erklärte, wie ein Mann eine Frau dazu bringen konnte, sich ihm auszuliefern, wie er sie demütigen und aus dem Gleichgewicht bringen konnte. Das Ziel bestand darin, die Frau, die man gerade begehrte, unsicher und instabil zu machen und ihr Selbstvertrauen zu erschüttern. Der Autor, ein meisterhafter Schürzenjäger, versprach seinen Lesern, dass sie, wenn sie seine Techniken übten und richtig einsetzten, in der Beziehung zum anderen Geschlecht eine bis dahin ungekannte Macht erlangen würden.

Diese Techniken konnten kurzfristig funktionieren, aber auf lange Sicht musste die Verletzung des weiblichen Selbstwertgefühls dem Mann schaden. Meine Freundin sah sich in der »Aufreißer-Community« im Internet um und reagierte geschockt und wütend auf das, was sie dort erfuhr. Sie postete folgende Aufforderung: »Hallo, Ihr Sonderlinge, die Leute von Dungeons and Dragons haben angerufen: Sie wollen, dass ihre infantilen Spieler wieder zu dem zurückkehren, was sie wirklich können!«

Manipulatoren wie David stießen mich ab. Aber ich musste meine Emotionen beherrschen. Ich konnte ihn nicht einfach zum Teufel jagen, wie ich es in einer Bar getan hätte. Ich bin Therapeutin. Meine Aufgabe ist es, Menschen zu helfen. Aber ich war unfähig, die erforderliche Empathie aufzubringen. Ich fragte mich, ob es mir angesichts der Wut, die in der Gegenwart dieses Mannes in mir aufstieg, gelingen würde, mich in seine Lage zu versetzen.

Ich musste die Gegenübertragung – meine persönliche, nicht professionelle Reaktion – unter Kontrolle bringen. Will er die Probleme des Patienten nicht mit seinen eigenen verwechseln, so muss der Therapeut sehr genau darauf achten, wann seine eigenen Emotionen und Probleme beginnen, sich auf die Therapie auszuwirken. Ich muss mir in einer Therapiesitzung bewusst machen, was den Patienten und was mich selbst betrifft, denn ob der Therapeut will oder nicht: Er wird auf die eine oder andere Art auf seinen Patienten reagieren. Er muss den Unterschied kennen und sich laufend kontrollieren.

Da Davids Geschichte meine Wertvorstellungen und mein Leben betraf, musste ich meine Abneigung hinter einer sorgfältig einstudierten professionellen Fassade urteilsfreier Neutralität verbergen.

Ich nutzte die verbleibende Zeit, um mit David die Fragen zu seiner sexuellen Situation abzuarbeiten, die ich nach Möglichkeit jedem Patienten in der ersten Sitzung stelle. Ich bat ihn, seine letzte sexuelle Erfahrung im Detail zu beschreiben. Ich wollte wissen, von wem die Initiative ausgegangen war, welches Vorspiel und welche Stellungen gewählt worden waren, inwieweit es Blickkontakt zwischen den Partnern gegeben, was der Patient gedacht und empfunden und welche Phantasien er erlebt hatte. Ich fragte ihn auch nach seinen Masturbationspraktiken und nach dem genauen Inhalt seiner Phantasien. Das sexuelle Verhalten eines Mannes verrät sehr viel über seine Persönlichkeit und seine emotionalen Bedürfnisse. Dieses Verhalten gibt Hinweise auf seine Fähigkeit zu lieben, auf sein Selbstwertgefühl, sein Durchsetzungsvermögen, ja sogar auf Probleme, die in der Kindheit wurzeln. Die sexuelle Identität ist ein Mikrokosmos des Selbst.

Nachdem David gegangen war, gelangte ich zu der vorläufigen Einschätzung, dass seine Reaktionen im Gespräch ein hohes Maß an Unsicherheit, Angst und Konkurrenzdenken verraten hatten. Vor allem aber fiel auf, dass ihn die Tatsache, dass er ein Schürzenjäger war, worauf Männer normalerweise stolz sind, unglücklich machte. Er hatte mehrfach wiederholt, dass er Liebe fühlen wolle, jedoch nicht wisse, was das sei. Ich wollte ihm helfen, die Fähigkeit, Liebe zu erleben, zu entwickeln. Aber dazu musste ich über mein eigenes Verhältnis zur Liebe nachdenken.

Ich hatte geglaubt, mich mit der Liebe gut auszukennen. Ich meinte zu wissen, wie sie sich anfühlt, wie sie aussieht, wie sie duftet. Ich war vertraut mit ihr. Natürlich war die Liebe romantisch. Im Grunde hatte ich eine andauernde Liebesaffäre mit ihr. Ich hatte einige Männer geliebt, aber eigentlich galt meine Loyalität der Liebe selbst. Im Lauf der Jahre hatte ich eine besondere Fähigkeit entwickelt, die Euphorie der romantischen Liebe zu pflegen. Ich hatte eigentlich immer einen Partner, und ich konnte jederzeit mit jedem Mann, der mir geeignet schien, die Illusion der Liebe pflegen. Es war mir gelungen, viele Männer in meinem Netz zu fangen. Ich konnte mir nicht vorstellen, dass sich mir ein Mann mit bösen Absichten nähern würde, und ich strahlte nicht ganz unbewusst eine gewisse jungfräuliche Unschuld aus, die bei den meisten Männern die Neigung weckte, mich zu beschützen und zu umhegen. Um diese Vorstellung aufrechterhalten zu können, wollte, ja musste ich glauben, dass die Männer ebenso romantisch dachten wie ich.

In der zweiten Therapiesitzung mit David kam ich auf seine Frage zurück.

»Sie fragen sich also, ob Sie fähig sind zu lieben?«

»Ja. Vielleicht liegt es daran, dass ich jede Beziehung sabotiere, indem ich meine Partnerin mit Frauen betrüge, zu denen ich keine Beziehung haben will – in die ich mich nie verlieben könnte. Finden Sie das sonderbar?«

»Glauben Sie, dass es sonderbar ist?«

»Sonderbar ist, dass ich diese Frauen mit meiner Freundin vergleiche, obwohl sie mir nichts bedeuten.«

»Was vergleichen Sie? Den Sex?«

»Nein, eigentlich nicht. Ich stelle mir vor, wie es wäre, mit ihnen zusammen zu sein.«

Diese Antwort überraschte mich, und David nahm die Frage vorweg, die ich nun stellen wollte.

»Ich möchte wirklich sesshaft werden und heiraten. Meine finanzielle Situation ist stabil, und alle meine Freunde heiraten und bauen sich große Häuser in Westchester und New Jersey ... Ich will einfach die tollste Frau und das größte Haus.«

Zwischen den Therapiesitzungen dachte ich über Davids Konkurrenzdenken nach. Er sagte, dass er sich von den Frauen, deren Telefonnummern er sammelte, nicht unbedingt angezogen fühlte – dass ein Mann eine Frau erobern will, bedeutet nicht immer, dass sie ihn erregt. Er kann sie sogar als unattraktiv empfinden. Das weckte bei mir den Verdacht, dass es bei seinen nämlichen Jagdausflügen eigentlich nicht um Frauen ging, sondern eher um den sportlichen Wettbewerb mit seinen Freunden: Die Schürzenjagd gehörte vielmehr zu seinem Sozialverhalten, sie war Teil seiner Beziehung zu anderen Männern.

David bestätigte meine Ahnung, als er mir erzählte, dass er mehrere Brüder hatte und aus einer Familie stammte, in der sich alles um Leistung und Erfolg drehte. Das war genau die Umgebung, die rastlose Perfektionisten oder Menschen hervorbringt, die unter Druck zusammenbrechen. David war vom Erfolg besessen. In der Schule war er Quarterback der Football-Mannschaft gewesen. Jetzt setzte er seine strategischen Fähigkeiten an der Wall Street als Leiter eines erfolgreichen Hedgefonds ein. Er arbeitete achtzig Stunden in der Woche. Ich kannte noch mehr Männer, die in dieser Branche tätig waren. Einige von ihnen bauten den Druck mit Kokain und russischen Prostituierten ab. David schien nicht zu dieser Sorte zu gehören.

»Es gefällt mir nicht, für Sex zu bezahlen«, sagte er. »Ich mag es, Frauen zu erobern, die schwer zu bekommen sind.« Aber wenn sie sein Interesse erwiderten, besaß David nicht genug Empathie oder soziale Intelligenz, um zu verstehen, was seine »Beute« empfand: Begeisterung über die Begegnung mit einem gut aussehenden und gut situierten Mann, die Verlockung einer guten Partie, die Hoffnung, sein Interesse zu finden, und möglicherweise auch ein wenig Angst, da es in der Stadt viel mehr Frauen als Männer gab.

Ich wollte David vor Augen halten, wie sich die von ihm gejagten Frauen vermutlich fühlten. Ich wollte, dass der Jäger die Dinge mit den Augen des Gejagten betrachtete. Also rückte ich meinen Stuhl näher an die Couch, um Verbundenheit mit ihm zu signalisieren: »David, was ist, wenn eine Frau, mit der Sie flirten, das Interesse an *Ihnen* nur vortäuscht?«

Er schmunzelte. Dieser Gedanke schien ihm nicht sehr plausibel.

»Was, wenn die Frau in Ihnen nur *ein riesiges Dollarzeichen* sieht und darüber nachdenkt, wie sie diesen Mann dazu kriegen kann, dass er mit ihr einkaufen geht oder sie auf eine Reise mitnimmt? Was, wenn das ganze Geplänkel an der Bar eine Täuschung ist, wenn *beide* Seiten einander etwas vorspielen?«

Er schwieg. Ich sah in seinem Gesichtsausdruck, wie ihm langsam die Antwort klar wurde. Es war ein Ausdruck der Furcht. Es war ihm nie in den Sinn gekommen, dass eine Frau, die Interesse an ihm zeigte, möglicherweise keine redlichen Absichten hatte. Er war darauf angewiesen, dass sie ihn begehrte, und wenn er dieses Begehren bei einer Frau sah, konnte es nicht vorgetäuscht sein. Sein Selbstwertgefühl hing davon ab.

»Es ist wichtig für Sie, dass die Frau Sie *wirklich* begehrt«, sagte ich, um ihm unmissverständlich klarzumachen, was er bisher nicht gesehen hatte.

Seine Körpersprache begann sich zu verändern. Seine Wangen wurden rot – Besorgnis und Scham traten hervor. Er hob einen Arm und führte die Hand ans Kinn. Er runzelte die Stirn, sein Fuß tippte in einem nervösen Stakkato auf den Boden. Ich beobachtete, wie langsam die Luft aus seinem aufgeblasenen Ego entwich. Plötzlich zweifelte er am Wert der nächtlichen Eskapaden, die ihm so viel bedeutet hatten.

Ich wechselte meine Sitzhaltung und senkte den Blick, um den Druck zu verringern. Als ich wieder nach oben schaute, sah ich Wut in Davids Gesicht: schachmatt. Aber ich fühlte mich nicht als Siegerin. Stattdessen wurde meine Geringschätzung von einer Welle warmer Anteilnahme weggeschwemmt. Mir wurde klar, dass er litt. Zum ersten Mal empfand ich Mitgefühl für David.

»Was geht jetzt in Ihnen vor?«, fragte ich.

»Nichts«, stieß er barsch hervor. »Ich muss gehen. Ich habe in einer halben Stunde einen Termin.« Als er die Praxis verließ, war ich mir nicht sicher, ob ich ihn wiedersehen würde.

David kam wieder, aber zu seiner nächsten Sitzung tauchte er mit einer Verspätung von zwanzig Minuten auf, was ein typisches Zeichen für Widerstand ist: Er wollte die Sitzung torpedieren, um seine tieferen Empfindungen nicht preisgeben zu müssen.

Er trug nun wieder seine ursprüngliche Dreistigkeit zur Schau. Er ließ sich auf die Couch fallen und sagte: »Doc, Sie sehen toll aus heute. Sie sind *wirklich sexy*. Würde ich Ihnen außerhalb Ihrer Praxis begegnen, so würde ich Sie sicher ansprechen.«

Ich fühlte mich nicht geschmeichelt, aber seine Worte waren auch keine Beleidigung, denn er gehörte nicht zu den Frauenhassern, die das Bedürfnis haben, Frauen ein Gefühl der Unterlegenheit zu geben. Er war ein verzweifelter Charmeur, der vollkommen in seiner Selbstsucht gefangen war. Dass er erneut versuchte, mich zu sexualisieren, deutete darauf hin, dass er seine Angst erotisiert und sich in seine Sicherheitszone zurückgezogen hatte, in der er ein Gefühl der Macht empfand, indem er Frauen in Objekte verwandelte. Seine Reaktion war nicht ungewöhnlich, denn er stand offenkundig unter großem Druck.

Natürlich wollte ich nicht sexualisiert werden. Meine Patienten sollten mich respektierten. Und ich wollte ihre Anerkennung. Ich wollte, dass sie meine Interpretationen und Techniken als scharfsinnig und hilfreich betrachteten. Es war jedes Mal eine Wohltat für mein Selbstvertrauen, wenn ein Patient sagte: »Genau, das ist es!« Oder: »Sie verändern mein Leben!«

Doch es war mir durchaus bewusst, dass meine äußere Erscheinung auch als verführerisch gedeutet werden konnte. Die eng anliegenden Röcke, die hohen Absätze, das Überschlagen der Beine, der offene Blick und die sanfte Stimme der Therapeutin. Mag sein, dass ich die erotische Aufmerksamkeit meiner männlichen Patienten unbewusst genoss, aber ich hatte auch eine unbedarfte Seite, die sich nicht ganz wohlfühlte mit der Berufsbezeichnung »Sexualtherapeutin«. Ich war in einem konservativen Elternhaus aufgewachsen, und diese Bezeichnung konnte Assoziationen mit Sexspielzeug und sexuellen Ersatzhandlungen wecken. Ich achtete in den Sitzungen darauf, das Wort »bumsen« nach Möglichkeit zu vermeiden und stattdessen Ausdrücke wie »Sex haben« oder »miteinander schlafen« zu verwenden. Nicht, dass ich mich mit meiner eigenen Sexualität unwohl gefühlt hätte. Es lag einfach daran, dass ich mit den Umgangsformen der Südstaaten aufgewachsen war. Meine Mutter erinnerte mich oft daran, dass ich von äußerst anständigen und frommen Frauen abstammte, von jener Art Frauen, die selbst beim Abwaschen lange Kleider und Perlenketten trugen.

Während der praktischen Ausbildung hatte ein Betreuer einmal mein Erscheinungsbild thematisiert und mir geraten, bei der Arbeit darauf zu verzichten, Röcke und lange Stiefel zu tragen, da dies die männlichen Patienten ablenken könne. (Wollte er damit sagen, dass ich *ihn* ablenkte?) Ich ignorierte diese Empfehlung. Meine Kleidung war durchaus angebracht. Ich wollte weder meine Figur verstecken noch kastenförmige Anzüge tragen. Ich war eine junge Frau und wollte mich modisch kleiden. Ich wollte ich selbst sein, und ja: Ich wollte in angemessenem Rahmen sexy wirken.

Die meiste Zeit beschäftigte ich mich nicht mit meiner sexuellen Ausstrahlung, aber wenn sie mir bewusst wurde, wollte ich sie nicht verbergen, denn meine äußere Erscheinung konnte durchaus nützlich sein, wenn es darum ging, meine männlichen Patienten ein wenig aus der Ruhe zu bringen. Vom Verhalten eines Patienten in der Therapiesitzung kann man normalerweise auf sein Sozialverhalten schließen. Wenn mein Aussehen, wie mein Betreuer an der Graduate School vermutet hatte, tatsächlich eine Provokation für einige der Männer auf meiner Couch war, so konnte mir das helfen, ihre sexuellen und emotionalen Probleme rascher zutage zu fördern. So konnten wir uns umgehend den eigentlichen Fragen zuwenden.

Wenn der Patient seine Beziehungsmuster auf den Therapeuten projiziert, der sie anschließend auf den Patienten zurückprojiziert, um ihm zu helfen, spricht man von *Übertragung*. Obwohl es nicht ungewöhnlich ist, dass aus verschiedensten Gründen, die vollkommen unschuldig oder auch chemischer Natur sein können, eine sexuelle Spannung entsteht, deuteten Davids Aufmerksamkeit für meinen Körper und seine lockeren Schmeicheleien darauf hin, dass die erotische Übertragung zu seinem Verhaltensmuster gehörte.

Ich verwandelte mich in ein Symbol für viele Frauen im Leben meiner Patienten oder, um es genauer zu sagen, für ihre Vorstellung von Frauen. Sie projizierten Probleme mit ihrer Geliebten, mit der distanzierten Frau, der abweisenden Frau, der fürsorglichen Mutter, der kritischen Mutter oder der Verführerin auf mich. Einige von ihnen idealisierten mich, andere verachteten mich. Ihre Reaktion auf meine Person verrieten viel über ihre tiefsten Wünsche und ihre dunkelsten Beweggründe. Sie wiesen mir eine Rolle in ihrem persönlichen Drama zu, und ich achtete sehr genau darauf, für wen sie mich hielten oder halten mussten. Erkannte ein Patient in mir die Frau wieder, die ihn abgewiesen hatte? Die Frau, die er nicht bekommen konnte? War ich ein Ideal für ihn?

Bei David lautete die Frage: Sah er in mir eine von vielen?

Im Normalfall bringe ich die erotische Übertragung sofort zur Sprache, aber in dieser Situation entschloss ich mich, Davids Avancen zu umgehen und mich auf das zu konzentrieren, was meinem Gespür nach direkt unter der Oberfläche seines Verhaltens schlummerte.

»Nach unserer letzten Sitzung war ich besorgt«, sagte ich. »Sie brachen das Gespräch abrupt ab.«

»Ja, ich hatte einen Termin.«

»Unser letztes Gespräch hinterließ einen unangenehmen Nachgeschmack bei mir.«

»Geht mir auch so«, sagte David. Seine Stimme klang flach.

»Können Sie beschreiben, was Ihr Unbehagen auslöste?«

»Ich wäre nie auf die Idee gekommen, alles könne nur eine Illusion sein.«

»Was an dieser Erkenntnis macht Ihnen am meisten zu schaffen?«

David wollte sich offenkundig nicht mit dieser Frage beschäftigen. »Es gefällt mir einfach sehr, wenn die Frauen mich begehren«, sagte er. Ich bestätigte ihn in seiner Verbitterung, anstatt sie zu kritisieren.

»Es ist also sehr wichtig für Sie, dass die Frauen Sie begehren.«

»Ich denke schon, ja.«

»Was meinen Sie: Was sagt uns das über Sie?«

»Keine Ahnung. Wahrscheinlich bedeutet es, dass ich mich besser fühle, wenn ich Frauen verführe.«

»Ist das der Grund dafür, dass Sie sich mir gegenüber so verhalten, als wollten Sie mich verführen?«

»Ich finde Sie attraktiv, was ist schlecht daran?«

Nun war ich an der Reihe, seine Frage umzulenken. »Was empfinden Sie, wenn Sie mit mir über diese Dinge sprechen?« Ich sprach weiter in sanftem Tonfall, sah ihn dabei jedoch direkt an.

»Manchmal ist es mir unangenehm. Aber ich komme damit klar.«

»Es scheint so. Sie kamen herein und sagten mir, Sie fänden mich sexy. Das ist Ihr übliches Verhalten gegenüber Frauen. Sie sind selbstbewusst und verführerisch, aber gleichzeitig ...«, ich setzte erneut den betrübten Gesichtsausdruck ein, »aber gleichzeitig sind Sie unnahbar. Es fällt mir schwer, an Sie heranzukommen. Ich frage mich, ob das auch in Ihren Beziehungen so ist.«

Ich hatte einen wunden Punkt getroffen. »Sie haben recht«, sagte er leise. »Meine Freundin Nikki wirft mir vor, dass ich mich nicht öffne.«

»Was denken Sie? Was meint Ihre Partnerin damit?«

»Ich weiß nicht. Vielleicht, dass ich nicht lieben kann – zumindest so, wie man ihrer Meinung nach lieben sollte. Ist das nicht der Grund dafür, dass ich hier bin?«

»Erzählen Sie mir mehr über Nikki.«

»Ich glaube, sie könnte die Richtige sein.«

Meinte er das ernst? »Wie kommen Sie darauf?«

»Ich weiß, dass sie mich liebt, und ich denke, dass sie mir treu ist. Und sie ist sehr heiß. Deshalb verstehe ich nicht, warum ich mich immer wieder mit anderen Frauen einlasse.«

Was war los mit diesem Mann? Was zwang ihn, unablässig anderen Frauen nachzustellen? Personen, die derart von ihrer Attraktivität besessen sind, die ständig darüber nachdenken, wie attraktiv ihre Partner sind, wie toll ihr Auto und wie groß ihr Haus ist, wirken auf mich hohl und unreif. Ich konnte mich kaum dagegen wehren, ein vernichtendes Urteil über David zu fällen. Sein Denken schien schablonenhaft und oberflächlich. Ich stellte mir vor, wie er und seine Kumpels durch die Bars zogen wie in die Jahre gekommene Jungs einer Studentenverbindung in Kakihosen, langweilig, banal und geistlos. Aber am schlimmsten waren die Arroganz und Grobheit, die vulgären Bewertungen wie »toller Vorbau, steinharter Bauch«. Mit dieser Beschreibung pries er nicht die körperliche Schönheit seiner Lebensgefährtin: die Art und Weise, wie er das Wort »Vorbau« aussprach, enthielt keinerlei Anzeichen von Verehrung. Ich urteile nicht voreingenommen über die Wahl der Worte, mit denen Männer möglicherweise ohne böse Absicht um sich werfen. Es war nicht so, dass ich ein moralisches Urteil über David fällte, sondern ich spürte, dass er Frauen entmenschlichen wollte. Trotzdem hatte ich den Eindruck, dass mich meine Empörung möglicherweise zu Antworten führen konnte, die David nutzen würden.

David hatte Nikki *beschrieben,* aber wir hatten uns nicht wirklich mit ihr beschäftigt. Ich wollte mehr darüber in Erfahrung bringen, wie David und sie ihre Zeit miteinander verbrachten, was ihn außer ihrer Loyalität und ihrem »heißen Körper« mit ihr verband.

»Wir treffen uns mit Freunden«, sagte er. »Wir gehen zusammen aus oder bleiben zu Hause und schauen uns einen Film an.«

Fein.

»Und wir haben viel Sex. Sie ist toll im Bett.«

»Ja? Erzählen Sie mir vom Sex mit Nikki.«

»Sie lässt sich wirklich gehen.«

»Und das bedeutet?«

»Sie hat keine Hemmungen«, sagte er mit einem schelmischen Lächeln. »Sie macht einfach *alles.*«

Er versuchte erneut, mich sexuell zu provozieren. Mit dem Tonfall seiner Antwort forderte er mich auf zu fragen, was »alles« bedeutete. Ich war nicht bereit, ihm diesen Gefallen zu tun. Er sagte es mir trotzdem. »Sie will es genauso sehr wie ich – und ich will es sehr. Sie schreit, sie krümmt sich, sie hat tolle Orgasmen.«

»Das ist großartig«, sagte ich.

»Und ich weiß, dass sie das nicht nur macht, um mir zu gefallen«, fügte er ein wenig defensiv hinzu. Ich hatte wohl einen Nerv getroffen, als ich ihn auf die Möglichkeit hingewiesen hatte, dass ihm Frauen etwas vorspielten. »Ich bin ziemlich gut im Bett. Sie gibt mir ein gutes Gefühl, und ich weiß, dass sie scharf auf mich ist. Wollen Sie noch mehr wissen?«

Eigentlich nicht. Manchmal spürte ich den Drang, Davids aufgeblasenes Ego wie einen Ballon anzustechen und zum Platzen zu bringen. Aber das war nicht der richtige Weg, um eine therapeutische Beziehung zu einem Patienten aufzubauen, vor allem nicht zu einem Patienten mit narzisstischen Neigungen. Damit David lernen konnte, in Frauen reale Personen zu sehen, musste er zunächst lernen, sich selbst als reale Person wahrzunehmen.

Wenn ich David helfen und ihn dazu bewegen wollte, sich für andere Menschen zu öffnen, musste ich mich seinem Narzissmus anpassen – zumindest anfangs. Nur so kann man die Achtung eines Menschen erlangen, der vollkommen auf sich selbst fixiert ist. Ich musste mir auch meine eigenen Reaktionen bewusst machen, denn David erschütterte meine Illusion, dass Männer genauso besessen vom viktorianischen Liebeswerben seien wie ich selbst. Ein ums andere Mal brachte er die Blase meiner romantischen Phantasien mit groben Äußerungen zum Platzen, die mich erschreckten wie eine Horde angreifender Barbaren und meine Idealvorstellungen auf Vulgaritäten und prosaische Beschreibungen von Körperteilen zurechtstutzten. Er konnte in einer Frau nur eine Jagdbeute sehen. Wäre es möglich gewesen, die Exemplare, die er in den Bars zur Strecke brachte, auszustopfen und bei sich zu Hause an die Wand zu hängen, so hätte er es vermutlich getan.

Wenn sich David begeistert über den heißen Körper seiner Freundin äußerte, sprach er in Wahrheit nicht über sie. Er sprach über sich selbst. Ihre Körpermaße verrieten etwas darüber, was er von *sich selbst* hielt. Ihre Zuckungen, ihre Schreie und Orgasmen bestätigten, dass *er* ein guter Liebhaber war, dass *er* ihr sexuellen Genuss verschaffte und dass *er* begehrenswert war. Für Nikkis Person war in dieser Gleichung kein Platz. Sie war lediglich ein sexuell stimuliertes Publikum, das Beifall für ein Stück klatschen durfte, in dem es um David ging. Dies war das Werk des Egos, in meinen Augen die häufigste Ursache dafür, dass Menschen nicht zusammenfinden.

Hier geht es um das sensible Gleichgewicht zwischen dem Ich und dem anderen, das in allen zwischenmenschlichen Beziehungen eine Rolle spielt. Stellen Sie sich eine Skala vor: An einem Ende behandeln Sie die andere Person in Ihrer romantischen Beziehung als Objekt, das Ihren Bedürfnissen dienen soll. Eine solche Beziehung besteht zwischen einer Mutter und ihrem Baby. Am anderen Ende der Skala befinden Sie sich, wenn Sie in Ihrem Partner oder Ihrer Partnerin eine Person mit eigenen Bedürfnissen sehen, und im Idealfall herrscht ein Gleichgewicht zwischen Geben und Nehmen.

Ich hatte den Eindruck, dass David sein Leben an jenem Ende der Skala verbrachte, an dem seine Partnerin ausschließlich ein Objekt war. Er war darauf fixiert, permanent Liebe – oder besser: Wertschätzung – zu bekommen. Wurde sie ihm vorenthalten, reagierte er mit Wut oder Trauer, sah seine Rechte verletzt oder fühlte sich wertlos. Ich glaube, dass viele Menschen unausgesprochen diese Erwartung haben. Wird ein solcher Anspruch jedoch offen geltend gemacht, wirkt er ungeheuerlich. Ich setzte im Geist einen Beziehungsvertrag auf, in dem dieser Anspruch formuliert wurde:

»Ich will, dass du mir gibst, was ich will und wann immer ich es will. Ich will, dass du jederzeit das bist, was ich von dir erwarte. Eigentlich bist du eine Erweiterung meiner Person. Ich will, dass du mir das, was ich brauche, immer dann gibst, wenn ich es brauche. Ich sollte nicht darum bitten oder dir sagen müssen, wie du meine Bedürfnisse befriedigen kannst. Ich will, dass du mir deine Liebe bedingungslos gibst und dauerhaft garantierst. Ich will, dass du mich rettest, dass du mein Jesus, meine Mama oder mein Papa bist. Tust du das nicht, so ist das eine Kränkung! Vielleicht verlasse ich dich sogar oder betrüge dich, denn meine Bedürfnisse sollten immer befriedigt werden.

Ergänzende Bestimmung: Lass mich in Ruhe mit deinen Bedürfnissen.«

Stellen Sie sich vor, Ihrem Gegenüber bei der ersten Verabredung diesen Vertrag vorzulegen. Ein beängstigender Gedanke.

Um Davids Einstellung zu Frauen zu korrigieren, musste ich ein großes Hindernis überwinden: Diese Haltung war zu einem festen Bestandteil seiner Identität geworden, und ist eine Pathologie einmal Teil des Wesens eines Patienten, so wird es sehr schwierig für ihn, sich wirklich zu ändern. Für David war die Bestätigung, die er durch das Begehren der Frauen erfuhr, die Grundlage seiner Identität. Er war kein klassischer Narzisst, aber ich hatte den Verdacht, dass er narzisstische Züge aufwies und zu der mit dieser Störung einhergehenden Entmenschlichung anderer Personen neigte. Eines der wesentlichen Merkmale des Narzissten ist, dass er andere Personen nur als Objekte betrachten kann, was seine Beziehungstauglichkeit verringert. Dieses Phänomen möchte ich kurz näher erläutern.

Es gibt keine *narzisstischen Menschen.* Narzissmus ist ein psychischer Zustand, eine Verzerrung des Selbstbildes, eine bestimmte Art von Kurzsichtigkeit, die dazu führt, dass die Welt durch ein Kaleidoskop von Erwartungen, Überzeugungen und Sehnsüchten betrachtet wird, die allesamt keine Beziehung zur objektiven Realität haben.

Narzissmus ist nicht ausschließlich schwarz oder weiß; er kommt in vielen Schattierungen vor. In seiner extremsten Form betrachtet er jeden Menschen als über- oder unterlegen. In einer mittleren Ausprägung erzeugt er lediglich das Gefühl, man sei auf irgendeine Art herausragend oder besonders. In der mildesten und am häufigsten zu beobachtenden, gleichzeitig jedoch auch schädlichsten Form trägt der Betroffene Scheuklappen, die ihn daran hindern, in dem anderen eine eigenständige Person zu sehen, jenseits seiner Wünsche und Vorstellungen. Ein solcher Mensch lebt in einer reinen Phantasiewelt.

Bis zu einem gewissen Grad trägt jeder von uns diese

Scheuklappen, und diese Einschränkung unseres Gesichtsfelds stellt für moderne Beziehungen eine große Beeinträchtigung dar. Narzissmus ist das Gegenteil von Selbstliebe, denn Narzissmus bedeutet, dass man in sich selbst gefangen ist.

Genau das war mir in meinen Beziehungen passiert, bevor ich Rami begegnete: Ich passte die Realität meinen romantischen Phantasien an und ignorierte alles, was sich jenseits des Schleiers meiner Illusionen tat. In der Beziehung zu Rami änderte ich mein Verhalten und lernte, auf eine emotionale Achterbahnfahrt zu gehen. Aber in beiden Fällen hatte ich Mühe, in meinen Partnern jene Personen zu erkennen, die sie wirklich waren.

Wir sind also alle ein wenig narzisstisch in unseren Beziehungen. In Davids Fall war der Narzissmus auch deshalb ein Problem, weil ein erfolgreicher Mann wie er, dessen Ego fortwährend bedient wird, keinen Grund hat, mit der Pflege seines aufgeblasenen Egos aufzuhören. Die Befriedigung, die David aus der permanenten Bestätigung zog, war derart groß, dass er eine relativ befriedigende Beziehung nicht wertschätzen konnte.

Ich musste David helfen herauszufinden, *warum* er den Drang verspürte, jede Nacht auf Jagd nach Frauen zu gehen.

Ich wollte seinen Narzissmus, der ihm ein Gefühl der Macht und Sicherheit gab, aufbrechen. Ich musste unter diese Schutzschicht dringen. »Ich hoffe, dass Ihnen klar ist, dass ich Ihnen diese harten Fragen stelle, um Ihnen zu helfen, sich selbst besser zu verstehen«, sagte ich.

»Das bin ich nicht gewohnt«, sagte er mit einem Achselzucken. »Ich fühle mich ausgeliefert, und das hasse ich. Ich habe lieber die Kontrolle.«

»Sie sagen, dass Sie Nikki lieben«, fuhr ich fort. »Aber wie fühlt sich diese Liebe an, wenn Sie mit ihr zusammen sind?«

»Ich weiß nicht recht. Es ist irgendwo hier draußen«, sagte er und fasste in den leeren Raum vor seinem Gesicht.

Liebe war für ihn ein abstraktes Konzept, er erfuhr sie nicht körperlich. Das überraschte mich nicht. Viele Patienten beschrieben Liebe als körperlos. »Ist es möglich, dass Ihr Kontrollbedürfnis und Ihre Angst vor Verwundbarkeit Ihre Fähigkeit zu lieben unterdrücken?«, fragte ich.

»Was meinen Sie damit? Ich *liebe* meine Freundin.«

»Also wissen Sie doch, was Liebe ist.«

»Na ja, ich …«

David beherrschte die Mechanismen der Zuneigung, aber das warme, ausgeglichene Wohlbefinden eines Menschen, der liebt, war ihm fremd. Das Einzige, was er spürte, war die Sehnsucht nach diesem schwer fassbaren Zustand, und er beschrieb eine unsichtbare Kraft, die das Wechselspiel von Geben und Nehmen zu blockieren schien.

»Ihre Freundin liebt Sie, aber Ihr Verhalten widerspricht dem, was Sie für Nikki zu empfinden glauben oder für sie empfinden wollen. Sie haben mir gesagt, Sie wüssten nicht, ob Sie fähig seien zu lieben, und was Sie mir erzählen, deutet darauf hin, dass Sie nicht *geliebt* werden wollen, sondern lediglich das Gefühl brauchen, *begehrt* zu werden. Sie sind darauf angewiesen, dass die Frauen Sie haben wollen, und diese Bestätigung brauchen Sie immer wieder. Sie bekommen nicht genug davon, von begehrt zu werden. Aber wen begehren *Sie*, David?«

Er hatte keine Antwort auf diese Frage. Ich setzte nach. »Einen Menschen zu begehren bedeutet, dass man etwas von sich gibt, dass man sich erlaubt, Liebe für diesen Menschen zu *fühlen*. Ich sehe bei Ihnen keine Bereitschaft, dieses Risiko einzugehen – zumindest noch nicht. Erst wenn Sie zu diesem Wagnis in der Lage sind, werden Sie die Dinge wirklich selbst gestalten können. Wonach suchen Sie wirklich? Nach Liebe oder nach Bestätigung? Jemanden zu lieben erfordert Mut.«

»Sie gehen mir auf die Nerven«, sagte David finster.

»Gut. Was geht Ihnen auf die Nerven?«

»Verdammt, ich fühle mich bloßgestellt, oberflächlich ... lächerlich.«

»Großartig«, sagte ich. »Endlich lassen Sie zu, dass ich *Sie* sehe. Ich danke Ihnen.«

»Gern geschehen, muss ich wahrscheinlich sagen.«

»Gut. Jetzt können wir uns an die Arbeit machen.«

Bei unserem nächsten Termin stürmte David ins Büro. Er wirkte sehr besorgt. Kein cooles Gehabe mehr, sondern panische Angst im Gesicht. Kein Flirten, kein lockeres Geplauder voller Anspielungen.

»Ich glaube, meine Freundin hat mich betrogen«, stieß er hervor. »Aber sie streitet es ab.«

»Wie kommen Sie zu diesem Verdacht?«

»Ich habe in ihrem Handy eine SMS von einem Kerl gefunden, der schrieb, er sei auf dem Weg zu ihr. Die Nachricht war von drei Uhr morgens. Sie behauptet, er sei nur ein Freund und habe die Nachricht an die falsche Nummer geschickt. Ich war stinksauer. Ich fuhr nach Hause und ging meine Telefonnummern durch.«

Das Telefonbuch war sein Sicherheitsnetz, es enthielt die Symbole seines Heldentums. Die Nummern bewahrten ihn vor dem Zusammenbruch.

»Ich rief eine heiße Brünette an, die ich vor ein paar Tagen in der Buddha Bar kennengelernt hatte, und sie lud mich zu sich ein.« Seine Stimme wich einem verzweifelten Flüstern. »Aber als ich versuchte, mit ihr zu schlafen, bekam ich keine verdammte Erektion!«

Ich runzelte mitfühlend die Stirn.

»Ich musste die ganze Zeit an Nikki denken«, fuhr er fort. »Ich konnte mich nicht konzentrieren. Ich bekam nicht einmal einen Steifen, als sie mir einen blasen wollte.«

Davids Selbsthass hatte einen kritischen Punkt erreicht,

und das eröffnete ihm die Chance, sich weiterzuentwickeln. Er hatte versucht, seinen Schmerz durch ein Sexabenteuer mit einer anderen Frau zu überwinden – aber er war ihm nicht entkommen. Nun waren die Mauern, die er um sein Ego errichtet hatte, eingestürzt. Er fühlte sich zurückgewiesen. Er hielt sich für einen Versager. Er war wie ein Junge, der weint, weil er nicht in die Schulmannschaft aufgenommen worden ist.

»Sie sind wütend auf sich, weil Sie in einer extremen Belastungssituation keinen Steifen bekommen konnten?«

»Ja.« Er biss sich auf die Unterlippe und flüchtete sich wieder in die Wut: »Verfluchte Miststücke.«

»Sie sind wütend. Anscheinend sind Sie auch verletzt und glauben, den Frauen nicht trauen zu können.«

»Sie sind alle Betrügerinnen«, antwortete er barsch.

»Aber Sie *brauchen* die Frauen, Sie brauchen es, geliebt zu werden.«

»Ja.«

»Aber Sie können den Frauen nicht vertrauen.«

»Das ist wohl der Grund dafür, dass ich eine Frau habe und mir viele in der Hinterhand halte.«

»Und diese anderen Frauen in der Hinterhand geben Ihnen Sicherheit?«

»So ist es. Ich hasse es, allein zu sein. Das hasse ich mehr als alles andere. Ich kann es nicht ertragen. Mir wird dann so langweilig. Also rufe ich alle Frauen an, die ich kenne, um eine zu finden, mit der ich ausgehen kann.«

»Es ist also nicht nur eine erschreckende Vorstellung, keine feste Beziehung zu haben, sondern Sie können es auch nicht ertragen, in Ihrer Wohnung allein zu sein, nicht einmal für eine Nacht.«

»Das ist dann so, als ob ich mich nicht wohlfühle in meiner Haut.«

»Können Sie beschreiben, wie sich das anfühlt?«

»Ich weiß nicht«, sagte er. Er rang mit sich. David war sich so fremd, dass er nicht ahnte, was in seinem Inneren vorging. Aber ich war entschlossen, ihn nicht vom Haken zu lassen. Er war an einem entscheidenden Punkt angelangt: Er musste herausfinden, was ihn antrieb.

»Versuchen Sie es. Sagen Sie mir, wie es sich in Ihrem Körper anfühlt.«

»Ich weiß es nicht«, wiederholte er. Ich wartete. Ich hätte ihn aus seiner Zwangslage befreien können, indem ich ihm eine Beschreibung anbot, aber er musste es selbst herausfinden. Schließlich zwang ihn mein Schweigen dazu, eine Antwort zu geben.

»Ich denke, es ist ... hier ist eine Leere«, sagte er und deutete auf seine Brust. »Und Unruhe. Ich finde keine Beschäftigung. Es ist ein dunkler Moment ... als würde ich nicht existieren. Ich gerate in Panik. Ich muss eine Frau anrufen. Es ist ein Zwang. Ich kann ihm nicht widerstehen.«

Nach monatelanger Therapie war ihm endlich der Durchbruch zur Aufrichtigkeit gelungen. Wir hatten den Schmerz gefunden, der ihn antrieb.

»Das hört sich an, als würde dieses Gefühl Sie sehr quälen.«

»Ja«, sagte er. »Deshalb gehe ich in die Bar oder fange an, Frauen anzurufen.«

»Sie bekämpfen Ihre Angst vor dem Alleinsein und in diesem Fall davor, betrogen zu werden, indem Sie Frauen dazu bringen, Ihnen zu bestätigen, dass Sie begehrt werden.«

»Aber ich will keine Beziehung eingehen.«

»Richtig. Sie meiden eine enge Bindung. Diese Frauen sind wie ein Spiegel für Sie, ein Spiegel, in dem Sie Ihren eigenen Wert erkennen. Ohne diesen Spiegel existieren Sie nicht.«

»Aber manchmal macht es Spaß.«

»Ich weiß, dass es Spaß macht und sich gut anfühlt«,

sagte ich. »Aber was fehlt dabei? Sie suchen sich eine Frau, damit sie Ihnen das Gefühl gibt, etwas wert zu sein. Dann werden Sie im Stich gelassen und fixieren sich auf den Gedanken, dass Frauen wenig vertrauenswürdig sind. Sie überlassen es einer Frau zu bestimmen, ob Sie es wert sind, geliebt zu werden.«

»Ich kann doch schlecht selbst entscheiden, ob ich liebenswert bin.«

»Trotzdem übertragen Sie damit einem anderen Menschen sehr viel Macht. Die Frauen sollen Ihnen bestätigen, dass Sie liebenswert sind, aber diese Bestätigung genügt nie. Führt Ihr Verhalten nicht dazu, dass Sie ebenjene Macht, nach der Sie streben, einbüßen?«

»So habe ich es noch nie betrachtet.«

»Was wäre nötig, um Ihnen zu beweisen, dass es so ist?« Ich beugte mich vor, um die Distanz zwischen uns zu verringern.

»Ich müsste mich selbst lieben?«, sagte er.

»Genau. So können Sie das Muster durchbrechen. Wenn Sie Liebe in Ihrem Inneren finden, müssen Sie ihr nicht draußen nachjagen.«

David mochte eine hohe Meinung von sich gehabt haben, aber ich konnte ihm sehr leicht den Boden unter den Füßen wegziehen. Er musste damit aufhören, sein Selbstwertgefühl ausschließlich von seiner äußeren Erscheinung und von Bestätigung von außen abhängig zu machen – von beruflichen Erfolgen und von der Anerkennung seiner Familie und der Frauen, mit denen er anbandelte. Diese Bestätigung half ihm, aber sie war nicht von Dauer. Er konnte sein blendendes Aussehen nicht ewig behalten. Sein hohes Einkommen war nicht auf Dauer garantiert. Frauen konnten ihn enttäuschen. Nichts ist unveränderbar. Um sich wertvoll zu fühlen, um sich selbst und andere Menschen lieben zu können, musste er bei sich beginnen. Er musste sich mit seinem Wesen abfinden und lernen, es wertzuschätzen, und er musste zu sich stehen, und das auch, wenn er sich weiterentwickelte.

»Sie müssen aufhören, sich nur damit zu beschäftigen, was andere von Ihnen halten«, erklärte ich ihm. »Sie müssen sich selbst finden. Sie müssen das, was Sie antreibt, akzeptieren – selbst wenn Sie im Augenblick nicht wissen, was das ist. Sie müssen bereit sein, von vorne zu beginnen und es herauszufinden.«

Davids Narzissmus war zwar nicht gerade hilfreich, aber im Grunde war er ein Versuch, sich selbst zu akzeptieren. Er suchte die weniger gefährliche Alternative zu wirklicher Liebe, um seine Verwundbarkeit zu verringern. Nun stieß ich ihn auf seine wirkliche Angst, damit er sie nicht mehr verdrängen konnte. Wenn es ihm mit meiner Unterstützung gelänge, sich seiner Angst zu stellen, würde er lieben können.

Nach der Arbeit schlenderte ich durch eine Straße, die von Restaurants und Cafés gesäumt war. Es war ein schwüler Sommerabend. Die auf dem Bürgersteig aufgestellten Tische wirkten auf mich wie eine Metapher für Offenheit: Sie gaben den Menschen die Möglichkeit, in die Welt hinauszugehen und Kontakt zu ihr aufzunehmen. Ich dachte über David nach.

Er hatte einen wichtigen Punkt erreicht. Er hatte geglaubt, er würde sich besser fühlen, wenn er Frauen eroberte, aber nun war ihm klar geworden, dass ihn dieses Verhalten in Wirklichkeit unglücklich machte. Als seine Emotionen endlich zum Vorschein gekommen waren, hatten sie die Schutzmauer gesprengt, die er um sich errichtet hatte. Er hatte begriffen, dass er etwas ändern musste, und er hatte eine Vorstellung davon bekommen, in welche Richtung er gehen musste. Aber es würde nicht leicht für ihn werden, sich selbst lieben zu lernen, vor allem da er durch seine beruflichen Erfolge, durch die Anerkennung seiner Umgebung und durch den gesellschaftlichen Status, den ihm das Model an seiner Seite verschaffte, in seinem bisherigen Verhalten bestätigt wurde. Und seine Fähigkeit, immer wieder schöne Frauen zu verführen, bewies ihm, dass er wertvoll war. Das Bemühen, sich gegenüber anderen zu beweisen, war ein starker Drang, der David von der Person abgekoppelt hatte, die er hätte sein können, und der die Leere verdeckt hatte, die er spürte, wenn er allein war.

In den folgenden Monaten nahm David seine mühevolle Selbsterkundung in Angriff. Er gehorchte Impulsen, die er in der Vergangenheit von sich gewiesen hätte, und schaffte es, seine Identität zu erweitern, indem er sich einem alternativen sozialen Umfeld anschloss. Er fand Freunde, die sich als Künstler versuchten. Er ließ sich auf das Wagnis ein, seine Sicherheitszone zu verlassen. Er berichtete mir, dass diese »mittellosen und unattraktiven« Menschen zu seiner Überraschung glücklich und lebensfroh waren. Ich versuchte, meine Abneigung gegen sein Urteil über seine neuen Freunde zu unterdrücken, denn seine Verwunderung ging mit einer bedeutsamen Erkenntnis einher: Diese Menschen führten ein authentisches Leben und inspirierten ihn mit einer Vitalität, die er selbst nie erlebt hatte. Ich erinnerte mich an seinen stumpfen Blick bei unserer ersten Begegnung, an die Leblosigkeit hinter seinem forschen Auftreten. Diese Leblosigkeit hatte David abgelegt. Er begann sich von der Illusion eines Egos zu lösen, von dem armseligen Selbstbild, das wir anzustreben lernen. Er begann, jenes beengende Ego abzuschütteln und sich ein Selbstbild anzueignen, das frei von Unsicherheit war. Er brauchte keine Frau mehr, die ein Statussymbol war, er brauchte den zwanghaften Wettbewerb nicht mehr und befreite sich von der schmerzhaften Eifersucht. Er konnte sich schlicht und einfach damit beschäftigen, was *er* wollte.

Ich ermutigte ihn, sich immer wieder zu fragen: Was will mein Ego? Was will ich? Schließlich rang sich David zu mehreren bedeutsamen Entscheidungen durch. Er stellte fest, dass er *nicht* bereit dafür war, zu heiraten oder sich ein Haus in Westchester zu kaufen. Er blieb an der Wall Street, aber er trennte sich von Nikki und zog nach Brooklyn, wo die befreundeten Künstler wohnten. In seiner Freizeit lernte er Gitarre spielen, anstatt in Bars Telefonnummern zu sammeln. Er begann, zu lesen und Museen zu besuchen. Wir unterhielten uns über seine Entdeckungen, die teilweise banal waren, ihm jedoch neue Einsichten verschafften.

Ich weiß nicht, ob David die Liebe gefunden hat, aber ich weiß, dass er sich an die immerwährende Aufgabe gemacht hat, sich selbst lieben zu lernen – und das, obwohl wir während der Therapie kaum versucht hatten herauszufinden, was Liebe ist. Wir beschäftigten uns mehr mit der Frage, was Liebe *nicht* ist. Aber ich weiß, dass David auf einem guten Weg war, »liebesfähig« zu werden, wie er es selbst in der ersten Therapiesitzung als Ziel formuliert hatte.

Für mich hörte die Beschäftigung mit dem Thema Liebe damit jedoch nicht auf. Ich hatte mehr als ein Jahr mit David gearbeitet und ihn bei seiner langsamen, aber erfreulichen Wandlung begleitet. Dabei war meine anfängliche Furcht vor ihm und meine Abneigung gegen seine Denkart einem tiefen Mitgefühl gewichen, denn er hatte einen sehr menschlichen Kampf auszufechten.

Frauenhelden wie David werden vom anderen Geschlecht oft mit Abscheu betrachtet. Es ist leicht, sie zu verurteilen. Doch der Drang zur Schürzenjagd entspringt demselben Bedürfnis nach Liebe, Vertrauen und Anerkennung, das uns alle zu Verhaltensweisen bringt, die oft widersinnig und kaum hilfreich sind.

Wir sind alle ein wenig wie David.

Rami

Ich lernte Rami kennen, als ich in Florida meinen Doktor machte. Um mein Studium zu finanzieren, arbeitete ich als Kellnerin in einem libanesischen Restaurant. Rami war Stammkunde und mit dem Eigentümer befreundet, aber für mich war er lediglich eines von vielen Gesichtern, die ich im Vorbeigehen nur undeutlich wahrnahm, wenn ich Bestellungen aufnahm oder das Essen zu den Gästen brachte.

Eines Abends saß Rami in einer lärmenden Gruppe an einem meiner Tische. Nach dem Essen begann ein typisches arabisches Melodrama, als die Männer darüber zu streiten begannen, wem die Ehre zustand, die Rechnung zu begleichen. Als ich in der Hoffnung, sie würden sich bald einigen, damit wir abräumen konnten, an der streitenden Tischgesellschaft vorbeiging, packte mich Rami am Handgelenk und bat mich um meine Telefonnummer. Einfach so, ohne ein Gespräch vorauszuschicken oder mir Komplimente zu machen. Er kam direkt auf den Punkt, eine Machotaktik, die zum Repertoire eines unbeholfenen Möchtegern-Schürzenjägers hätte gehören können. Doch in seinem Ton lag eine unerwartete Freundlichkeit, ja Ernsthaftigkeit, und seine Augen waren so lebhaft, dass die Frage eigentlich nicht beleidigend, sondern vollkommen natürlich klang.

Ich würde gerne behaupten, dass es ein atemberaubendes Erlebnis war, aber das wäre gelogen. Er hatte mich lediglich unvorbereitet erwischt, als ich gerade sehr beschäftigt war:

An Tisch 11 musste nachgeschenkt werden, das Hühnergericht für Tisch 9 war wahrscheinlich fertig, die Leute an Tisch 3 warteten auf die Rechnung. Ich hatte mich noch nie mit diesem Mann unterhalten, und jetzt wollte er meine Telefonnummer: sonderbar.

Am nächsten Morgen, ich war gerade damit beschäftigt, die Tische für das Mittagessen zu decken, kehrte Rami zurück und kam auf mich zu. »Sie haben mir die Nummer des Restaurants gegeben«, sagte er lächelnd. »Seien Sie nicht so, ich lade Sie zum Frühstück ein.« Die Einladung klang so harmlos; es wäre töricht gewesen, sie abzulehnen.

Vielleicht lag es an seiner Selbstsicherheit oder an seinem betörenden Blick, dass ich das Angebot annahm.

»Gut, ich hole Sie morgen Vormittag um elf Uhr ab«, sagte er. Dann begann er mit einigen anderen Kellnerinnen zu plaudern, die seine Aufmerksamkeit offenkundig genossen. Ich hingegen fühlte mich, als wäre ich zum Kauf eines »nur im Fernsehen erhältlichen« Produkts verleitet worden, das ich eigentlich gar nicht gewollt hatte. Wie hatte das passieren können? Abgesehen davon, dass ich mich normalerweise nicht so leicht überrumpeln ließ, war Rami ein Typ Mann, den ich nie auf dem Schirm gehabt hatte. Er war mindestens zehn Jahre älter als ich.

Ich studierte ihn ein wenig, während er sich mit meinen Kolleginnen unterhielt: Er war groß, hatte markante südländische Züge und tiefschwarze Augen, ein ausgeprägtes Kinn, olivfarbene Haut und gewelltes dunkles Haar, das von einigen grauen Strähnen durchzogen war. Er strahlte eine exotische und fast subversive Raffinesse, gleichzeitig jedoch auch Würde und Selbstachtung aus. Vermutlich war er lediglich ein harmloser Plagegeist, aber ich musste zugeben, dass er sexy war, ein wenig so wie ein klassischer Filmstar. Er hatte die erotische Ausstrahlung eines Clark Gable oder Omar Sharif.

Bei unserer Frühstücksverabredung am nächsten Tag erzählte mir Rami, dass er zahlreiche Geschäftsimmobilien besaß. Er war in Flüchtlingslagern im Westjordanland aufgewachsen und mit Anfang zwanzig in die Vereinigten Staaten eingewandert. Jetzt war er ein gemachter Mann und hatte sich im Alter von vierzig Jahren zur Ruhe gesetzt. Er hatte zahlreiche Reisen unternommen und besaß Häuser in Marokko und Spanien. »Ich reise mehrere Male im Jahr dorthin«, erklärte er. »Einige meiner Freunde machen auch Urlaub dort.«

Einem Menschen wie Rami war ich noch nie begegnet. Mein früherer Freund, ein Bohemien, der in einer Art Subkultur lebte, war in einem alten VW-Bus unterwegs gewesen und hatte keine Schuhe getragen. Er war sanft und liebevoll gewesen, und wir hatten sechs Jahre zusammen verbracht, bevor ich die Beziehung beendete, weil aus einem Liebhaber ein Bruder geworden war. Ich war ehrgeiziger als er und hatte mehr Pläne, und ich wollte eine andere Art von Mann, jemanden mit einer stärkeren Persönlichkeit, jemanden, der mich forderte.

Und Rami hatte etwas zu bieten, das auf mich verlockender wirkte als Geld und Sex-Appeal: Abenteuer. Fasziniert hörte ich seinen Reiseberichten zu, und mein Interesse an ihm wuchs. Ich glaube, das war ihm bewusst. Rasch kam eines zum anderen.

Rami überhäufte mich mit Aufmerksamkeiten, und wie üblich begann ich, mir die Liebe mit ihm in den schönsten Farben auszumalen. Die Mängel unter der Oberfläche wollte ich nicht sehen. Ich ließ nicht zu, dass unangenehme Botschaften meine Tagträume störten. Ich liebte es, in das rauschhafte Glück einer neuen Beziehung einzutauchen, um das Leben intensiver zu empfinden und mich gleichzeitig der Realität zu entwinden. Ich zog Rami in meine Illusion hinein, aber seine Freunde waren nicht unbedingt glücklich darüber, dass ich ihn ablenkte und dass er mich nun auf seine Reisen nach Marokko mitnehmen wollte.

Ich werde einige Monate überspringen, um zu erklären, was ich meine.

Wir saßen im Halbdunkel eines überfüllten Restaurants in Marrakesch. Der Klang der Trommeln und das Scheppern der Zimbeln erfüllten den Raum, und Bauchtänzerinnen bewegten sich verführerisch zu den Rhythmen. Ich war die einzige Frau in einer kleinen Gruppe amerikanischer Geschäftsleute. Wir genossen ein köstliches Couscous – und die Gesellschaft mehrerer Mädchen im Alter zwischen dreizehn und siebzehn Jahren.

Ich fühlte mich sehr unwohl an diesem Ort und fragte mich, ob ich in eine Gruppe von Sextouristen geraten war. Noch hielten sich die Männer schicklich zurück, aber mir war klar, dass jeder von ihnen am Ende dieser Scharade mit einem oder mehreren dieser Mädchen abziehen würde.

Ich sah mir die Mädchen genau an. Sie waren jung, wirkten jedoch vorzeitig gealtert. Eines von ihnen war offenbar ein verwahrlostes, hungriges Straßenkind. Seine Augen sprangen wachsam hin und her. Das Mädchen saß über das Essen gebeugt und schaufelte das Couscous mit der Hand von der Platte, wobei es immer wieder kurze Blicke über die Schulter warf. Daneben saß ein stilles Mädchen mit guten Manieren. Aber seine steife Haltung und die geballten Fäuste verrieten Unbehagen. Ein weiteres Mädchen, das mit mäßigem Erfolg versucht hatte, sich nach der westlichen Mode zu kleiden, wirkte einigermaßen kokett und wäre auffallend schön gewesen, hätte es nicht unter offenkundiger Unterernährung gelitten.

War den Männern in meiner Reisegesellschaft nicht klar, dass sie junge Mädchen ausbeuteten, die sich in einer verzweifelten wirtschaftlichen Lage befanden? War ihnen gleichgültig, welchen körperlichen und emotionalen Schaden sie diesen Mädchen zufügten?

Als ich wagte, meine Bedenken auszusprechen, schienen

sie fassungslos über meine hoffnungslose Blauäugigkeit. Sie fanden zahlreiche Rechtfertigungen. Unter anderem behaupteten sie, diesen Mädchen und ihren Familien zu helfen. Einer von Ramis Freunden stellte die Mädchen als durchtriebene Hochstaplerinnen dar, die es nur darauf abgesehen hätten, Männer in eine Ehe zu locken. Ich wollte wissen, was wirklich mit diesen Mädchen los war und warum sie das hier taten. Ich hörte mir an, was sie in Arabisch, gebrochenem Englisch und Französisch zu erzählen hatten.

Die Wahrheit war verstörend: Sie waren keine Opfer des Menschenhandels, sie befanden sich nicht in der Gewalt einer Verbrecherbande oder eines Zuhälters. Sie waren von ihren Familien geschickt worden. Ihr Traum war es, einen französischen Touristen zu heiraten oder die Zweitfrau eines saudischen Geschäftsmanns zu werden, um ihre Familien versorgen zu können. Bis dahin gaben sie sich mit ein wenig Essen, Geld oder einer neuen Hose zufrieden. Das kokette Mädchen berichtete, dass Frauen bei der Arbeit, von der es wenig gab in Marokko, keinerlei Schutz vor sexueller Belästigung gewährt bekamen und jederzeit von ihren Kollegen vergewaltigt werden konnten. Hier konnten sie wenigstens vom Sex profitieren. Diese Mädchen hatten keine Wahl, sie waren schutzlos und hatten keine Stimme. Ihr verführerisches Auftreten und ihre gespielte Fröhlichkeit konnten ihre Resignation und bedrückende Hoffnungslosigkeit nicht verdecken.

Diese Mädchen gehörten einer anderen Kultur an, aber ich wusste, dass sie die Realität im Geist erheblich umdeuten mussten, um ihre Lage ertragen zu können. Sie mussten ihre Gefühle von sich selbst und anderen Menschen abtrennen. Sie konnten grundlegende emotionale Bedürfnisse wie jene nach Vertrauen, Sicherheit und Liebe nicht befriedigen. Sie glaubten, dass sie nur als Ware ihrer Familie einen Wert hatten. Sie setzten ihre Gesundheit aufs Spiel. Sie erfüllten sexuelle Pflichten, die weit darüber hinausgingen, ihren Körper zu verkaufen. Sie gaben den Männern Macht über sich. Für ein paar Dollar und wenige Stunden durften ihre Kunden auf Kosten der Menschenwürde dieser Mädchen das Gefühl der Überlegenheit und Kontrolle auskosten.

Ich konnte dieses Schauspiel nicht länger ertragen und verließ das Lokal. Rami folgte mir. Er versicherte mir, nie an den widerwärtigen Praktiken seiner Freunde teilgenommen zu haben, aber es kostete ihn einige Mühe, mich zu beschwichtigen. Ich spürte, dass es seinen Freunden Spaß machte, mich aus der Fassung zu bringen. In diesem Augenblick wurde mir klar, dass Rami eine andere Vorstellung von Liebe und Beziehungen hatte als ich. Als wir einander begegnet waren, hatte er allein gelebt und seine ganze Zeit mit einer Gruppe von Freunden verbracht, die so wie er erfolgreiche Geschäftsleute waren, Partys feierten und gemeinsam Reisen unternahmen. Es war eine Art Studentenverbindung für Männer mittleren Alters. Die Wahrheit war, dass Rami ein Freigeist war und ein Leben ohne Beschränkungen führen wollte. Er hatte sich jung aus dem Beruf zurückgezogen und führte ein hedonistisches Leben im Luxus. Er glaubte an dieses Leben. An die Liebe glaubte er nicht. Für ihn war sie bestenfalls eine Illusion und schlimmstenfalls ein Gefängnis. Real war für ihn nur das körperliche Vergnügen. Frauen waren in seinen Augen eine der Freuden des Lebens, so wie gutes Essen und guter Wein.

Damals gelangte ich zu der Überzeugung, dass die Einstellung dieser Männer mit ihrer Herkunft zu tun hatte, denn im Nahen Osten war die Ehe zumeist keine Frage der Liebe, sondern eher eine geschäftliche Vereinbarung. Aber rückblickend lautet mein klinisches Urteil, dass die Ursache für ihre Haltung tiefer lag: Sie konnten die Liebe nicht beherrschen, und sie wollten nicht zulassen, dass die Liebe sie beherrschte.

Manchmal sprachen Ramis Freunde in meiner Gegenwart

nur Arabisch, und ich bin mir sicher, dass sie das taten, um mich aus dem Gespräch auszuschließen. Ich entschied, ihnen ein Schnippchen zu schlagen. Ich kaufte mir ein Arabisch-Lehrbuch und begann heimlich, die Sprache zu erlernen, um ein wenig von den Gesprächen zwischen Rami und seinen Freunden aufzuschnappen. Ich trug das Buch immer bei mir und studierte es bei jeder Gelegenheit. Und ich übte, wo und wann immer ich konnte, etwa mit dem Ägypter, der einen Halal-Würstchenstand in der Nachbarschaft betrieb. Arabischen Taxifahrern sagte ich in ihrer Sprache, wohin sie mich bringen sollten.

Eines Nachmittags, als ich mit Rami und seinen Freunden in einem Café saß, meldete ich mich zu Wort. Ich weiß nicht mehr genau, worum es ging, aber ich erinnere mich an ihre Reaktion: Schreck, Überraschung, dann Gelächter: »Sie spricht Arabisch! *Ägyptisches* Arabisch!«

Ich hatte nicht gewusst, dass es verschiedene Dialekte gab. Doch sie zollten mir widerwillig Respekt und begannen, hin und wieder Arabisch mit mir zu sprechen.

Und Ramis Freunde hatten Spaß daran, mich in philosophische Debatten über die Nachteile der romantischen Liebe zu verwickeln und mich zu provozieren, indem sie die Vorzüge des Lebensstils eines Casanovas priesen. Ich hätte ihnen durchaus Argumente entgegenhalten können, die meine Position stützten, aber ich war besorgt, dass sie Rami dazu bewegen würden, die Beziehung zu mir zu überdenken und sich wieder ihrem Lebensstil anzuschließen.

Zu ihrem Ärger hielt mir Rami die Treue. Er schien Vergnügen daran zu haben, unsere Bindung vor seinen Kumpels zur Schau zu stellen.

Es dauerte nicht lange, da eröffnete er mir, dass er mich liebe. Er war der Erste, der so etwas zu mir sagte. Ich glaubte zu träumen.

Ich war sehr verliebt.

Ich komme aus einer religiösen, konservativen Familie, die in einer hübschen Kleinstadt in den Südstaaten lebt. Als Erwachsene erkenne ich die Schönheit ihres einfachen Lebens, aber als Jugendliche schien es mir zu beschränkt. Ich war rastlos und wollte in die Welt hinaus. Vielleicht hatte die Enzyklopädie, die ich als kleines Mädchen von meinem Vater geschenkt bekommen hatte, meine Neugier angefacht: Da waren all diese Bilder vom Amazonas und von malerischen Orten im Fernen Osten. Auch als Erwachsene fühlte ich mich stets vom Exotischen angezogen.

Natürlich verliebte ich mich an der Schule in den einen oder anderen Jungen, aber ich war noch Jungfrau, als ich die Highschool abschloss. Meine Eltern sprachen nicht viel über Sex mit mir, aber zweifellos hatten sie sich genau das gewünscht. Ich hatte allerdings nicht aus moralischen Gründen auf Sex verzichtet. Ich beschäftigte mich einfach nicht allzu sehr damit. Tatsächlich brauchte ich mehrere Jahre, um herauszufinden, welches meine sexuellen Bedürfnisse waren, und mein Recht geltend zu machen, diese Bedürfnisse zu erfüllen. Lange Zeit konnte ich nur freundschaftliche Beziehungen zu Männern unterhalten oder musste eine romantische Phantasie konstruieren, in der Platz für erotische Begegnungen war. Es ging mir nicht darum, meine Sexualität zu entdecken.

Ich bin vor allem ein Produkt des Zusammentreffens von meiner Unschuld und meiner Neugierde. In meinem Beruf bin ich geradlinig, aber nicht, weil ich eine hartnackig forschende Therapeutin wäre, sondern weil ich eine Art von naiver Impertinenz an den Tag lege. Eine Pollyanna in Gesellschaft von Don Juan.

Als ich begann, mit Rami auszugehen, lobten meine Kolleginnen im Restaurant seinen Charme, aber hinter vorgehaltener Hand unterhielten sie sich auch über seinen zügellosen Lebensstil – und eines Tages kam das Gespräch auf seine Ehe. Niemand wusste Genaues. Mir hatte er gesagt, er sei geschieden, und ich hatte keinen Grund gesehen, an seiner Ehrlichkeit zu zweifeln. Rami hatte immer Zeit für mich, und er verbrachte die Nacht regelmäßig in seiner Wohnung, die aussah wie ein typisches Junggesellenheim.

Aber Rami war auch gesellig, charmant und jederzeit zu einem Flirt bereit. Und viele Frauen reagierten darauf. Einmal, wir waren etwa acht Monate zusammen, waren wir zu einer Abendgesellschaft eingeladen. Ich hatte mich schön gemacht. Als eine ungewöhnlich schöne junge Frau, die er kannte, an unserem Tisch vorbeiging, sprang Rami von seinem Stuhl auf, küsste sie auf die Wange und fragte: »Kann ich eine Flasche Wein zu Ihrem Tisch schicken?« Er bemühte sich sehr um sie. zwanzig Minuten später verhielt er sich genauso gegenüber einer anderen Frau.

Später in seiner Wohnung konnte ich der Versuchung nicht widerstehen, ihn damit aufzuziehen.

»Du musst wirklich immerzu flirten, Rami«, sagte ich mit einem aufgesetzten Schmollen.

»Ich bin nur freundlich. Das hat nichts zu bedeuten.«

»Du kennst so viele Frauen.«

Er zuckte mit den Schultern. Was sollte er dazu sagen? Ich ließ nicht locker. »Weißt du, dass die Leute im Restaurant viel über dich reden?«

»Wie sollte es anders sein.«

»Ich höre ständig neue Gerüchte über dich.«

»Was für Gerüchte?«

»Verrückte Gerüchte.«

»Was für Gerüchte?«

»Na ja …« In diesem Augenblick wurde mir klar, dass ich es nicht mehr im Scherz meinte. Ich wollte mich bremsen, aber es gab kein Zurück mehr. Also wagte ich einen Vorstoß. »Jemand hat mir gesagt, dass du verheiratet bist.«

Er schüttelte den Kopf. »Keineswegs. Ich bin geschieden. Das weißt du.«

Eine Atempause. »Natürlich. Vergiss es.«

»Nein. Ich *bin* geschieden.«

»Ich glaube dir. Ich bin nur ein bisschen eifersüchtig wegen all der Frauen, die du heute Abend begrüßt hast. Es tut mir leid. Vergiss es.«

»Es ist eine ... islamische Scheidung«, sagte er.

Ich war perplex. »Was soll das heißen?«

»Es ist eine islamische Scheidung ... kulturell ... nicht gerichtlich«, stammelte er. »Aber es bedeutet dasselbe«, fügte er rasch hinzu.

»Du bist also nicht geschieden!«

Rami machte ein betretenes Gesicht. »Ich wollte es dir erklären«, sagte er, »aber der Zeitpunkt schien nie geeignet ... Also, ich erkläre es dir. Es war eine strategische Ehe. Nicht arrangiert, aber praktisch für beide Seiten. Du musst das verstehen. In meiner Kultur hat eine Ehe nicht immer mit Liebe zu tun. Wir sind seit sechs Jahren getrennt, und sie lebt in einem anderen Staat.«

Ich fiel in ein tiefes Loch. War ich auf den ältesten aller Tricks hereingefallen? War irgendetwas von dem, was Rami mir erzählt hatte, wahr? Ich wollte, dass er alles zurücknahm, dass er etwas, irgendetwas sagte, um alles zu reparieren.

»Warum hast du es mir nie gesagt?«

»Ich wollte, aber ich hatte Angst, du würdest es nicht verstehen.«

»Du hast recht. Es wäre mir nicht im Traum eingefallen, mich mit einem verheirateten Mann einzulassen.«

»Da hast du es! Ich wollte, dass du mir eine Chance gibst.«

»Ich glaube, deine Chance hast du gerade vertan. Aber ich danke dir.«

»Wofür?«

»Dafür, dass du mit dem Geständnis so lange gewartet hast, bis ich mich in dich verliebt habe.«

Rami bemühte sich um eine Erklärung und sagte, nach der Trennung von seiner Frau habe er sich wahllos mit Frauen eingelassen. Aber er sei mit keiner Frau so lange zusammen gewesen wie mit mir, da er seine Ehe aus finanziellen Gründen aufrechterhalten wollte. Sobald er gesehen habe, dass sich eine Frau emotional an ihn band, habe er die Beziehung abgebrochen. »Aber mit dir ist es etwas anderes«, sagte er. »Ich glaube, dass ich mich zum ersten Mal in meinem Leben verliebt habe.«

Ich wollte weg. Ich ging nach Hause, und am nächsten Tag trennte ich mich von ihm. Mein Umzug nach New York, wo ich meine Ausbildung fortsetzen würde, stand kurz bevor.

Ich hatte eine junge Frau namens Rosa kennengelernt, eine Italienerin, die zur selben Zeit wie ich nach New York zog. Wir flogen hin, um uns gemeinsam eine Wohnung zu suchen. Ein Makler zeigte uns zahlreiche Wohnungen, aber wir fanden nichts Geeignetes. Wir kehrten enttäuscht zurück. Ich war ein wenig nervös, weil meine praktische Ausbildung bald beginnen würde.

In meiner Not loggte ich mich bei Craigslist, einem Onlinenetzwerk für Jobs, Wohnungen und vieles mehr, ein und fand ein Zimmer für achthundert Dollar im Monat. Ich rief Rosa an und bot ihr an, das Zimmer mit mir zu teilen. Ohne die Wohnung gesehen zu haben, überwies ich die Kaution.

Meine neue Bleibe befand sich in einem Ziegelhaus an der Ecke 30. Straße und Fifth Avenue. In jedem Stock gab es nur eine Wohnung. Ich stieg in den vierten Stock hinauf und klopfte an die Tür. Ein Mann aus Trinidad öffnete. Er trug einen schlecht sitzenden Anzug, hatte einen buschigen Haarschopf und wirkte ein wenig verrückt. Er hieß Michael. »Hallo. Dein Zimmer ist dort«, sagte er mit einem starken

Akzent und ging voraus durch ein schmales Wohnzimmer, in dem eine schmutzige alte Couch und ein winziges Fernsehgerät standen. Am Ende eines beengten Flurs befand sich mein »Zimmer«. Der Raum war leer. Es gab dort nicht einmal einen Schrank. »Manchmal bin ich auch hier ... auf der Couch«, sagte Michael, wohl in der Hoffnung, dass ich keinen Einwand erheben würde. Er zeigte mir drei Anzüge, die er in einem kleinen Schrank aufbewahrte. Es gab auch eine Kochnische und eine Tür, die zur Feuerleiter führte.

Rosa traf eine Woche später ein. »Was zum Teufel ist das?!«, kreischte sie.

Wenn man Rosa und mich einrechnete, lebten acht männliche und weibliche Mieter sowie mehrere Mäuse in der Wohnung. Michael, der noch eine weitere Wohnung im dritten Stock untervermietete, hatte Wände aus Gipskartonplatten eingezogen, um zusätzliche Räume zu schaffen, die jedoch weder Tageslicht hatten noch belüftet werden konnten. Die Wohnung war schmutzig und überfüllt. Sämtliche Bewohner teilten sich ein Bad mit einer kleinen Duschkabine. Das Bad war so klein, dass man sich darin nicht einmal umziehen konnte.

Da wir keinen Schrank hatten, montierten Rosa und ich Stangen, an denen wir unsere Kleidung aufhängten. Darunter schoben wir unsere Matratzen; ein Bett konnten wir uns nicht leisten. Wenn wir Geld übrig hatten, gaben wir es für Anziehsachen oder fürs Ausgehen aus. Unsere Schuhe und Accessoires waren über das Zimmer verstreut. Aber wir hatten ein großes Fenster mit Blick auf das Empire State Building, und nachts lagen wir auf unseren Matratzen, betrachteten die Lichter der Großstadt – natürlich hatten wir keine Vorhänge – und unterhielten uns. Manchmal legte sich ein sehr attraktiver brasilianischer Mitbewohner zu uns, und wir plauderten und lachten mit ihm. Wir waren ein wilder Haufen junger Leute aus aller Herren Länder, die mit großen

Hoffnungen nach New York gekommen waren, um dort zu studieren oder Karriere zu machen.

Freunde, die aus Florida zu Besuch kamen, fragten mich, wie ich unter solchen Bedingungen leben könne. Ich antwortete ihnen, dass die Stadt mein Wohnzimmer sei. Sie sagten: »Es ist unmöglich, in Manhattan von zwölftausend Dollar im Jahr zu leben.« So viel verdiente ich durch mein Berufspraktikum. Derartige Kommentare gingen mir auf die Nerven. Ich gefiel mir in der Rolle einer modernen Holly Golightly. Ich war glücklich.

Gleich am ersten Abend beschlossen meine Mitbewohner, feiern zu gehen. Sie luden mich in eine ausgezeichnete Sushi-Bar im West Village ein. Dann zogen wir weiter zu einer brasilianischen Party in der Upper East Side und tanzten bis zum Morgengrauen. Ich war achtundzwanzig Jahre alt und genoss das Leben in vollen Zügen.

Ich war seit sechs Monaten in New York, als Rami anrief. In der Zwischenzeit hatte ich diskret Erkundigungen angestellt und herausgefunden, dass er die Wahrheit über seine Ehe gesagt hatte. Rami und seine Frau lebten in verschiedenen Staaten, eine Versöhnung schien ausgeschlossen. Sie waren nur noch auf dem Papier miteinander verbunden. Seine Frau wohnte mit den gemeinsamen Kindern in einem Haus, das Rami für sie gekauft hatte, damit sie in der Nähe ihrer Eltern leben konnte. Er besuchte sie gelegentlich. Die »inoffizielle Scheidung« war in aller Freundschaft vollzogen worden.

Und trotzdem hatte Rami mich belogen – selbst wenn es eine Art Unterlassungslüge gewesen war. Das Problem war, dass ich ihn immer noch liebte. Und ich wollte nicht länger in meinem Phantasiereich leben. Ich war bereit, in der Liebe Risiken einzugehen und mit einem wirklichen Menschen in der wirklichen Welt zu leben.

Wir versöhnten uns und begannen eine Beziehung auf

Distanz. Wir waren wieder glücklich verliebt, und mir wurde erneut bewusst, warum er ein Mann war, den man schwer aufgeben konnte. Beispielsweise kam ich an einem normalen Abend nach Hause und fand Rami vor, der meine Mitbewohnerinnen bezirzte. Er hatte ein Flugzeug genommen, um mir einen Überraschungsbesuch abzustatten. Er hatte sogar Lebensmittel mitgebracht, um den Kühlschrank zu füllen. »Für euch alle«, sagte er und machte sich daran, ein wunderbares Abendessen für uns zu kochen. Er brachte meine Mitbewohnerinnen zum Lachen. Er machte mir überschwängliche Komplimente. Nach dem Essen verschwand er im Badezimmer, wo ich ihn auf allen vieren vorfand: Er schrubbte die Badewanne. Später entdeckte ich, dass er meine empfindlichen Wäschestücke von Hand gewaschen hatte! Und er hatte meine Wäsche zusammengelegt. So sah unser Alltag aus. Welche Frau hatte schon einen Mann, der all das für sie tat?

Es fiel Rami nicht schwer, meine Freundinnen für sich einzunehmen, weil er niemandem etwas vorspielte. Er konnte ein liebevoller, fürsorglicher Beschützer sein. Und nicht nur mir gegenüber. Er setzte sich auch leidenschaftlich für die Menschen am Rand der Gesellschaft ein, für die Armen und Unterdrückten. Er zählte nicht nur erfolgreiche Geschäftsleute, sondern auch Obdachlose zu seinen Freunden.

Eines Abends klagten einige meiner Freundinnen einander ihr Leid über ihre Gewichtsprobleme. Andere waren unglücklich mit ihrem Haar. Sie machten sich Gedanken über mögliche Schönheitsoperationen. Rami saß schweigend da und hörte sich das Geschnatter an. Plötzlich sagte er: »Also, mir ist egal, wie Brandy aussieht. Ich finde sie einfach wunderbar. Auch wenn sie hundert Pfund zunehmen würde oder einen Arm verlöre, würde ich für sie bis ans Ende der Welt gehen.«

Rami wollte mich dazu bewegen, nach dem Ende meiner Ausbildung nach Florida zurückzukehren. Ich wünschte mir eine stabile Beziehung, war mir gleichzeitig aber nicht sicher, ob das in meinem Interesse wäre. Ich ahnte, dass dieser Konflikt irgendwann entschieden werden musste, aber bis dahin hatten wir noch viel Zeit. Erst einmal ging es voran – wenn auch stockend. Wir zerstritten uns wiederholt und lebten in einem ständigen Drama, das wir zu brauchen schienen. Ich sagte: »Erinnerst du dich noch, wie ich damals in Marokko mitten im Nirgendwo aus dem Auto gesprungen bin und du mich einfach zurückgelassen hast?« Wir lachten und spürten, wie uns die Liebe füreinander durchströmte. Wir waren Darsteller in einem Theaterstück, das sogar uns selbst Unterhaltung bot.

Die Tatsache, dass wir eine Fernbeziehung hatten, war auch nicht gerade von Vorteil und war möglicherweise der Grund für Probleme, die sich hinter dem Begehren und der Sehnsucht nach dem Zusammensein verbargen. Wir versuchten, uns an jedem zweiten Wochenende abwechselnd in New York und Florida zu sehen. In der Zwischenzeit konnte ich mich nicht gegen quälende Gedanken über Ramis wahre Absichten wehren.

Zu jener Zeit war ich mir dessen noch nicht bewusst, aber mein Grübeln führte mich stets zu seinem erschütternden Eingeständnis zurück, dass er verheiratet war – zu jenem Vertrauensbruch, der unsere Beziehung zum ersten Mal aus der Bahn geworfen hatte. Ich hatte es nicht eilig mit dem Heiraten und versuchte, mich damit abzufinden, dass er es schon war, aber die Saat war ausgebracht worden. Dieser Moment schien unsere gesamte weitere Beziehung zu bestimmen.

Ich war mir nicht sicher, ob er der Richtige für mich war. Ich fragte mich, ob er sich mit anderen Frauen traf. Ich analysierte die guten und schlechten Momente und rätselte über die Frage, welche dieser Erfahrungen unsere Beziehung wirklich beschrieben. Ich kritzelte Gedanken in meine Tagebücher. Ein ums andere Mal versuchte ich das Unbehagen in Worte zu fassen, das in mir aufstieg, wenn meine Emotionen wild ausschlugen, während ich einem Patienten zuhörte, der seine Probleme beschrieb, denn in den Therapiesitzungen erfuhr ich von Männern Wahrheiten über Männer, Wahrheiten, die jede Frau aus dem Gleichgewicht bringen mussten.

Meine Gedanken kamen nie zur Ruhe. Ich begann, Listen zu führen. Ich stellte guten Eigenschaften schlechte Eigenschaften gegenüber. Ich bemühte mich um eine Beschreibung unserer Beziehung, um ein Drehbuch, an das ich mich halten konnte, damit meine emotionalen Reaktionen weniger widersprüchlich wären. An einem Tag war ich fest davon überzeugt, dass Rami ein zügelloser Frauenheld war, und am nächsten war ich mir sicher, es mit einem anständigen Menschen zu tun zu haben. Einmal sah ich einen pathologischen Lügner in ihm, ein anderes Mal wollte er mich nur beeindrucken. Er wollte meine Gesellschaft, er wollte mich beschützen. Oder seine Lügen waren eigentlich nicht so schlimm, sondern eher seine Art, mich zu umgarnen. Versuchte er, sich einer festen Bindung zu entziehen? Oder war ich diejenige, die ihn zurückwies, wann immer er mir vorschlug, nach Florida zurückzukehren? Und auch für mich gab es eine solche Liste: Konzentrierte ich mich auf das Negative und ignorierte das Positive? Schuf ich mir mein Kopfzerbrechen selbst? Also war er wunderbar. Ich war verrückt ... Es war an der Zeit, das Tagebuch zu schließen. Gute Nacht.

Ich suchte nach einer einfachen Frage, die ich mir stellen könnte, um meinen inneren Kampf zu beenden. Von der Antwort auf diese Frage sollte es abhängen, ob ich mit ihm zusammenblieb oder mich trennte. Ich las eine Beratungskolumne zu Beziehungsproblemen, deren Titel lautete: »Gibt er Ihnen Lebenskraft, oder raubt er sie Ihnen?« Diese

Frage schien den Kern meines Problems zu treffen. Rami hatte meine Lebensfreude immer wieder angefacht – um sie kurz darauf wieder zu ersticken.

Meine Mutter fragte: »Genießt du seine Gegenwart? Wenn du dein Leben an der Seite eines Menschen verbringen willst, ist entscheidend, dass du dich in seiner Gegenwart wirklich wohlfühlst.«

Eine Freundin fragte: »Wird er finanziell für dich sorgen?«

Ich fragte: Bin ich in ihn oder in eine Phantasievorstellung verliebt? Geht es um Liebe oder um mein Ego? Warum bin ich wirklich mit ihm zusammen?

Und ich musste mir auch Gedanken über meine Patienten machen.

Alex

Ich lernte ›den Russen‹ in einem ruhigen Kellerlokal in Chelsea kennen. Wir saßen unweit des Kamins in einer Ecke und unterhielten uns über eine meiner Reportagen. Ich hatte über die Meinungsfreiheit in der Ukraine berichtet. Er sagte, er sei Diplomat, aber ich hatte den leisen Verdacht, es mit einem Geheimagenten zu tun zu haben.«

Dies war mein erstes Gespräch mit Kasha. Sie war die Freundin von Alex, der seit zwei Monaten bei mir in Behandlung war. Kasha war eine freie Journalistin aus Tschechien, die noch nicht lange in New York lebte. Sie hatte hohe Wangenknochen und mandelförmige Augen, die sie mit dunklem, über die Augenwinkel hinausgezogenem Eyeliner unterstrich, um ihre exotischen Züge zu betonen.

Kasha schwärmte von einer ihrer letzten erotischen Begegnungen, und sie ging ins Detail.

»Seine dunklen und durchdringenden Augen fesselten mich«, erzählte sie mit ihrem leichten slawischen Akzent. »Es war, als versuchte er – wie soll ich es sagen –, als wollte er mich hinter meinen Worten aufspüren, während ich ihn befragte. Ich konnte nicht glauben, dass wir tatsächlich hier zusammensaßen, und ich fragte mich, ob er wohl merkte, dass ich ihm ausgeliefert war und vor Begehren zitterte.

Offenbar bemerkte er es. Plötzlich legte er mir einen Finger an den Mund, fuhr langsam außen an meinen Lippen entlang und schob den Finger sanft in meinen Mund.

Wir verließen die Bar und gingen in sein Hotel. Er wohnte im Soho Grande. Ich war … ich wollte … überfallen werden. Sofort. Aber er ließ mich warten. Mit gleichermaßen sanfter und fester Stimme wies er mich an, mich auf das Bett zu setzen und meine Bluse aufzuknöpfen. Ich tat es. Er saß mir gegenüber und nickte zustimmend, als ich meine Brüste entblößte. Ich zog mich weiter aus. Er bezeichnete alles, was er sah, als wunderbar. Endlich näherte er sich, und als ich meinen Rock hob, um meine Oberschenkel zu entblößen, zog er mir den Slip bis zu den Knien herab. Er beugte sich vor und flüsterte mir ins Ohr: ›Gutes Mädchen.‹ Ich hörte das Klicken, als er seinen Gürtel aufschnallte, und fühlte, dass er mir den Slip ganz hinunterzog, den ich mit dem Fuß wegschleuderte. Meine Bluse hing noch auf meinen Schultern, als er mich im Nacken am Haar packte, mir in die Augen sah und hart und langsam in mich einzudringen begann.«

Sie hielt einen Augenblick inne. Dann sagte sie leise: »Verstehen Sie jetzt, warum ich es nicht mit meinem Freund treiben will?«

Ich verstand.

Kasha hatte mich mit ihrer offenherzigen erotischen Schilderung hypnotisiert. Aber ich konnte nicht mit ihr in der Erinnerung an ihre Affäre schwelgen, sondern musste die Hitzewallung abschütteln und wieder auf therapeutische Distanz gehen. Was mich an dieser Schilderung einer Verführung am meisten verblüffte, war jedoch etwas anderes: Alex hatte mir eine Lebensgefährtin beschrieben, die ganz offensichtlich nichts mit dieser Frau zu tun hatte. Ich hatte mich auf die Begegnung mit einer asexuellen, hausbackenen Frau eingestellt. Alex und Kasha waren seit drei Jahren zusammen. Alex hatte mich um Hilfe gebeten, da er glaubte, Kasha habe eine Abneigung gegen Sex entwickelt. Er wollte ihre schwindende Libido wieder anfachen und verhindern, dass sie in eine jener genügsamen, endsexualisierten Beziehungen abglitten, von denen wir in den Frauenzeitschriften so oft lesen.

Alex hatte schon nach wenigen Gesprächssitzungen darauf gedrängt, dass ich mich mit Kasha traf. Er schien nicht den leisesten Verdacht zu hegen, dass seine Lebensgefährtin ihn betrog. Doch ich sah eine tiefe Kluft zwischen seiner Wahrnehmung und der Realität. Ich kam mir leichtgläubig vor, weil ich seiner Darstellung der Beziehung geglaubt hatte – und ich ärgerte mich stellvertretend für Alex über Kasha, so als hätte sie mich ebenfalls betrogen.

Die Begegnung mit Kasha rief mir in Erinnerung, dass sich ein Therapeut nie vollkommen in die Darstellung seines Patienten hineinziehen lassen darf, so als handelte es sich dabei um eine objektive Wahrheit.

Ich bemühe mich, nicht voreilig über Menschen zu urteilen, aber schon vor der Begegnung mit Kasha hatte ich die Sorge gehabt, dass der arme Alex keinerlei sexuelle Anziehungskraft besaß. Er arbeitete in der Forschungsabteilung eines Pharmaunternehmens. In seinen Kakihosen und zugeknöpften Hemden und mit seiner dünnrahmigen Brille wirkte er wie ein sonderbares, elfengleiches Geschöpf. Es war anzunehmen, dass sein Sicherheitsgefühl auf eher konkreten Dingen fußte, auf Maßstäben, Zahlen und Listen und auf der Organisation.

Als er mich erstmals aufgesucht hatte, um mit mir über seine Beziehungsprobleme zu sprechen, war Alex bemüht und angespannt gewesen und hatte vergeblich versucht, nicht ängstlich zu wirken. Er rückte unentwegt seine Brille zurecht und fuhr mit einer Hand an der Bügelfalte seiner Hose entlang. Er überschlug die Beine, um einen zappelnden Fuß unter Kontrolle zu bringen. Wie ein eifriger Student wartete er mit Notizblock und Kugelschreiber in der Hand auf die Informationen, die ich ihm geben würde.

Ich leide stets mit Patienten wie Alex und neige instinktiv dazu, sie zu verteidigen. Alex war ein intellektueller, übermäßig pedantischer Mensch, der Sicherheit in seinem für andere schwer zugänglichen Wissen fand, ein klassischer Fachidiot. Aber er war nicht abgehoben und distanziert, sondern einnehmend und bemüht, anderen Menschen zu gefallen. Er mochte über viele Dinge sehr viel wissen, aber was Beziehungen anbelangte, war er unbedarft und voller Illusionen.

Alex hatte mich angerufen, weil er Nachforschungen angestellt hatte und wusste, dass Frauen mit sexueller Unlust mein Fachgebiet waren. Ich erklärte ihm, dass dies das häufigste sexuelle Problem bei Frauen sei, obwohl sich nur wenige von ihnen deshalb in Behandlung begäben. Frauen sind eher bereit, sich wegen Depressionen, Angststörungen, Trauer oder Ehekonflikten einer Therapie zu unterziehen, aber das Nachlassen des sexuellen Verlangens betrachten sie häufig als normale Entwicklung.

Nach der Begegnung mit Kasha schien es mir unvorstellbar, dass diese beiden Menschen zusammengehörten. Sie waren vollkommen verschieden. Aber sie waren seit drei Jahren ein Paar, weshalb sie einander in wichtigen Punkten ergänzen mussten. Kasha schrieb gern politische Reportagen und strebte nach Anerkennung. Sie hatte sich von Alex' Stabilität angezogen gefühlt und respektierte seinen Intellekt. Sein Wissen regte sie an und inspirierte sie. Sie war ehrgeizig, er bodenständig. Er hatte eine Vorliebe für Struktur und Routineabläufe, sie war rastlos auf der Suche.

Alex und Kasha wohnten gemeinsam in einer Einzimmerwohnung in einem Mietshaus in der Upper West Side. Kasha hatte sich früher mit anderen osteuropäischen Einwanderern eine Wohnung in Queens geteilt. In dieser Zeit der Ungewissheit hatte sie zwischen Selbstzweifeln und Zuversicht geschwankt. In der Partnerschaft mit Alex betrachtete Kasha sich als Teil eines typischen intellektuellen Paars, das fest in die Kultur New Yorks integriert war. Sie hatten interessante Freunde, teilten die Begeisterung für Literatur und Politik und lasen jeden Morgen beim gemeinsamen Frühstück mit Kaffee und Bagels die *New York Times*.

Ich fragte mich, inwieweit die Anziehungskraft, die Alex auf Kasha ausübte, auf ihren Bedürfnissen zum Zeitpunkt ihrer Begegnung beruhte. Bis zu einem gewissen Grad ist das bei allen Paaren so, aber in Kashas Fall hatte ich den Eindruck, dass ihr Umzug nach New York zwar ihrer Abenteuerlust und Neugierde entsprungen war, dass sie jedoch Geborgenheit gebraucht hatte, um sich auf dieses Abenteuer einlassen zu können. Alex hatte ihr diesen Rückhalt gegeben, und als sie sich einmal in der neuen Umgebung eingelebt hatte, war es ihr an seiner Seite langweilig geworden. Jetzt brauchte sie mehr Reize. Sie war eine Zeit lang auf Alex angewiesen gewesen, aber auf solchen vorübergehenden Bedürfnissen kann man keine Beziehung aufbauen.

Als Alex den Wunsch äußerte, Kasha in die Therapie einzubeziehen, hatte er eine gemeinsame Sitzung im Sinn. Aber ich bat darum, sie zunächst allein sprechen zu können – eine Vorgehensweise, die ich oft wähle, um eine andere Version der Geschichte zu hören. Und ich hörte Kashas Version vollkommen ungeschönt. Doch da ich an die Verschwiegenheitspflicht gegenüber meinen Patienten gebunden war, musste ich Alex die niederschmetternde Wahrheit über ihr verborgenes Sexualleben verheimlichen und die verschiedenen Bestandteile ihrer Einstellung zu ihrem Partner sorgfältig voneinander trennen, genau wie sie es tat. Ich würde versuchen, Alex zu helfen – und musste gleichzeitig die Komplizin der Frau sein, die ihn hinterging. Der einzige Weg, aus dieser »Falle« herauszukommen, bestand darin, die beiden dazu zu bewegen, einander von ihren verborgenen Welten zu erzählen. Leider entscheiden sich viele Paare dagegen.

Ich traf Kasha ein weiteres Mal, um herauszufinden, wie viel ihr die Beziehung bedeutete, bevor ich ihr vorschlug, Alex ihren Seitensprung zu gestehen.

»Ja, ich will mit ihm zusammenbleiben«, sagte sie. »Aber ich will ehrlich sein: Ich fühle mich sexuell nicht besonders von ihm angezogen. Ich möchte an der Beziehung festhalten, denn ich weiß, dass ich einen guten Mann gefunden habe. Ich kann ihm vertrauen, und er behandelt mich gut. Aber manchmal habe ich eher das Gefühl, als wäre er ein Bruder oder ein guter Freund. Doch ich nehme an, dass das in allen Beziehungen irgendwann passiert.«

Kasha klang resigniert, wenn nicht sogar ein wenig zynisch. Ich hakte nach: »Ja, vielleicht können wir einfach nicht mehr erwarten.« Ich schloss mich ihrem Pessimismus an, um sie dazu zu bewegen, klar Stellung zu beziehen. »Vielleicht ist das Nachlassen des Begehrens einfach eine natürliche Entwicklung in jeder Partnerschaft …«

»Gott, wie langweilig«, antwortete Kasha, wobei sie das Haar in den Nacken warf und mit den Augen rollte. »Ja, ich bin zufrieden und fühle mich sicher, aber da ist kein Feuer. Ich brauche Feuer. Ich kann auf Dauer so nicht leben!«

Das war das große Dilemma der Monogamie. Kasha wollte nicht zwischen Sicherheit und Leidenschaft wählen. Dieses existenzielle Dilemma fördert den Konflikt zutage, ein Leben ohne eines der beiden könnte zu lähmender Angst führen.

Viele Menschen verzichten auf die Leidenschaft oder suchen außerhalb ihrer Beziehung danach, um ihre Lebenskraft zu erhalten. Doch handelte es sich wirklich um ein Dilemma? Vielleicht war es ein Irrtum anzunehmen, dass man nur das eine *oder* das andere haben konnte.

Wenige Jahre zuvor hatte ich meine Dissertation über das Thema der fehlenden Libido bei Frauen geschrieben. Bei der Auseinandersetzung mit den einschlägigen Forschungsergebnissen hatte ich festgestellt, dass das Nachlassen des sexuellen Begehrens bei Frauen als weit verbreitet galt. Überraschender war, dass es eines der wenigen sexuellen Problemen darstellte, für die es keine wirksame Behandlung gab. Zu jener Zeit war schwindende Lust für mich persönlich kein Thema, und es fiel mir schwer, es nachzuvollziehen. Ich lebte in der Euphorie einer neuen Romanze. Das unvermeidliche Nachlassen der sexuellen Lust, von dem ich andere sprechen hörte, war in meinen Augen gleichbedeutend mit dem Verkümmern der Seele. Ich konnte mich nicht damit abfinden, dass der Verlust von Leidenschaft unvermeidlich sein sollte, dass man sie aufgeben musste, wenn man die Sicherheit einer dauerhaften Beziehung wollte. Warum sollte es keine wirksame Behandlung dafür geben? War dies tatsächlich ein aussichtsloser Fall oder, noch schlimmer, ein Gesetz der Natur? Diese Frage weckte meine Neugierde. Vielleicht konnte ich etwas lernen, indem ich mein eigenes Begehren studierte.

Ich beschloss, von der Prämisse auszugehen, dass es sehr wohl etwas gab, womit man das Begehren aufrechterhalten konnte, dass ich kein weiteres wehrloses Opfer war, das zwischen Sicherheit und Leidenschaft wählen musste. Ich ging davon aus, dass ich mein Schicksal in die Hand nehmen und das Feuer in meiner Beziehung am Leben halten konnte.

Ich nahm auf eine Reise mit Rami nach Marokko einige Zeitschriftenartikel und Aufsätze über den weiblichen Sexualtrieb – die Autoren waren übrigens überwiegend Männer – mit und las ihm auf der Fahrt von Fes nach Marrakesch daraus vor. Wir waren total verliebt und wollten nicht, dass unsere Liebe endete. Meine Liebe zu Rami war von wunderbarer Irrationalität. Ich liebte ihn mit Hingabe und ehrfürchtiger Scheu und dachte, diese Forscher sollten uns studieren, um die Antwort auf die Frage nach der weiblichen Lust zu finden. Ich erinnere mich daran, wie ich neben Rami im Auto saß und auf die Form seiner Lippen und die schmale

Lücke zwischen seinen Vorderzähnen starrte, wenn er sich mir zuwandte. Ich versank vollkommen in seiner Schönheit. Ich konnte nicht aufhören, ihn zu berühren, seine olivfarbene Haut, sein dichtes dunkles Haar. Ich liebkoste ihn, drückte meine Hände in seine Haut, als wollte ich etwas ertasten, das sich unter seiner Haut verbarg, als wäre ich ihm immer noch nicht nahe genug. Ich wollte in seine Gedanken kriechen, jeden Winkel davon erkunden und besetzen. Ich wollte in all seinen Erinnerungen leben, sie stehlen, mich selbst hineinschleichen. Ich wollte in die Vergangenheit zurückkehren und an dem Ort leben, an dem er aufgewachsen war, an seiner Seite hungern und in der Behausung seiner Familie im Flüchtlingslager schlafen.

Wir waren seit fünf Monaten zusammen. Ich studierte im letzten Jahr an der Graduate School. Ich war stets eine zielstrebige Studentin gewesen, aber in letzter Zeit fiel es mir schwer, mich zu konzentrieren, da ich immer wieder in Tagträume abglitt, die um Rami kreisten. Ich dachte daran, wie er mich in der Nacht zuvor geliebt hatte oder was ich mir für unsere nächste Begegnung erhoffte. Guter Sex kann dich von allem ablenken.

Die häufigen Phantasien fachten meine Lust zusätzlich an, und ich stellte fest, dass dies etwas war, das ich steuern konnte – nicht, um die Begierde zu unterdrücken, sondern um den Zustand der Erregung aufrechtzuerhalten. Bei Menschen, die frisch verliebt sind, sind sexuelle Phantasien nichts Ungewöhnliches, aber ich fragte mich, ob es nicht auch möglich wäre, sie nach Belieben auch später noch abzurufen. War es möglich, die Welt dauerhaft durch die sexuelle Brille zu betrachten? Wenn ich Rami sagte, wie schön er sei, antwortete er: »Nein, nur in deinen Augen bin ich schön.« Vielleicht hatte er recht damit. Die Wahrnehmung konnte manipuliert werden. War es möglich, dass ich selbst die Quelle meiner sexuellen Phantasien war und sie nicht allein durch Rami hervorgerufen wurden? Männer halten sich dafür, warum also nicht auch Frauen?

Ich beschloss, mich einer Selbstuntersuchung zu unterziehen, so als wäre meine Beziehung ein Laboratorium. Es funktionierte. Allerdings stellte ich fest, dass es Einschränkungen gab: Emotionaler Müll und negative Gedanken konnten mich an der sexualisierten Betrachtung der Beziehung hindern.

Während jener Autofahrt in Marokko las ich Rami einen Artikel über ein Phänomen vor, das Forscher als »Paradox der sexuellen Intimität« bezeichneten. Sie hatten beobachtet, dass in Partnertherapien eingesetzte Strategien zur Förderung der emotionalen Nähe zu einem Rückgang des sexuellen Begehrens führten. Und sie verwiesen auf andere Studien, die gezeigt hatten, dass es einen Zusammenhang zwischen dem Einsatz therapeutischer Techniken, welche die Kommunikationsfähigkeiten und die allgemeine Qualität der Beziehung verbesserten, und der Zunahme sexueller Probleme gab. Was bedeutete das? Die Forscher hatten entdeckt, dass die sexuelle Leidenschaft bei Paaren, die besonders ausgewogen, kommunikativ und harmonisch waren, am geringsten war. Die Faktoren, welche die Libido *erhöhten*, waren Distanz, Neuheit, Gefahr und Machtgefälle.

Das klang nicht nach den geeigneten Zutaten für eine dauerhafte Beziehung!

Ich hüte mich stets davor, die Ergebnisse einer einzelnen oder auch mehrerer Studien allzu ernst zu nehmen, denn je mehr wissenschaftliche Artikel man liest, desto mehr widersprüchliche Ergebnisse, die einander am Ende gegenseitig aufheben, bekommt man zu sehen. Aber ich konnte nicht vermeiden, mich zu fragen, ob dieses Konzept auf Kasha und Alex anwendbar war. Sie unterhielten jene Art von ausgewogener, gleichberechtigter Beziehung, die eigentlich funktionieren sollte, doch Kasha gab sich damit nicht zufrieden.

War es das Versprechen auf ein Abenteuer, das sie dazu bewegt hatte, sich auf jene Affäre einzulassen? Ich wollte herausfinden, wonach sie wirklich suchte, und dachte über die Bestandteile jener feinen Mischung nach, die wir als sexuelle Begierde bezeichnen.

»Erzählen Sie mir von Ihrem Sex mit Alex«, sagte ich.

»Am Anfang stimmte die Chemie«, erklärte Kasha, »aber mittlerweile ist fast nichts mehr davon übrig.« Sie hielt Daumen und Zeigefinger ganz nah aneinander, um zu verdeutlichen, dass nur noch ein winziges bisschen Leidenschaft zwischen ihnen war. Sie beschrieb Alex als »sanft und zärtlich«. Der Sex mit ihm fand »zumeist in der Missionarsstellung« statt, was ihr lange Zeit recht gewesen war, da sie sich so geliebt fühlte. »Er küsste mich innig, sah mir in die Augen und hielt mich umfangen. Seine Wärme gab mir ein Gefühl der Sicherheit, und das war sehr befriedigend.«

Bei diesen Worten zog Kasha die Stirn in Falten.

»Aber ...?«

»Aber nach einiger Zeit hatte es den Anschein, als wollte er es mehr als ich. Mir hätte es einmal in der Woche genügt, aber er wollte jede Nacht Sex. Ich war nach einem harten Arbeitstag müde und wollte früh schlafen gehen, aber er wollte Sex.«

»Wie fühlten Sie sich dabei?«

»Es störte mich, um ehrlich zu sein. Ich tat es nur, um es hinter mich zu bringen. Anfangs war das halb so schlimm, aber irgendwann begann ich mich zu sträuben. Aber er versuchte es trotzdem, was mir die Lust weiter austrieb. Mittlerweile habe ich das Interesse vollkommen verloren.«

»Indem Sie Ja sagten, wenn Sie keinen Sex wollten, verwandelte sich ein liebevoller Akt in eine unangenehme Verpflichtung.«

»Ich denke, die Frau muss darauf achten, dass der Mann zufrieden ist, damit er nicht fremdgeht.«

»Glauben Sie wirklich, dass Alex zufrieden ist, wenn Sie Sex mit ihm haben, obwohl Sie eigentlich nicht wollen?«

»Natürlich. Er weiß es ja nicht. Ich habe meine Phantasien. Ich spiele ihm etwas vor. Ich stöhne ein wenig, winde mich und täusche einen Höhepunkt vor, wenn es nötig ist. Das schadet ja niemandem.«

In Kashas Augen war das vollkommen vernünftig, aber ich sah die erste Phase in einem typischen Verhaltensmuster, das in sexueller Trostlosigkeit endet. Wenn sich Sex in »Pflicht« verwandelt, wird er zu einer lästigen Aufgabe, die man zu erledigen hat. Im besten Fall wird man teilnahmslos, im schlimmsten verbittert. Der natürliche Genuss geht verloren.

Kasha schlug mir gegenüber einen leicht herablassenden Ton an. Nach ihrem selbstgewissen Ton zu schließen, schien sie zu glauben, alte osteuropäische Weisheiten über Männer mit mir zu teilen. Offenbar war ihr nicht bekannt, dass es Männern oft schmerzhaft bewusst ist, wenn eine Frau beim Sex nicht wirklich bei der Sache ist. Alex hatte den Sex mit Kasha als »seelenlos« beschrieben. Ihre Küsse wirkten seit einiger Zeit routinemäßig und ungeduldig, ihre Berührungen seien ungelenk und mechanisch, ihr Blick leer. Zu Hause kleide sie sich nachlässig, während sie sich bemühe, sexy auszusehen, wenn sie zur Arbeit gehe. Trotz Kashas »Schauspielerei« war sie emotional nicht mehr anwesend, und Alex erlebte ihre sexuelle Beziehung als Abfolge belastender Erlebnisse, was sein Bedürfnis nach Sex erhöhte, womit er Kasha zusätzlich unter Druck setzte. Anfangs bemühte sich Alex, Kasha zu befriedigen. Doch je mehr er sich anstrengte, desto geringer wurde ihr Interesse – und er fühlte sich zurückgewiesen. Er suchte ihre Nähe und nahm den Sex, den sie zu geben bereit war, aber da er ihre distanzierte Pflichterfüllung spürte und verzweifelt nach Wärme oder Liebe suchte, überhastete er die Dinge beim Sex, um sie nicht zu belasten – und befriedigte sie noch weniger.

»Es ist, als hätte man Sex mit einer Schaufensterpuppe«, erzählte mir Alex. »Sie ist makellos und macht alles mit, aber sie ist leblos.«

Es machte Alex wütend, dass er die Nähe zu Kasha verloren hatte, aber er ließ sie nie sehen, was in ihm vorging, denn er befürchtete, dadurch würde er alles nur noch schlimmer machen und schwach wirken. Als seine Verunsicherung schließlich unerträglich geworden war, hatte er sich an mich gewandt.

»Sie verletzen Alex also nicht?«, fragte ich Kasha. Ich hätte sie gern darüber aufgeklärt, dass Alex ihr Theater sehr wohl durchschaute. Stattdessen drehte ich die Frage um. »Was ist mit dem Schaden, den Sie dabei erleiden?«

Scheu lächelnd, wandte Kasha den Blick ab; sie musste nicht antworten. Ihre Schilderungen hatten mir eines deutlich gezeigt: Gleich, wie sie sich gegenüber Alex gab, gleich, wie gekonnt sie sich im Bett verstellte: Trotz ihrer natürlichen Schönheit mangelte es Kasha an sexuellem Selbstvertrauen. Sie spielte lediglich ihre Rolle.

»Ist es nicht langweilig für *Sie*, Alex im Bett etwas vorzuspielen?«, fragte ich.

»Mit dem Russen langweile ich mich nicht«, stieß sie hervor.

Ich fragte sie nicht, was ihr an der Affäre mit dem Russen am meisten gefiel. Verdammt, der Kerl wirkte auch auf *mich* sexy.

»Fühlen Sie sich eher sexy, wenn Sie mit Alex oder mit dem Russen zusammen sind?«

»Mit dem Russen, das ist doch klar.«

»Ich frage mich, was der Grund dafür ist. Warum ändert sich dieses Gefühl abhängig davon, mit wem Sie zusammen sind?«

Kasha wusste es nicht – und die Antwort war nicht so offenkundig, wie man meinen könnte. Tatsächlich bestätigte ihre Affäre mit dem Russen sogar meine Einschätzung, dass Kasha kein sexuelles Behauptungsvermögen besaß. »Sie haben mir die Begegnung mit dem Russen beschrieben. Ist Ihnen bewusst, dass Sie dabei eine unterwürfige Rolle spielten? Und nach dem zu urteilen, was Sie über den Sex mit Alex erzählen, sind Sie in dieser Beziehung passiv. Wo üben *Sie* in diesen Begegnungen Macht aus?«

In Wahrheit fragte ich sie: Wo stehen Sie? Und was möchten Sie?

»Ich habe Macht!«, erwiderte Kasha gereizt. »Ich habe Macht, weil mich der Russe begehrt, und ich habe die Aufmerksamkeit von Alex.«

»Sie sprechen über Bestätigung, nicht über Macht«, sagte ich. »Aber wissen Sie, was *Sie* wollen? Was *Sie* brauchen? Wonach sehnen *Sie* sich? Was gefällt *Ihnen* an Sex?«

Sie versank in nachdenkliches Schweigen. Ich wartete, während sie nach einer Antwort suchte. Ich hoffte, dass sie sich öffnen würde, anstatt eine Verteidigungshaltung einzunehmen.

»Ich weiß es nicht«, sagte sie schließlich.

Genau das hatte ich ihr bewusst machen wollen. *Sie wusste nicht, was sie wollte und brauchte.* Sie mochte die Kunst der Verführung beherrschen. Sie mochte bis zu einem gewissen Grad wissen, was *die Männer* wollten. Aber sie hatte keine Ahnung, was sie selbst wollte. Klar war, dass sie begehrt werden wollte, ohne viel dafür tun zu müssen. Aber der Wunsch, begehrt zu werden, ist eher ein *emotionales* Bedürfnis und ein Kennzeichen von Frauen, die in die Falle der chronischen sexuellen Unlust gehen. Sex zur Bestätigung des eigenen Egos einzusetzen kann durchaus befriedigend sein – aber nicht auf Dauer. Ich wollte Kasha helfen herauszufinden, ob es neben der Bestätigung noch etwas anderes gab, das sie sexuell motivieren konnte. Doch zunächst musste sie sich klarmachen, dass sie nicht *wusste*, was das sein konnte.

»Wenn Sie wissen, was Sie wollen, können Sie Ihr Leben selbst gestalten«, sagte ich zu Kasha, als wir uns verabschiedeten. »Die Erkenntnis, dass Sie es nicht wissen, ist ein guter Anfang. Beim nächsten Mal sollten wir bei dieser Frage ansetzen.«

Kasha schien gereizt oder ratlos – oder beides. Und sie war offenkundig frustriert. Sie hatte keine Ahnung, was es mit dem abstrakten Konzept der sexuellen Motivation auf sich hatte. Aber ich wusste, dass sie über unser Gespräch nachdenken würde. Sie war ein sehr analytischer Mensch. Meine Sorge war, dass sie sich von der augenblicklich erregenden Affäre mit dem Russen und vom Sex-Appeal dieses Mannes würde blenden lassen.

Kasha hatte durchaus eine Vorstellung davon, was *Männer* wollten, weshalb sie sehr auf ihr Äußeres achtete. Sie genoss die Aufmerksamkeit der Männer. Aber hier handelte es sich um die falsche sexuelle Attraktivität einer Frau, die sich an das Drehbuch des anderen Geschlechts hielt. Es hatte ein wenig Ähnlichkeit mit einem falschen Werbeversprechen: Sie sieht sexy aus, tritt verführerisch auf, doch sobald sie den Mann an Land gezogen hat, setzt sie die Zahnspange wieder ein und die Brille wieder auf, in der Hoffnung, dass er sie nicht belästigen wird, wenn sie ihre Lieblingsserie sehen will.

Alex war Kasha auf die Schliche gekommen, und dasselbe galt für mich. Er wusste, dass etwas nicht in Ordnung war, und gab sich selbst die Schuld daran. Aber er war nur eine Hälfte der Gleichung. Kasha war auch nicht sie selbst, wenn sie mit dem Russen zusammen war. Wir alle spüren, wenn etwas nicht authentisch ist. Ein Baby spürt es, wenn seine Mutter keine Liebe zeigt. Meine Patienten spüren es, wenn sie mir gleichgültig sind. Männer werden in Stripclubs nicht immer erregt. (Oft sind sich Männer vollkommen im Klaren darüber, dass es nur eine Show ist, und die Stripperin würde ihnen sehr viel besser gefallen, wenn sie *wirkliches* Interesse an ihnen hätte.)

Ich stelle meinen Patienten eine einfache Frage, die zu beantworten ihnen oft schwerfällt: »Was wollen Sie wirklich?«

Es wird meine Leser nicht überraschen, dass die meisten meiner Patienten keine Antwort auf diese Frage wissen, was bedeutet, dass wir uns eingehend mit etwas beschäftigen müssen, was nach Ansicht mancher Patienten auf eine übertriebene Analyse hinausläuft. Doch es geht mir darum, sie dazu zu bewegen, ihre Liebe und Lust in Worte fassen zu können: ohne Show, ohne Theater, ohne Trugbilder. Es ist verblüffend, wie viele Menschen sexuelle Handlungen *tun*, in Wahrheit aber ihre natürlichen Impulse nicht kennen oder unterdrücken. Kasha kannte ihre natürliche Erotik nicht, da sie vollkommen von dem Bedürfnis besessen war, begehrt zu werden. Sex kann emotionale Bedürfnisse befriedigen. Aber Sex ist nicht nur emotional, sondern auch körperlich. Ich wollte Kasha helfen, ihre Lust zu entdecken, denn Lust ist eine wichtige Lebenskraft. Ich bin sogar der Meinung, dass sie unser natürlicher Zustand ist, bis sie unterdrückt oder abgetötet wird.

Es war Kasha nicht bewusst, dass sie ein Recht darauf hatte, sexuelles Vergnügen zu empfinden und zu verlangen. Dies ist eine Lektion, die viele Frauen von den Männern lernen können, die während ihrer Sozialisierung lernen, dass sie einen Anspruch auf sexuelle Befriedigung haben. Im Gegensatz zu einer weitverbreiteten Vorstellung freuen sich die Männer, mit denen ich eine Therapie mache, wenn ihre Partnerin eine passive sexuelle Rolle ablehnt und die sexuelle Befriedigung nicht nur entgegennimmt. Sie mögen es, wenn eine Frau weiß, was sie will, und dies auch einfordert. Sie möchten sicher sein, dass sich ihre Partnerin ihrer Sexualität bewusst ist und Freude daran hat. Dazu muss eine Frau lediglich wissen, wer sie ist und was sie will. Weiß sie es, so wird sie dem Mann nicht mehr die ganze Arbeit und die Verantwortung für ihre Befriedigung überlassen.

Obwohl ich zwei Gespräche mit Kasha geführt hatte, war sie offiziell nicht meine Patientin. Alex hingegen war mein Patient, und ich fürchtete, dass er sich in einer fast ausweglosen Lage befand. Der Sex mit Kasha war zu einer Routineübung geworden und fand mittlerweile praktisch nicht mehr statt. Wer war schuld daran? Ich erinnerte mich an den Rat, den mir meine Mutter gegeben hatte, wenn ich mich über Langeweile beschwerte: »Schätzchen, wenn dir langweilig ist, bedeutet das, dass du langweilig *bist.*«

Um sich nicht zu langweilen, muss man die Dinge in die Hand nehmen. Das gilt auch beim Sex. Sowohl Alex als auch Kasha mussten sich bemühen. Aber während Alex nicht wusste, was er tun konnte, machte sich Kasha nicht einmal Gedanken darüber, ob sie etwas tun konnte: Für ihren Spaß an Sex waren die Männer zuständig. Und in diesem Fall hatte der arme Alex keine Chance gegen »den Russen«.

»Ich glaube nicht, dass sie mich noch liebt«, sagte Alex eines Tages. Es hatte sich etwas verändert seit unseren ersten Gesprächen. Damals hatte er noch genug Vertrauen in die Beziehung gehabt, um vorzuschlagen, Kasha in die Therapie einzubeziehen. Jetzt stand er am Abgrund und starrte hinab in die gähnende Leere des Verlusts. Es brach mir das Herz. »Wir sind immer noch gute Freunde und hegen Zuneigung füreinander, aber da ist keine Leidenschaft mehr. Früher trug sie im Bett Reizwäsche, heute Boxershorts und T-Shirts. Sie zeigt nicht das geringste Interesse, sie tut nichts mehr, um mich zu verführen. Sie ...«

Ich unterbrach ihn. »Was tun Sie, um Kasha zu verführen?« Ich sagte ihm, was mir meine Mutter geraten hatte, wenn ich mich langweilte.

»Na ja ... ich versuche, ihr einen Orgasmus zu verschaffen. Ich frage sie, was ich tun soll, um sie zu erregen, aber sie antwortet nicht. Es ist immer dasselbe: Ich küsse sie, ich berühre ihre Brüste, ich reibe ihre Klitoris, bis sie einen Orgasmus hat, dann dringe ich in sie ein.«

Er gestand, dass er sich zahlreiche Selbsthilfebücher gekauft hatte, um herauszufinden, wie man eine Frau sexuell befriedigen konnte. Aber je mehr Techniken er ausprobierte, desto weniger Interesse zeigte Kasha. Ich krümmte mich insgeheim angesichts seiner unglückseligen Bemühungen. Die meisten Frauen haben zweifellos irgendwann die langsame Tortur einer monotonen sexuellen Routine ertragen.

»Alex, ich sehe, dass Sie sich wirklich bemühen, damit Ihre Partnerin Spaß am Sex hat.«

»Ja, ich versuche alles.«

»Und Sie glauben, dass Kasha einen *Orgasmus* braucht, um Spaß am Sex zu haben?« Ich hoffte, dass ihm mein milder Sarkasmus nicht entgangen war.

»Sie sollte sich freuen, dass ich daran denke, sie zu befriedigen. Oder nicht?«

»Guter Sex ist mehr als Orgasmen.«

In seinem Blick flackerte Verständnis auf, aber es war ihm offenbar nicht klar, was er für Schlüsse aus dieser Erkenntnis ziehen sollte. »Es sieht ein wenig so aus, als würden Sie ein planmäßiges Verfahren anwenden«, fuhr ich fort. »Aber ich möchte, dass Sie Ihre Enzyklopädie der weiblichen Anatomie und der Sextechniken in den Müll werfen. Guter Sex ist kein Algorithmus.«

Er lachte befangen.

»Es geht um den Prozess! Um den Tanz rund um den Geschlechtsverkehr, um die Zeremonie, um die Dynamik zwischen Ihnen beiden, die den Sex aufregend macht.«

Ich stand auf und holte einen kleinen Gedichtband aus dem Regal. »Hier habe ich eine andere Gebrauchsanleitung für Sie«, sagte ich und reichte ihm das Buch. »Sie mögen doch Poesie. Es sind die *Verse des Kapitäns* von Pablo Neruda.«

Es war eines der heißesten Bücher, die ich je gelesen hatte. Aber das sagte ich Alex nicht, da ich hoffte, er würde es selbst herausfinden. Und vielleicht konnte er Nerudas Beispiel nacheifern.

Neruda, ein politisch engagierter chilenischer Dichter, liebte mit Hingabe, trug seine Verwundbarkeit stolz zur Schau wie ein tapferer Soldat seinen Orden und sprach mit unverhohlener Fleischeslust über sein sexuelles Begehren. Er floh aus Chile, als die Militärs die Macht ergriffen und Jagd auf die Kommunisten machten. Die *Verse des Kapitäns* schrieb er im Exil auf der Insel Capri. Inspirieren ließ er sich von seiner Frau Matilde. Es gab es tatsächlich: anhaltendes animalisches Verlangen nicht nach einer Mätresse oder Fremden, sondern nach der eigenen Frau. Dieser Mann hatte etwas herausgefunden.

Alex nahm das Buch, warf einen kurzen Blick auf den Umschlag und ließ es in seiner Tasche verschwinden.

»Sehen wir uns an, was bei Ihnen gerade abläuft«, sagte ich. »Es ist immer dieselbe Routine. Das einseitige Empfinden. Könnte es sein, dass Ihre Versuche, Ihrer Freundin sexuelles Vergnügen zu bereiten, auf Kasha nicht virtuos, sondern unterwürfig und schmeichlerisch wirken? Dass sie eher verzweifelt wirken?«

Ich sah das immer wieder bei meinen männlichen Patienten: Sie erlernten Techniken, aber sie hatten nicht die Gelassenheit und den Mut, sie in der Praxis richtig anzuwenden.

»Ja«, sagte Alex nach kurzem Nachdenken. »Das ist wahrscheinlich nicht besonders sexy.«

»Wie verführen Sie Ihre Freundin außerhalb des Schlafzimmers?«

»Vermutlich dachte ich, ich müsste mich nicht bewusst

anstrengen, sie zu verführen. Das klingt für mich ein wenig nach übermäßiger Bemühung.«

»Übermäßiger Bemühung?«

»Wenn sie mich liebt, sollte es von alleine gehen.«

»Nein, Alex, so funktioniert es nicht. Sie bemühen sich, ihr Stabilität, Freundschaft und Liebe zu geben. Sie ist Ihre beste Freundin, aber da fehlt noch etwas. Sie müssen ein sexuelles Objekt für sie sein.«

»Ein was?«

»Ja, Alex. *Sie* sind ein Sexobjekt!«, erklärte ich.

Ich weiß, dass sich manche Leser bei diesem Wort krümmen werden, aber sofern es nicht um die persönliche oder politische Unterwerfung eines Menschen, sondern um das sexuelle Begehren geht, ist es tatsächlich erforderlich, dass wir sexuelle Objekte werden. Ich wollte, dass Alex sich selbst ein wenig sexualisierte. Ich war nach wie vor davon überzeugt, dass er, so, wie er war, ein wirklich erotischer Liebhaber sein konnte, wenn er nur bereit war, Verantwortung zu übernehmen.

»Kasha ist mehr als Ihre Freundin«, sagte ich. »Sie ist Ihre Gespielin.«

»Und ich will, dass sie mich so liebt, wie ich bin«, erwiderte er.

»Darüber spreche ich nicht«, sagte ich. »Ich spreche darüber, dass sie Ihre Sexpartnerin ist.«

Sigmund Freud verwendete das Konzept des Inzesttabus, um die Theorie aufzustellen, dass Liebespaare im Lauf der Zeit so in ihrer Partnerschaft aufgehen, dass sie beginnen, einander nicht länger als sexuelle, sondern als familiäre Objekte zu betrachten. Letzten Endes entsexualisieren sie einander.

Ich wollte Alex einen neuen Bezugsrahmen anbieten. Ich wollte ihn dazu bewegen, in die entgegengesetzte Richtung zu gehen und seine Beziehung zu Kasha wieder zu sexualisieren. Neruda war das sehr gut gelungen: Er hatte seine Frau zum totalen Sexobjekt gemacht. Er machte sie zu einem körperlichen Objekt und liebte sie gleichzeitig vorbehaltlos. Er hatte Leidenschaft – und Sicherheit. Man stelle sich das vor.

Vielleicht würde Alex auf Imaginationsübungen reagieren. So konnte ich seine neurotische Verzweiflung möglicherweise in positive Energie umwandeln. Ich hatte in den Therapien gelernt, dass es nicht möglich war, meinen Patienten meine Vorstellungen von sexuellen Phantasien aufzuzwingen, sondern dass ich ihnen erlauben musste, dort zu beginnen, wo sie sich befanden.

»Sehen wir uns an, wie Sie Ihr Problem mit Kasha klarer herausarbeiten können«, sagte ich. »Stellen Sie sich vor, Sie würden sie jetzt verlieren. Wie fühlt sich dieser Gedanke in Ihrem Körper an?«

»Mein Magen zieht sich zusammen.«

»Können Sie dieses Gefühl der Angst in Leidenschaft umwandeln, in eine intensive Sehnsucht nach Kasha?«

Er war sich nicht sicher und zuckte mit den Achseln. Ich sagte ihm, er solle die Augen schließen und seine Gefühle oder Gedanken beschreiben.

»Ich bin traurig. Ich wünschte, ich könnte sie halten.«

»In Ordnung. Versuchen Sie, diesen Gedanken zu sexualisieren. Benutzen Sie Ihre Phantasie.«

»Ich würde sie gerne ... in meiner Wohnung zurückhalten, damit sie ... nicht davonläuft. Damit sie nur mir gehört.«

»Großartig. Wie wollen Sie dafür sorgen, dass sie nicht entkommt?«

»Ich könnte sie fesseln.«

»Gut, weiter.«

»Ich fessle sie, und sie muss mir versprechen, dass sie mir gehören wird. Ich werde es so oft mit ihr treiben, wie ich will.«

»Kasha muss Sie befriedigen.«

»Ja. Ich werde mir ihren Körper nehmen. Ich werde sie beißen, um sie zu markieren.«

Ich fragte, wie er sich bei dieser Übung fühle. »Sie macht mich geil«, sagte er. Gut. Ich wollte, dass er weiter so dachte, um alle seine Ängste in eine Phantasie umzuwandeln, die er selbst gestalten konnte. In den folgenden Sitzungen widmeten wir dieser Übung stets ein paar Minuten, und ich forderte Alex auf, sie auch allein auszuprobieren. Schließlich gab ich ihm eine Hausaufgabe.

Alex war ein eifriger Schüler. Er war formbar und lernbegierig. Ich wollte vermeiden, dass er wegen eines schlecht gewählten Zeitpunkts scheiterte, aber da mir Kasha gesagt hatte, dass sie sich zu dem Russen hingezogen fühlte, obwohl ihr die Beziehung zu Alex am Herzen lag, schien es mir angebracht, ein Risiko einzugehen.

Ich sagte Alex, er solle am Abend im Bett die sexuelle Energie und die Begierde aus seiner Besitzphantasie nutzen. »Sie können Kasha zum Beispiel die Hände hinter dem Rücken zusammenhalten und sie auf die Seite drehen. Ich möchte, dass sie sanft mit ihr sprechen und ihr ins Ohr sagen, dass Ihre Liebe so stark ist, dass Sie sie gefangen halten und besitzen möchten. Dass sie so schön ist, dass Sie ihren Körper nur für sich allein wollen. Reiben Sie Ihren Körper fest an Kashas Körper. Sagen Sie ihr, dass Sie sie beißen wollen, um sie am ganzen Körper als Ihr Eigentum zu kennzeichnen. Packen Sie ihr Haar im Nacken, und küssen Sie sie leidenschaftlich. Und dann hören Sie auf. Beginnen Sie nicht mit dem Sex. Bauen Sie Kashas Begierde auf.«

Nie zuvor hatte ich einem Patienten derart detaillierte Vorschläge unterbreitet, aber ich war der Meinung, dass Alex jede Hilfe brauchen konnte. Ich wollte seinen Eifer nutzen, denn ich sah darin eine Chance, um über reines *Reden* über Sex hinauszugehen und eine *wirkliche Erfahrung* zu erzeugen, um die sexuelle Homöostase dieses Paars zu durchbrechen.

Es stellte sich natürlich eine grundsätzliche Frage: Konnte man einem Menschen beibringen, sexy zu sein? In der Sexualtherapie werden zumeist spezifische Techniken eingesetzt, die auf eine definierbare körperliche Funktionsstörung zielen, etwa auf die Aufrechterhaltung der Erektion oder die verbesserte Kontrolle des Samenergusses. Aber in diesem Fall war ich nicht im Bereich der Körperfunktionen oder leicht messbarer Faktoren tätig. Ich wollte Alex dabei helfen, sich eine andere *Einstellung* anzueignen und sie umzusetzen. Dies war vollkommen subjektiv; er würde seinen Sex-Appeal mit seinem Verhalten ausdrücken müssen.

Alex stellte keine Fragen. Ich hätte erkennen müssen, dass dies ein Warnsignal war. Stattdessen verließ ich meine Praxis in der Überzeugung, dass er nach Hause gehen und seine Partnerin so erregen würde, dass sie aus ihrer Teilnahmslosigkeit erwachte. Ich war voller Vorfreude und dachte, dieser therapeutische Eingriff könne wirklich zum Erfolg führen.

Eine Woche später fragte ich Alex, wie die Übung zu Hause funktioniert hatte.

Er hatte sie nicht gemacht.

Meine erste Reaktion bestand darin, meine eigene Vorgehensweise zu prüfen: Hatte ich zu früh versucht, meinen Plan in die Tat umzusetzen? Würde er mit Wut oder mit Angst reagieren? Glücklicherweise erwies sich der Fehlschlag dieses Experiments als Erfolg – wenn auch aus Gründen, mit denen ich nicht gerechnet hatte. Es war uns gelungen, das eigentliche Hindernis zu identifizieren, indem wir es buchstäblich aus seinem Unbewussten extrahierten.

»Ich hatte zahlreiche Phantasien«, sagte er. »Leider arbeitet Kasha gerade an einer Reportage und war in den letzten

Tagen kaum zu Hause. Und wenn sie heimkam, war sie so müde, dass sie gleich schlafen ging. Es gab also keine gute Gelegenheit auszuprobieren, was Sie vorgeschlagen haben.«

»Aber zumindest haben Sie Phantasien entwickelt. Wie haben Sie sich dabei gefühlt?«

»Ich war nervös, aber es ging. Ich kann jetzt anders über den Sex mit Kasha denken.«

»Irgendetwas Besonderes in diesen Phantasien?« Da er Machtphantasien hatte, wollte ich sichergehen, dass er nichts Gewaltsames oder Unannehmbares vorhatte.

»Ich versuchte einfach herauszufinden, was ich wollte. Vor allem wurde mir klar, dass ich lange Zeit nur darüber nachgedacht hatte, was Kasha wollte. Also stellte ich mir vor, dass sie mich befriedigte.«

»Wie fühlten Sie sich dabei?«

»In mancher Hinsicht selbstsicherer.«

»Aber ...?«

»Es war mir gleichzeitig unangenehm, dass ich nicht mehr daran dachte, auch sie zu befriedigen.« Er rutschte auf der Suche nach einer angenehmen Sitzposition auf der Couch hin und her. »Ich denke an diese Phantasien ... aber wenn ich Kasha im Bett liegen sehe, verkrampfe ich mich, selbst wenn ich nicht vorhabe, etwas zu unternehmen. Ich fürchte mich davor, dass alles anders sein könnte als sonst. Was würde sie denken? Ich will nicht, dass sie denkt, ich spiele nur Theater.«

»Das leuchtet ein, Alex. Aber das Problem ist, dass Sie *bisher* Theater gespielt haben. Jetzt versuchen Sie, einfach Sie selbst zu sein.«

»Das ist sonderbar.«

Die Sitzung näherte sich ihrem Ende. »Ich möchte, dass Sie den Part, bei dem Sie sich wohlfühlten, im Geist wieder und wieder durchspielen.«

Ich war ratlos. Wie konnte ich Alex aus der Sackgasse führen, in die er geraten war, weil er sich unaufhörlich Sorgen darüber machte, was Kasha wollte oder – und das war noch schlimmer – was sie von ihm dachte? Ihre Bedürfnisse hatten stets Vorrang für ihn. Ich wollte, dass er lernte, zuerst an sich zu denken. Natürlich bestand die Möglichkeit, dass sie nicht richtig verstehen würde, was plötzlich mit ihm los war. Es konnte sein, dass sie nicht sofort eine Reaktion auf sein neues Verhalten zeigte – oder dass sie ganz ausblieb. Aber Alex musste seine Angst überwinden und sich zum Handeln durchringen, wenn er etwas ändern wollte. Sonst würde die Beziehung mit einiger Sicherheit zugrunde gehen.

Ähnliche Bedenken hatten auch andere Patienten geäußert. Auf der einen Seite fand ich es ermutigend, dass es Männer gab, denen das sexuelle Vergnügen ihrer Frau so sehr am Herzen lag, dass sie ihr eigenes darüber vergaßen oder hintanstellten. Aber dieses Verhalten konnte armselig wirken, vor allem dann, wenn ein Mann von dem Bedürfnis besessen war, zu gefallen und Leistung zu erbringen. Welch ein Dilemma: Männer, die sich verzweifelt bemühten, ihre Partnerin zu befriedigen, und Frauen, die nicht begriffen, dass sie ein Recht darauf hatten, befriedigt zu werden.

Es war eine Orgie der Ängste.

Es war nicht lange her, da hatte mir eine Freundin von ihrem neuen Partner erzählt, einem Rechtsanwalt. Sie beschrieb ihn als einen Mann, der in seinem Beruf großes Durchsetzungsvermögen bewies, aber in der Beziehung zu ihr eine »totale Niete« war. »Er war im Bett so gehemmt und langweilig, dass ich das Kommando übernahm. Ich forderte ihn auf, mir den Hintern zu versohlen. Er brachte es nicht über sich. Er verkrampfte vollkommen. Was zum Teufel ist los mit den Kerlen?«

Alex hatte ein übermäßig entwickeltes Bedürfnis, seiner Partnerin zu gefallen. Ich musste einen Weg finden, um ihm dabei zu helfen, genug Selbstvertrauen aufzubauen, um seine Angst zu überwinden, und ich musste Kasha helfen, ihre sexuelle Lust wieder anzufachen. Alex hatte zweifellos etwas mit Kashas schwacher Libido zu tun. Er suchte Sex, weil er um die Bindung zu seiner Partnerin fürchtete und Bestätigung brauchte. Sie zeigte mit der lustlosen Erfüllung ihrer sexuellen Pflichten, dass sie die Beziehung zu ihm aufrechterhalten wollte.

Wer braucht denn solche komplizierten Rätseleien, wo es doch einfach darum geht, dass der Penis in die Vagina eindringt? »Gütiger Himmel!«, hatte meine frustrierte Freundin ausgerufen. »Warum muss man Sex analysieren? Es ist nichts weiter als Sex. Ganz einfach Sex!«

Wenn es nur so wäre. Da wir Menschen sind, verknüpfen wir Sex mit Emotionen. Wir versuchen seelische Bedürfnisse mit Sex zu befriedigen, und wir setzen Sex ein, um zu bekommen, was wir wollen. Das ist es, was die Sache interessant macht. Wäre Sex nichts weiter als Sex, so wäre er langweilig. Bei der wissenschaftlichen Auseinandersetzung mit der sexuellen Lust der Frau hatte ich entdeckt, dass die Unlust normalerweise mehrere Ursachen hat. Sie hängt von psychischen Faktoren ab. Sie hat mit der Beziehung zu tun und wird von der Kultur beeinflusst. Biologisch gesehen, kann man zu dem fatalistischen Schluss kommen, dass, wenn der eigentliche Zweck von Sex, also die Fortpflanzung, einmal erfüllt ist, die sexuelle Lust abstirbt. Aber das glaubte ich nicht. In meinen Augen ist die sexuelle Begierde wie eine Pflanze, die gehegt und gepflegt werden muss und geeignete Bedingungen braucht, um nicht abzusterben.

Einige Wochen später traf ich vollkommen durchnässt in meiner Praxis ein. Ein fadenscheiniger Drei-Dollar-Regenschirm hatte sich vom Wind umstülpen lassen und mich einem Regenguss ausgesetzt. Außerdem war ich mit der

U-Bahn gekommen und erschöpft. Ich hörte meine Voice Mail ab. Kasha hatte eine Nachricht hinterlassen. Sie wollte wissen, ob ich kurzfristig eine Sitzung einschieben könne. Es sei ein Notfall.

Sie war immer noch nicht meine Patientin, aber ich musste mir Klarheit über ihre Einstellung zu Alex verschaffen, bevor ich eine Partnerschaftsberatung in Erwägung ziehen konnte. Nach dem Mittagessen fand ich eine Lücke für sie.

»Heute Morgen erhielt ich im Büro ein Paket«, berichtete sie. »Darin war ein kleines schwarzes Cocktailkleid mit einer Karte, auf der stand, ich solle am Abend ins Four Seasons Hotel kommen. Kein Absender. Ich bin mir sicher, dass es von dem Russen ist. Was soll ich tun?«

»Was war Ihre erste Reaktion?«

»Freudige Erwartung. Erregung. Ich stolzierte in dem Bewusstsein durchs Büro, den Arbeitsbienen um mich herum überlegen zu sein, weil ich ein erotisches Geheimnis hatte.« Die Autorin Kasha war in Hochform. »Seit ich Ihnen die Nachricht hinterlassen habe, kann ich an nichts anderes mehr denken als an die Accessoires, die ich tragen will, und daran, wie der Abend verlaufen wird.«

»Und dennoch wollten Sie mich dringend sprechen. Deutet das darauf hin, dass ein Teil von Ihnen nicht hingehen will? Erzählen Sie mir von diesen Gedanken.«

»Ich liebe Alex wirklich«, sagte sie. Ihr schossen Tränen in die Augen. »Ich begann, mich schuldig zu fühlen. Er ist der Mensch, nach dem ich mich immer gesehnt habe. Ich genieße seine Gesellschaft und die Gespräche mit ihm. Ich fühle mich geliebt und verehrt. Er ist mein bester Freund. Ich fürchte mich davor, ihn zu verlieren.«

»Aber Sie brauchen auch Leidenschaft, Aufregung und Abenteuer.«

»Ja. Früher hatten wir all das. Ich weiß nicht, was passiert ist. Ich kann mir ein Leben ohne diese Dinge nicht vorstellen, deshalb ...« Ich ahnte, dass eine Kehrtwende bevorstand. »Deshalb denke ich darüber nach, Alex zu verlassen.«

»Wir brauchen das alles, um uns lebendig zu fühlen«, sagte ich. »Der Russe hat diesen schlummernden Teil von Ihnen wieder geweckt. Und zwar mit solcher Kraft, dass Sie eine Beziehung infrage stellen, die Sie in vielen Bereichen erfüllt.«

»Aber der Russe ist so verdammt sexy«, seufzte sie. »Warum kann ich mich bei Alex nicht so fühlen?«

Eine gute Frage. Eine ausgezeichnete Frage. Ich forderte Kasha auf, Alex und den Russen für einen Augenblick zu vergessen. Hier bot sich die Gelegenheit, auf die ich gewartet hatte: Anstatt nach äußeren Quellen zu suchen, die ihr sexuelles Feuer anfachen konnten, bat ich sie, sich die Frage zu stellen, was sie selbst sexuell tun konnte. »Können Sie die Verantwortung für die Aufrechterhaltung Ihrer sexuellen Energie übernehmen?«

»Ich *bin* sexy«, erwiderte sie, als sei die Frage abwegig.

»Sie *wirken* sexy«, sagte ich. »Sie können sexy *agieren*. Doch Sie sind entweder passiv wie mit Alex oder unterwürfig wie mit dem Russen. Aber was wollen *Sie* von Sex?«

Kasha wusste immer noch keine Antwort auf diese Frage. Sie sah mich erwartungsvoll an. »Sie wissen es nicht, weil Sie keine Beziehung zu Ihrer Sinnlichkeit haben«, sagte ich. »Das ist es, was Ihnen Ihre Angst zu sagen versucht.«

»Was soll ich also tun?«, flüsterte Kasha, die Stimme vom Schluchzen erstickt.

»Alex *könnte* ein sicherer Ausgangspunkt für Sie sein, um von vorne zu beginnen und Ihre erotische Seite zu entdecken. Aber Sie müssen imstande sein, das Risiko und die Unsicherheit einer solchen Unternehmung zu ertragen. Sie müssen in Ihr Inneres schauen und zutage fördern, was dort liegt.«

Ich glaube, dass die vier Faktoren, die sexuelle Lust anfachen – Distanz, Neuheit, Gefahr und Macht – allesamt nur einen kurzen Kitzel und flüchtige Erregung auslösen. Im Grunde sorgen sie nur dafür, dass im Belohnungszentrum des Gehirns Dopamin ausgeschüttet wird. Es macht Spaß, in Maßen mit ihnen zu spielen, und jeder dieser kleinen Rauschzustände zieht seinen kleinen Kater nach sich.

Obwohl ich die Abenteuer mit Rami genoss, waren sie nicht der eigentliche Treibstoff für meine sexuelle Begierde. Dieser Treibstoff ist das Gefühl, frei in der eigenen Lust und Liebe zu leben und in jedem Augenblick alles ausdrücken zu können, was man will. Das ist die Grundlage für bleibendes Begehren. Wenn der Ofen der Leidenschaft auf einem stabilen Fundament steht – wenn wir in unserer Beziehung Sicherheit genießen –, können wir hin und wieder ein wenig Brennstoff – Gefahr oder neue Erfahrungen – ins Feuer gießen, um es anzufachen.

Sexualtherapeuten geben ihren Patienten seit Langem diesen Rat. Und die Patienten beklagen sich seit Langem darüber, dass Übungen wie geplanter Sex zu unnatürlich sind, und geben meist bald auf.

Meiner Meinung nach ist die Ursache für solche Fehlschläge in der Erfahrung eines Paares mit mangelnder Authentizität zu suchen. Beide Partner kennen das unangenehme Gefühl unechter sexueller Lust, und das wird durch vorgeschriebene Übungen nur noch verstärkt. Zugleich wachsen Angst und Unsicherheit – Gefühle, die niemand mag. Die Lösung besteht darin, beim Sex, ausgehend von dem, was unserem Wesen entspricht, kreativ zu sein und Raum für Spontanität zuzulassen. Dazu muss man Risiken eingehen. Man muss zu einer Form von Sex zurückkehren, die meist unter zahlreichen Verzierungen, gesellschaftlichen Vorbehalten, religiösen Einschränkungen, Schönheitsidealen, emotionaler Unsicherheit und auch Pornokultur begraben ist.

Ich spreche von unserer existenziellen, animalischen Natur. Wir müssen das Dickicht roden, das uns die Sicht verstellt, und von vorne beginnen.

Als sich Kasha verabschiedete, war sie gleichermaßen aufgeregt und verunsichert. Später berichtete sie mir, wie die Übung verlaufen war:

Und acht Uhr abends traf sie im Foyer des Four Seasons Hotel ein. Das Licht eines riesigen Kronleuchters fiel auf das eng anliegende schwarze Cocktailkleid, auf ihr bis zum Kinn reichendes kastanienbraunes Haar und ihre rauchbraunen Augen. Die opulent eingerichtete Halle vibrierte vom Lärm der plaudernden Gäste, und viele Augen folgten Kasha, als sie durch die Menge schwebte und nach dem Russen Ausschau hielt. Plötzlich blieb sie stehen, und statt des Stimmengewirrs hörte sie nur noch das Pochen ihres Herzens. Da stand er, gelassen an die Bar gelehnt, in einem schicken schwarzen Anzug, einen Martini in der Hand. Aber es war nicht der Russe.

»Sehr hübsch, gefällt mir«, sagte Alex, als sie näher trat. Er drückte ihr einen Zimmerschlüssel in die Hand. »Ich will, dass du hinaufgehst. Ich komme gleich nach.«

Im Zimmer fand Kasha auf dem Bett eine Schachtel, die Reizwäsche enthielt. Sie packte die Sachen aus und versuchte, ihre Gedanken zu ordnen. Alex, nicht der Russe. Zu ihrer Überraschung wurde sie von warmer Freude und Erleichterung durchströmt. In diesem Augenblick wurde ihr klar, dass ihr Techtelmechtel mit dem Russen nichts anderes als ein Ersatz für das gewesen war, was sie sich eigentlich von Alex gewünscht hatte – und von sich selbst.

Sie zog sich aus, legte ihre Sachen auf einem Lehnstuhl ab und schlüpfte in die Reizwäsche. In ihrer Phantasie malte sie sich aus, was *sie* tun würde, wenn Alex eintraf.

Als Kasha meine Praxis am Nachmittag verlassen hatte, war sie noch ambivalent gewesen. Sie hatte keine klare Vorstellung davon gehabt, wie sie ihre eigene Sexualität entwickeln sollte. Das Paket mit dem Kleid, ihre Vermutungen und die möglichen Implikationen machten ihr sehr zu schaffen.

Ich wusste nicht, dass Alex der Absender des Kleides war. Die beiden erzählten es mir, als Alex zu seinem nächsten Termin erschien. Er brachte Kasha mit. Sie berichteten mir begeistert von der Nacht, die sie im Hotel miteinander verbracht hatten.

Alex war bei seiner Hausaufgabe deutlich über meine Instruktionen hinausgegangen. Er hatte einen riskanten Schritt gewagt: Wäre er nicht überzeugend gewesen, hätte er sich leicht der Lächerlichkeit preisgeben können. Ich bin mir nicht sicher, warum ich so überrascht war. Alex war ein sehr bemühter, lernwilliger Patient. Wenn Kasha darauf ansprang, war ihm der Erfolg gewiss. Wenn nicht, würde er zumindest Bescheid wissen – und Kasha auch. Ich wollte ihm stehend Beifall klatschen. Er hatte tief schürfen, das sexuelle Selbstvertrauen aus seinen Phantasien heraufbeschwören und in die Tat umsetzen müssen. Diese Fähigkeit kann ich als Therapeutin niemandem vermitteln; ich kann einen Patienten nur in diese Richtung lenken. Alex hatte einen triumphalen Sieg über seine Furcht gefeiert und sein Potenzial ausgeschöpft.

Ich war stolz auf die beiden.

Und ich war überrascht, dass sie nie wieder in meine Sprechstunde kamen.

Hatten sie sich entschlossen, die Therapie vorzeitig abzubrechen, in dem Glauben, ein Erfolg genüge, um die Arbeit als erledigt zu betrachten? Viele Patienten begehen diesen Fehler und beschwören dadurch Enttäuschungen herauf. Die Energie und Hoffnung, die sie angesichts eines Durchbruchs empfinden, macht sie blind dafür, dass noch zahlreiche Hindernisse zu überwinden sind. Wenn ihnen das nicht bewusst ist, verzweifeln sie schnell, wenn sie später Rückschläge erleiden. Zwar können sie die Therapie wieder aufnehmen, aber dann müssen sie sich zu dem unangenehmen Eingeständnis durchringen, dass sie immer noch auf Hilfe angewiesen sind.

Alex und Kasha hatten eine wunderbare Nacht miteinander verbracht, aber den meisten Menschen gelingen Veränderungen nur, wenn sie sich auf eine langsame Verwandlung und eine beharrliche Ausgrabungsarbeit einlassen. Schließlich kommen neue Gedanken und Emotionen an die Oberfläche und werden in die Tat umgesetzt. Eine Verhaltensänderung ist ein mühsamer Prozess. Alex und Kasha hatten gesehen, dass es möglich war, ihre sexuelle Beziehung neu zu gestalten (und wiederzubeleben), aber ich hatte meine Zweifel, ob ein Erfolg ohne Anleitung möglich war. Und mir war die Möglichkeit genommen zu beurteilen, wie lang die Wirkung ihrer Nacht im Four Seasons anhielt.

Meine Zweifel betrafen jedoch nicht Alex: Er hatte seinen Teil gemacht. Ich war nicht davon überzeugt, dass meine Arbeit mit Kasha besonders wirkungsvoll gewesen war. Ich hatte ihr lediglich erklärt, worin meiner Meinung nach ihr Dilemma und ihre inneren Konflikte bestanden. Kasha war intelligent, aber ihre Fähigkeit zur Selbstanalyse war beschränkt. In den wenigen Stunden, die ich mit ihr verbracht hatte, erwies sie sich als defensiv und wettbewerbsorientiert. Sie war nicht bereit, im Interesse der langfristigen Erfüllung auf etwas zu verzichten, was im Moment funktionierte. Im Grunde war sie eine schöne Frau, die in der Scheinwelt der oberflächlichen Verehrung lebte und das Glück nicht kannte, das jenseits dieser Anerkennung lag. Und wenn sich die Scheinwelt auflöste ... ich nahm an, dass es für sie ein böses Erwachen werden würde.

Ich war auch nicht wirklich überzeugt davon, dass sie den Russen aufgeben würde.

Wenn es eine Hoffnung für das Paar gab, so die, dass Alex und Kasha ihre Freundschaft/Verbundenheit/Liebe wirklich zu schätzen lernten und dass ihnen diese Bindung gemeinsam mit kleinen Fortschritten den Weg weisen würde. Vielleicht war dies einer der seltenen Fälle, bei denen mithilfe der Therapie tatsächlich ein Umschwung gelingt. Vielleicht lenkte ihr Erlebnis im Four Seasons Hotel ihre Beziehung wirklich in eine andere Richtung und erwies sich auch angesichts von Enttäuschungen und Befürchtungen als Katalysator, der sie schneller zum Lernerfolg führte.

Sind Alex und Kasha noch immer ein glückliches Paar?

Im Märchen wären sie es. Ob sie es in der wirklichen Welt sind, kann ich nicht sagen.

Paul

Meine Praxis wuchs schnell, und so konnte ich von der alten Wohnung an den Gleisen in der 30. Straße in ein Apartment beim Times Square, 7. Avenue Ecke 47.Straße umziehen, das ich nur noch mit drei Mitbewohnerinnen teilte. Das Haus war kein gewöhnliches Mietshaus. Im Erdgeschoss gab es einen Pub, im ersten Stock einen koreanischen Massagesalon, und am Ende des Flurs führte eine Tür zu einer Treppe, über die man in unsere Wohnung im zweiten Stock gelangte. Außer uns wohnte niemand in dem Gebäude.

Obwohl sie sich im Stadtzentrum befand, war unsere Wohnung eigentlich nur an einem Tag im Jahr als günstig gelegen zu bezeichnen: an Neujahr. Dann konnten wir aufs Dach hinaufgehen und dem Feuerwerk über dem Times Square zusehen. An den übrigen Tagen fühlte ich mich hier wie in einer mit schmutziger Wäsche gefüllten Waschmaschine, unentwegt hin und her geschubst von den Menschenmassen auf den ständig überfüllten Straßen. Zwei Jahre lang kämpfte ich mich mit meinen Einkaufstaschen durch Horden tölpelhafter Touristen, die gebannt auf die schimmernde Leuchtreklame starrten – eine riesige Erdnuss, ein riesiger Lego-Baustein –, und fragte mich, ob all diese Leute wahrhaftig die lange Reise aus Kansas auf sich genommen hatten, um Fotos von diesem Disneyland der Werbewirtschaft zu machen. Jeder Gang zur U-Bahn oder zum Supermarkt, um Küchenpapier zu besorgen, war wie ein Kopfsprung ins Chaos.

Jeden Tag begegnete ich auf dem Weg zur Arbeit im Hausflur den Besuchern des Massagesalons, die ihre Vergnügungen gerade vor oder hinter sich hatten. Der Augenblick, in dem sich unsere Wege kreuzten, war oft unangenehm. Ich sah nicht wie eine Mitarbeiterin des Massagesalons aus, weshalb sie in mir eine Fremde erkannten, die wusste, was sie vorhatten – oder gerade getan hatten. Die Männer liefen meist eilig und mit gesenktem Kopf vorbei, die Augen abgewandt, während ich versuchte, einen Blick auf ihre Gesichter zu erhaschen. Es interessierte mich, welcher Typ Mann asiatische Massagesalons frequentierte. Aber so viele Männer ich auch sah, ich konnte keinen Prototypen identifizieren. Ich begegnete jungen und alten, gut aussehenden und fettleibigen Männern. Ich sah Geschäftsanzüge und Arbeitshemden. Ich sah eine Völkerfamilie – von Indern bis zu chassidischen Juden. Ich fragte mich, wie viele der Besucher verheiratet oder in festen Beziehungen waren und ob ihre Frauen und Freundinnen etwas von ihren sexuellen Ausflügen ahnten.

Manchmal, wenn sich die Tür öffnete und eine Koreanerin mittleren Alters ihre Kunden mit einem spröden Lächeln begrüßte, versuchten meine Mitbewohnerinnen und ich, einen Blick in das Innere des Etablissements zu werfen. Hin und wieder dachten wir uns sogar einen Vorwand aus, um selbst anzuklopfen, und baten um Küchenpapier oder eine Schere. Einmal erkundigte ich mich nach einer Massage, wurde jedoch abgewiesen: »Keine Massage für Ladys.«

Zumindest hatten wir Spaß mit dem Massagesalon. Der Lautsprecher an der Gegensprechanlage des Hauses dröhnte derart, dass die Passanten auf der 47. Straße alles hören konnten, was wir an unserem Ende hineinsprachen. Wenn jemand bei uns läutete, konnte es Besuch für uns sein, aber manchmal verwechselten die Besucher des Massagesalons die Schalter. »Massage?«, fragte eine Männerstimme am anderen Ende. Ups, falscher Klingelknopf.

Oft läutete es spätnachts. Um uns für die Störung zu revanchieren, brüllten wir in die Gegensprechanlage: »Wenn Sie einen geblasen bekommen wollen, läuten Sie eins tiefer!« Nun wussten alle Passanten, was der Mann, der dort vor der Tür stand, in einigen Minuten tun würde.

Eines Abends begegnete ich einem angesäuselten Kneipenbesucher, der im Hausflur eine kurze Rast einlegte, um seine Blase zu erleichtern. Die koreanische Puffmutter musste ihn gesehen haben, denn sie war sofort mit einem Eimer Wasser zur Stelle. Da ich schon einmal da war, half ich ihr, die Lake aufzuwischen. Sie war stark geschminkt und trug ein flitterhaftes Outfit, das aussah, als hätte sie es auf dem Grabbeltisch in einem Sexshop an der 9. Avenue gefunden. Ich fragte mich: Ist es das, was Männer wollen?

Eine Antwort auf diese Frage erhielt ich von Paul. Er war ein Bankmanager Anfang vierzig und hatte gerade geheiratet. Paul war ein dröhnendes Alphatier. Als er zu unserer ersten Sitzung in meine Praxis stürmte, kam er anders als die meisten Patienten, die es mir überlassen, das Gespräch zu beginnen, sofort auf den Punkt, noch bevor er sich gesetzt hatte. »Ich habe folgendes Problem«, sagte er. »Ich schlafe nicht mit meiner Frau. Es fällt mir schwer, meine Erektion zu behalten. Deshalb gehe ich zu Prostituierten. Sie haben fünf Sitzungen, um das in Ordnung zu bringen.«

Fünf Sitzungen? Ich wollte antworten, dass jemand, der das sagte, vermutlich sehr viel mehr Sitzungen brauchen würde, aber ich hielt mich zurück. Paul stellte direkten Blickkontakt her – obwohl ich das Gefühl hatte, als schaue er durch mich hindurch. Es war, als sei er sich meiner Gegenwart bewusst, betrachte mich jedoch nicht als Person. War dies seine Haltung gegenüber Frauen? Er spie das Wort »Prostituierte« auf eine Art aus, mit der ich mich noch näher würde befassen müssen.

»Reden wir über Ihr Honorar«, fuhr er mich an.

»Darüber haben wir schon am Telefon gesprochen«, sagte ich. »Eine Therapiestunde kostet hundertfünfzig Dollar.«

»Zu teuer.«

Ich wusste, dass Paul sich dieses Honorar problemlos leisten konnte. Aber hier ging es nicht um Geld. Es ging um Macht. Das Ganze kam mir vor wie die Preisverhandlung mit einer Prostituierten.

»Sie wollen sagen, wo's langgeht«, sagte ich.

Er zuckte mit den Schultern. »Ich bezahle schließlich die Therapie.«

Ich kam mir vor wie eine Kellnerin, die die Wünsche eines anspruchsvollen Gasts erfüllen muss. Und genau so sollte ich mich wohl fühlen, wenn es nach ihm ging. Paul fühlte sich offenkundig wohl, wenn er sich gegenüber Frauen, die er bezahlte, arrogant verhalten und ihnen befehlen konnte, wie sie seine Bedürfnisse zu erfüllen hatten. Ich durfte nicht zulassen, dass er derart Kontrolle über mich ausübte.

»Ja, Sie bezahlen für die Therapie«, sagte ich. »Was bedeutet das für Sie?«

»Wie viel Erfahrung haben Sie eigentlich, Doc?«

Paul begann, mir auf die Nerven zu gehen. Um das Gespräch fortsetzen zu können, wandte ich einen Trick an und stellte mir vor, es mit einem sehr verletzlichen Menschen zu tun zu haben. »Sie sind hier, weil Sie Hilfe brauchen«, sagte ich. »Ich weiß es zu schätzen, dass Sie zu mir gekommen sind. Sie hätten auch zu einem anderen Therapeuten gehen können – oder zu einer Prostituierten. Aber hören Sie, Paul: Anstatt an meinem Wert zu zweifeln, sollten Sie versuchen, Ihren Besuch bei mir als Investition in Ihr Leben und Ihre Ehe zu betrachten. Dass Sie sich in Behandlung begeben, verrät uns etwas darüber, welchen Wert Sie *sich selbst* beimessen.« Ich ließ diese Feststellung wirken.

»Und lassen Sie mich eines klarstellen«, fuhr ich fort. »Sie werden mir nicht weniger bezahlen als einer Prostituierten.« In diesem Augenblick wurde mir klar, dass sie vermutlich mehr verdienten als ich.

Paul dachte darüber nach. »Also gut, Doc«, sagte er, als wäre unser bisheriges Gespräch bedeutungslos gewesen. »Belassen wir es bei dem Honorar. Und jetzt machen wir uns an die Arbeit.«

»Gut. Es freut mich, dass Sie sich entschlossen haben, zu mir zu kommen. Ich werde mein Bestes tun, um Ihnen zu helfen.«

Ich versuchte mir vorzustellen, welche Beziehung er zu den Frauen hatte, die in seinem Leben wirklich eine Rolle spielten.

Paul schilderte seine häufigen Besuche in Massagesalons und erzählte, dass er manchmal telefonisch Frauen bestellte, die ihn während der Fahrt zu einem geschäftlichen Treffen im Fonds einer Limousine bedienten. Na endlich! Da waren sie, die geheimnisvollen Massagesalons: Ich konnte es nicht erwarten, alles darüber zu hören und endlich zu erfahren, was den Reiz der dort beschäftigten Damen ausmachte. Doch Paul wollte lieber darüber sprechen, dass er bei seiner Frau keine Erektion bekam. Ich machte mir eine Notiz, um später auf die Massagesalons zurückzukommen.

»Wie oft haben Sie dieses Problem?«, fragte ich.

»Mal ja, mal nein, und das, schon seit wir uns kennen. Ich brauche sehr viel Stimulation, und manchmal schlafft er mittendrin ab. Es verblüfft mich, dass sie mich trotzdem geheiratet hat.«

»Wie reagiert Ihre Frau – wie war noch gleich ihr Name?«

»Claire. Natürlich wird sie wütend. Sie glaubt, dass ich sie nicht attraktiv finde, was überhaupt nicht stimmt. Ich *empfinde* einfach kein besonderes Vergnügen beim Sex. Mein Schwanz wird ... er wird fast taub.«

»Aber Sie fühlen sich von ihr angezogen?«

»Ja, sehr sogar. Sie hat diese Art von Körper, die mir gefällt. Klein, schlank, kurvig.«

Was war also das Problem? Er liebte sie, er fand sie attraktiv, aber er hatte Erektionsprobleme. Bevor ich eine solide Hypothese aufstellen konnte, musste ich mich mit Pauls Alter, seinem Gesundheitszustand und seinem Stressniveau beschäftigen – all diese Faktoren können zur erektilen Dysfunktion beitragen. Paul litt nicht unter einer auszehrenden Krankheit, und obwohl bei einem vierzigjährigen Mann mehr Stimulation nötig sein kann als bei einem Achtzehnjährigen, litt Paul unter einer Störung, die typisch für stabile Beziehungen ist. Alles deutete auf eine psychische Ursache hin.

Ich musste mehr über Claire herausfinden. Die beiden waren seit acht Monaten verheiratet. Sie war eine starke Persönlichkeit und »heizte ihm ordentlich ein«, wie er es ausdrückte, aber das gefiel ihm. »Auf manche Männer wirkt sie vermutlich einschüchternd, aber ich finde sie aufregend. Sie ist eine Herausforderung für mich. Sie passt sehr gut zu mir. Ich fühle mich gern ein bisschen bedroht von einer Frau. Sie hält mich auf Trab. Wir haben beide ein ausgeprägtes Konkurrenzdenken und lassen uns gerne auf Machtkämpfe ein.«

»Können Sie Claires sexuelles Wesen beschreiben?«

Pauls Augen leuchteten. »Sie liebt Sex. Ich glaube, sie hat einen stärkeren Sexualtrieb als ich.«

»Führt das zu Spannungen?«

»Ich würde sagen, dass Spannungen unsere Leidenschaft ankurbeln.«

»Von wem geht die Initiative aus?«

»Meistens von ihr. Sie sagt mir, was sie im Bett will. Sie hält sich nicht zurück. Das gefällt mir an ihr ...«

»Aber?« Ich wollte, dass er den Gedanken weiterführte.

»Aber wie gesagt: Sie wird wütend, wenn ich plötzlich keine Erektion mehr habe.«

»Wie ist das für Sie?«

»Furchtbar. Claire wird geradezu feindselig.«

»Wie äußert sich das?«

»Sie fragt mich, was ich für ein Problem habe, und dann beginnt sie zu schluchzen, weil sie denkt, dass ich sie nicht begehre.«

Die Frage, wer beim Sex die Initiative ergreift, hat eine Vielzahl von Facetten. Es geht dabei um Macht und Überlegungen wir: Bin ich begehrenswert? Werde ich geliebt? Wer braucht es mehr? Wer hat die emotionale Kontrolle?

Ich musste die Angst zutage fördern, die den Kern von Pauls Problem ausmachte. Ich fragte ihn, was er getan hatte, um Abhilfe zu schaffen.

Seine Antworten kamen nun nicht mehr wie aus der Pistole geschossen. »Ich habe ohne ihr Wissen angefangen, Viagra zu nehmen«, sagte er zögernd. »Aber es gefällt mir nicht, dass ich Tabletten für etwas brauche, das zwischen mir und meiner Frau natürlich geschehen sollte.«

Ich spiegelte Pauls Gedanken wider und sagte, dass er beim Sex anscheinend unter großem Druck stehe. Er stimmte mir vorbehaltlos zu. »Ich kann dabei an nichts anderes denken. Ich mache mir unentwegt Sorgen. Was ist, wenn meine Erektion wieder nicht anhält?«

»Sie genießen den Sex mit Claire also nicht, obwohl Sie Sex mit ihr haben wollen.«

»Am meisten Spaß macht es mir, *sie* zu befriedigen«, sagte er. »Aber es bereitet mir auch großen Stress.«

»Und das ist nur mit Ihrer Frau so, nicht mit Prostituierten?«

»Ja.« Plötzlich runzelte er die Stirn. »Um genau zu sein, habe ich dieses Problem auch schon in einigen früheren Beziehungen gehabt.«

Erektile Dysfunktion ist ein Problem, mit dem ich am häufigsten konfrontiert werde. Meine Patienten sagen: »Ich kriege ihn nicht hoch.« – »Ich habe kein Gefühl in meinem Penis.« – »Meine Freundin ist schön, aber ...« Männer jedes Alters leiden darunter, und interessanterweise sind die Ursachen in der Mehrzahl der Fälle nicht medizinischer, sondern psychischer Natur. Viagra und ähnliche Medikamente sind in Mode gekommen und werden mittlerweile sogar von jungen Männern gekauft, die keine chemische Unterstützung bräuchten, aber beim Ausgehen neben einem Kondom zur Sicherheit eine Pille mitnehmen, für den Fall, dass sie eine Frau kennenlernen.

Aber Pauls Erektionsstörung war situationsbedingt. Er konnte durchaus stabile Erektionen haben – nur nicht mit seiner Frau. »Ich habe keine Schwierigkeiten, wenn ich masturbiere«, erklärte er. »Oder wenn ich in einen Massagesalon gehe. Oder wenn ich eine Prostituierte ins Auto hole. Ehrlich gesagt, habe ich dann sehr viel mehr Spaß an Sex.«

Der Unterschied bestand darin, dass sich Paul außerhalb des Ehebetts entspannen konnte. »Ich habe keinen Druck. Diese Frauen sind mir egal. Ich bezahle sie, damit sie mich befriedigen, normalerweise mit dem Mund oder mit der Hand. Ich engagiere gerne zwei Mädchen und sage ihnen, sie sollen ihre Oberteile ausziehen. Dann spiele ich mit ihren Brüsten, während sie mich abwechselnd berühren und an mir herumlutschen. Das ist viel erotischer für mich, und das Beste ist, dass ich mir keine Gedanken über ihr Vergnügen machen muss. Sie sind wie Nichtwesen.«

Dieses Wort notierte ich mir. Einmal mehr hatte ich es mit einem Patienten zu tun, dessen Einstellung mich abstieß. Ich fragte mich, warum wir Frauen uns die Mühe machen, uns in Form zu halten, warum wir viel Geld für teures Make-up ausgeben und unser Haar pflegen, wenn Männer wie Paul, die eine schöne Frau haben, eine Erektion nur bei einer

Frau bekommen, die im Sexshop in der 48. Straße schwarze Latexleggings mit Löchern darin kauft. Fehlt uns Frauen irgendeine grundlegende Erkenntnis über die sexuellen Wünsche der Männer? Weigerten wir uns, die offenkundige Wahrheit zu akzeptieren? Während ich den nächsten Termin mit Paul vereinbarte, dachte ich, dass ich mich mit diesen Fragen näher beschäftigen sollte.

Wenn ich Männern dabei zuhöre, wie sie über Frauen und über sich selbst sprechen, erhalte ich Zugang zu Informationen, die sie sonst lieber für sich behalten. Ich erfahre etwas darüber, was sie wirklich wollen, was sie sexy oder schön finden. Viele Frauen würden das sicher auch gerne wissen, aber Vorsicht. Nicht alles davon will man wirklich hören.

Ein Kommentar zum Beispiel, an den ich mich nie gewöhnen werde, lautet: »Meine Frau hat zugenommen, und ich finde sie nicht mehr attraktiv.« Männer, die das sagen, sind wütend, doch sie teilen ihre Gefühle selten mit ihrer Partnerin, weil die Aussage »Du bist dick geworden« ebenso tabu ist wie die Forderung nach einer festen Bindung. Manche Männer benutzen das Übergewicht ihrer Partnerin als Rechtfertigung für Untreue oder für die Vermeidung von Sex, während sie insgeheim vom Groll zerfressen werden. Einer meiner Patienten trennte sich von seiner Frau und erklärte sich nur unter der Bedingung zur Rückkehr bereit, dass sie abnähme.

Und dabei stellte ich bei der Begegnung mit der Ehefrau, die das abscheuliche Verbrechen der Gewichtszunahme begangen hatte, fest, dass es nicht mehr als zehn Kilo waren. Männer sind zwar von visuellen Reizen abhängig, aber ist etwas mehr Fett an einem weiblichen Körper tatsächlich eine solche Beleidigung für das Auge?

Für manche Männer ist es das in der Tat – wenn auch nicht aus den Gründen, die man erwarten würde. Bei einer genaueren Beschäftigung mit dem Problem stellte ich fest, dass sich viele dieser Männer von ihrer Partnerin abgestoßen fühlten, weil diese sich »gehen ließ«. Dahinter stand die Befürchtung, ihre Partnerin habe das sexuelle Interesse an ihnen verloren.

Der Grund für die Wut der Männer lag also nicht einfach in dem veränderten *Aussehen* der Frau, das heißt darin, dass sie den kulturellen Idealvorstellungen von Attraktivität nicht länger entsprach. Die Gewichtszunahme war vielmehr eine Metapher für Zurückweisung, eine materialisierte Botschaft, dass *der Mann* nicht mehr begehrenswert war, dass es sich nicht lohnte, sich für ihn zu pflegen, dass er seiner Partnerin gleichgültig war.

Es mag den Anschein haben, als passe das nicht recht zu unserer Kultur, aber ich habe die Erfahrung gemacht, dass die sexuelle Attraktivität einer Frau keineswegs ausschließlich von ihren Körpermaßen abhängt. Wenn ich Männer frage, welche weiblichen Attribute sie am anziehendsten finden oder welche ihrer Sexualpartnerinnen besonders aufreizend für sie war, so sprechen sie natürlich oft über die Schönheit dieser Frauen. Wenn ich sie auffordere, genau zu beschreiben, was sie an diesen Frauen schön finden, grenzen sie ihre Vorlieben auf bestimmte körperliche Merkmale ein. Doch dabei stellt sich heraus, dass eine Frau für die meisten Männer dadurch aufreizend wird, dass sie sich selbst als sexuelles Wesen betrachtet, ihre Sexualität genießt und bereit ist, sie auszudrücken.

Während meiner praktischen Ausbildung im psychotherapeutischen Krisenteam eines Krankenhauses in Brooklyn hatte ich beobachten können, dass ein und dieselbe weibliche Körperform bei Männern ganz unterschiedliche Reaktionen hervorrief, je nachdem, welcher Kultur sie entstammten. Eine Zeit lang fuhr ich jeden Tag mit drei Männern in einem Transporter durch Brooklyn: Einer stammte aus der

Dominikanischen Republik, einer aus Puerto Rico und der Dritte aus Trinidad. Alle drei liebten es, aus dem Fenster zu schauen und die lateinamerikanischen und schwarzen Frauen auf den Straße zu bewundern: Frauen mit festen Oberschenkeln in engen Jeans, Frauen, deren üppige Körper die Hosenbünde zu sprengen drohten und die Blusen spannten. Meine Kollegen sahen ihnen mit Bewunderung und Erregung nach, oder besser gesagt: Sie scharrten mit den Füßen und hechelten wie hungrige Tiere. Und obwohl mir in meiner Sozialisierung ein ganz anderes Schönheitsideal vermittelt worden war, sah auch ich den Sex-Appeal dieser Frauen.

Sie waren sexy. Und sie verstanden etwas, was sehr wichtig ist: Es hängt alles davon ab, was man mit seinem Körper ausdrückt. Es war, als würden sie sagen: »Ich weiß, dass ihr mich wollt, und das gefällt mir.« Sie waren die Besitzerin ihres Körpers. Sie stellten jede ihrer Rundungen stolz zur Schau und schlenderten in üppiger Schönheit durch die Straßen. Ich sah eine Lateinamerikanerin mittleren Alters, die enge Jeans, Stöckelschuhe und ein knappes Top mit Blumenmuster trug. Sie ging sehr aufrecht, nahm Blickkontakt zu den Menschen auf und lächelte gelassen. Sie flirtete mit der Welt, und ihr Gang war ein Lobgesang auf die Weiblichkeit, eine Ode an das Leben.

In der europäisch-amerikanischen Kultur ist ein Schönheitsideal verankert, das um schlanke Körper kreist. Diese soziale Prägung macht es vielen meiner Patienten schwer, die Körper ihrer Partnerinnen mit Wohlwollen zu betrachten.

Aber die sexuelle Anziehungskraft ist nicht auf das Körperliche beschränkt. Das wird leicht übersehen. Gerade Frauen begehen diesen Fehler und verwechseln Schönheit mit sexueller Attraktivität, während Männer normalerweise eine sexuell attraktive Frau als schön betrachten. Im Grunde genommen eine erfreuliche Nachricht für alle Frauen: *Sexuell anziehend ist ein Mensch, der Interesse an Sex zeigt.* Wie sexy jemand ist, hängt also nicht einfach von Körpermaßen ab, die uns von den Medien vorgegeben werden, sondern davon, wofür sich ein Mensch entscheidet und wie er sich verhält.

Einer meiner Patienten, ein schmächtiger und sanfter Mormone, der seit fünfundzwanzig Jahren verheiratet war, dachte über Scheidung nach, weil sich seine Frau nicht auf »sexuelle Abenteuer« einließ: »Ich möchte es von hinten machen, aber sie weigert sich. Sie findet ihren Hintern zu groß und will nicht, dass ich ihn sehe. Um ehrlich zu sein, die Größe ihres Arschs ist mir gleichgültig. Ich liebe meine Frau. Ich will einfach, dass sie Spaß mit mir hat!« Deutlicher kann man es nicht ausdrücken.

In der nächsten Sitzung mit Paul setzte ich bei dem Begriff an, den ich mir im ersten Gespräch notiert hatte. »Sie sehen in den Frauen, die Sie bezahlen, damit sie Sie befriedigen, also Nichtwesen«, sagte ich. »Im Gegensatz dazu beschreiben Sie Claire als stark und fordernd.« Ich wählte bewusst einen beinahe rügenden Ton. »Worin liegt der erotische Reiz dieser Frauen, die in Ihren Augen eigentlich keine menschlichen Wesen sind?«

»Ich könnte nie romantische Gefühle für sie entwickeln«, antwortete er. »Sie sind unattraktiv, passiv und unterwürfig. Ich kann ihnen beliebige Anweisungen geben, und sie tun eigentlich alles, was ich will. Ich füge ihnen keinen Schaden zu, aber es gefällt mir, dass sie wehrlos und verwundbar sind, während sie mich bedienen.«

»Aber mit Claire läuft das nicht so«, sagte ich. »Nur mit Frauen, die Sie als minderwertig betrachten.«

»Ja, genau das macht mich an.«

Ich hatte mich nicht geirrt, was die unterschwellige Botschaft der Haltung anbelangte, die Paul gegenüber den von ihm bezahlten Frauen (einschließlich seiner Therapeutin) einnahm. Er musste uns entmenschlichen, um uns unter Kontrolle zu bringen, um sich nicht von uns bedroht oder wie von Claire unter Druck gesetzt zu fühlen. Er musste eine Frau erniedrigen, um sexuelle Befriedigung zu finden. Auf diese Weise konnte er sich von der Versagensangst, die er beim Sex mit seiner Frau empfand, befreien. Wenn er sich überlegen fühlte und die Kontrolle hatte, war er potent.

Versagensangst nennt man das weitverbreitete Phänomen, dass sich ein Mann so auf seine sexuelle Leistung fixiert, dass er keine Erektion mehr haben kann oder sie einbüßt, dass er unter vorzeitigem Samenerguss oder ähnlichen Problemen leidet. Dabei ist die Versagensangst nicht Wirkung, sondern Ursache. Jedes sexuelle Versagen ist demütigend, insbesondere wenn es wiederholt auftritt, und am schlimmsten ist es, wenn ein Mann beim Geschlechtsverkehr mit einer Person versagt, die er beeindrucken möchte – und genau dann passiert es am leichtesten. Ein klassischer Teufelskreis.

Ich wollte mich in Pauls Lage versetzen, aber seine Einstellung machte es mir schwer, Mitgefühl zu empfinden. Stattdessen ertappte ich mich bei dem Gedanken, meine Vertrauensposition zu nutzen, um ihn zu bestrafen. Aber das kam natürlich nicht infrage. Ich musste einen Weg finden, um ihm zu helfen.

Vielleicht hätte ich leichter mit Paul fühlen können, wenn es mir möglich gewesen wäre, sein Verhalten als Anomalie einzustufen. Aber aus klinischer Sicht war Paul weder atypisch noch sexuell abartig oder gefährlich. Er war ein hoch motivierter, normaler Mann, der glaubwürdig versicherte, seine Frau zu lieben und befriedigenden Sex mit ihr zu wollen. Aber genau wie bei einigen anderen Patienten führte die Versagensangst bei ihm zu einer Potenzstörung beim Sex mit der Frau, die er liebte. Hingegen konnte Paul Sex mit Frauen haben, denen er sich überlegen fühlte. Es musste ihm zugutegehalten werden, dass er kein solches Verhältnis zu seiner Frau wollte. Deshalb suchte er Linderung außerhalb seiner Ehe. Schließlich gestand er sich sein Problem ein und suchte Hilfe.

Vielleicht war das eine typisch weibliche Reaktion, aber ich sah keinen emotionalen Sinn darin, dass Paul Sex außerhalb der Ehe hatte. Ich verstand nicht, wie er glauben konnte, dass er seine Frau *liebte*. Aber offenkundig tat er es. Und er war nicht der erste Patient, der diese Behauptung aufstellte. Selbst fürsorgliche Männer, denen man nie einen Hang zum Fremdgehen zutrauen würde, hatten auf meiner Couch dasselbe Verhalten gestanden. Oh nein, hatte ich gedacht, nicht schon wieder! Ich war stets der Meinung gewesen, dass ein Mann, wenn er wirklich in seine Partnerin verliebt war, keinen Sex außerhalb seiner Beziehung suchen würde. Tat er es doch, so war er eben nicht wirklich verliebt. In meinen Augen waren Liebe und Treue untrennbar miteinander verbunden.

Hätte ich entdeckt, dass Rami fremdging, so wäre mein erster Gedanke gewesen, dass er mich nicht mehr liebte. Tatsächlich machte ich mir angesichts der großen Entfernung zwischen uns und der Geschichte unserer Beziehung – ganz abgesehen von Ramis Kontaktfreudigkeit – oft Gedanken darüber, was er in meiner Abwesenheit wohl trieb. Meine Sorge wuchs noch, nachdem mir einige der Männer auf meiner Couch vorgeführt hatten, dass Liebe keine Garantie für Treue war. Ich war hin- und hergerissen zwischen der Wahrheit über Männer, die ich täglich von Männern zu hören bekam, und der Wahrheit, die ich glauben wollte. Konnte eine Frau einem Mann jemals vertrauen? Konnte sich eine Frau jemals sicher fühlen?

Es könnte leicht der Eindruck entstehen, dass ich aufgrund meines Jobs unempfindlich für die Schilderungen männlicher Untreue geworden wäre. Und ich verkrafte sie mittlerweile auch wirklich viel besser als früher, aber zu jener Zeit schürten die zahlreiche Geschichten über männliche Untreue meine Angst. Manchmal wurde das Bild des Mannes, der mir gegenüber auf der Couch saß, plötzlich verschwommen, und seine Erzählung verwandelte sich in ein dumpfes Hintergrundgeräusch, da meine eigenen Sorgen in den Vordergrund traten. Eine meiner besten Freundinnen hörte sich die Schreckensberichte über Betrug und Lügen an, die ich aus der Praxis mit nach Hause brachte, und sagte mit einem mitleidigen Gesichtsausdruck: »Du armes, rührseliges Mädchen. Du kapierst es einfach nicht.«

Ich fragte sie, was sie damit meinte. »Mein Exfreund gab mir einmal einen Rat«, erklärte sie. »Männer denken den ganzen Tag an Sex. Sie stellen sich vor, jede Frau zu bumsen, der sie begegnen: ihre Sekretärin, die dicke Frau, die auf der Post vor ihnen in der Schlange steht, die Mutter oder Ehefrau ihres besten Freundes, die Starbucks-Kellnerin mit dem rosafarbenen Haar und der Tätowierung im Nacken und sämtliche Schauspielerinnen in sämtlichen Filmen. Oder sie wollen sie wenigstens nackt sehen.«

Ich verstand nicht, was an dieser Erkenntnis beruhigend sein sollte. »Wenn ich mit meinem Partner in einem netten Restaurant bei einem romantischen Abendessen sitze«, sagte ich, »möchte ich nicht, dass er sich vorstellt, wie die Kellnerin nackt aussieht.«

»Ich weiß«, sagte sie lächelnd. »Aber es ist nicht so wichtig, dass Männer ständig daran *denken*. Entscheidend ist, ob sie es auch *tun*. Das ist das Einzige, was zählt.«

Wenn meine Patienten über ihre sexuelle Motivation sprachen, fragte ich mich immer wieder, was einen Mann dazu bewegte, diesem Impuls zu gehorchen, insbesondere wenn ein Mann behauptete, Untreue habe nichts mit Liebe zu tun und er sei nach wie vor verrückt nach seiner Frau oder seiner Freundin. Hing Untreue mit bestimmten emotionalen Mustern oder Persönlichkeitsmerkmalen zusammen?

Ich wollte mich nicht mit den naheliegenden Erklärungen – wenn er es früher schon getan hat, ist er der geborene Betrüger – zufriedengeben. Ich erkundigte mich bei allen Frauen, die bereit waren, ihre Erfahrungen mit mir zu teilen. Die meisten von ihnen erklärten Untreue bei Männern mit Charakterschwäche oder mit der Entschuldigung, die auch Männer oft bringen: Die Natur will es so. Männer sind einfach dafür gemacht, ihr Erbgut weiterzugeben.

Aber diese Interpretation schien mir zu einfach, zu kategorisch – vor allem wenn man die komplexeren emotionalen, sozialen und psychologischen Faktoren berücksichtigte.

Ich erinnerte mich, dass ich während der quälenden Auseinandersetzung mit diesem Problem eine befreundete Anwältin gefragt hatte, ob sie glaube, dass ihr Freund sie schon einmal betrogen habe. »Nein«, antwortete sie, »er liebt mich zu sehr.« Vielleicht traf das in ihrer Situation zu. Selbstverständlich gab es viele Beziehungen, in denen die Partner treu waren. Aber vor dem Hintergrund meiner beruflichen Erfahrung wurde mir klar, dass viele Frauen – ich selbst eingeschlossen – möglicherweise in einem falschen Gefühl der Sicherheit lebten. Die Frage war nicht, ob sie geliebt wurden, sondern ob sie sich als geliebt *betrachteten*. Was wir wahrnehmen, ist unsere Wirklichkeit. Wenn eine Frau glaubt, dass ein Mann sie wirklich liebt, wird sie höchstwahrscheinlich annehmen, dass er sie nicht betrügt.

Das Verhalten von Männern wie Paul und David war verstörend. Manchmal fühlte ich mich, als hätte ich ein behütetes Leben geführt, aus dem mich plötzlich jemand in die übelste Gegend der Stadt verschleppt hatte. Ich wollte lieber in meine wunderbare Phantasiewelt der Verleugnung zurückkehren, wo ich Hand in Hand mit meinem Geliebten durch die sonnigen Felder der romantischen Liebe streifen konnte. Aber es gab kein Entrinnen: Das hier war mein Job. Ich musste mich mit der hässlichen, missratenen Seite menschlicher Beziehungen auseinandersetzen. Ja, manchmal wollen Männer Frauen ausbeuten, verletzen, betrügen, wie ein Stück Fleisch verschlingen. Diese Erkenntnis trieb meinen Reifungsprozess voran. Meine privaten Erfahrungen mit Rami und seinen Freunden und die beruflichen Begegnungen mit meinen Patienten hatten alle meine Illusionen und Ideale zunichtegemacht. Und das war schmerzhaft.

Ich wusste, dass ich mein Weltbild um all das erweitern musste, was ich in den Therapien lernte, denn ein Therapeut muss so unvoreingenommen wie möglich sein. Ich musste meine moralischen Urteile und meine Furcht überwinden oder dem Patienten den Wechsel zu einem anderen Therapeuten nahelegen. Meine Strategie bestand darin, die Haltung einer distanzierten wissenschaftlichen Beobachterin einzunehmen, das Problem zu ergründen, Notizen zu machen und zu versuchen, den Patienten zu verstehen. Ich ermahnte mich, nicht zu verallgemeinern, denn nicht alle Männer waren so wie die, die ich behandelte. Ich war schon vielen wunderbaren Männern begegnet. Das durfte ich nicht vergessen.

Paul suchte mich immer nach der Arbeit auf und zwang mich häufig dazu, länger in der Praxis zu bleiben. An einem Abend, als ich längst hätte Schluss machen wollen, traf Paul sichtlich angespannt zu einer späten Therapiesitzung ein. Er marschierte ins Behandlungszimmer, setzte sich und begann wie üblich sofort zu sprechen, ohne Pausen zu machen oder mich nach meiner Meinung zu fragen.

»Meine Firma ist in eine finanzielle Krise geraten«, sprudelte es aus ihm hervor. »Die Medien haben begonnen, Nachforschungen anzustellen.« Sein Tonfall ließ das Schlimmste befürchten und war alles andere als nüchtern. Er schien angespannt und fahrig, sein Blick hastete im Gleichtakt mit seinen Gedanken im Raum umher. Ich ließ ihn Stress abbauen, was einen Großteil der Sitzung in Anspruch nahm. Es fiel mir auf, wie fern ich mich ihm fühlte, obwohl er leidenschaftlich sprach und ganz offensichtlich litt. Als er mir endlich Gelegenheit gab, eine Frage zu stellen, antwortete er bedächtig, aber es gelang uns nicht, eine Beziehung herzustellen. Ich fragte mich, ob seine Frau auch diese Distanz spürte.

»Wie bewältigen Sie Stress?«, fragte ich.

»Vor allem verbringe ich viel Zeit im Büro – obwohl ich heute Mittag wieder einen Escortservice angerufen habe«, sagte er mit tonloser Stimme. Auch seine Besuche in den Massagesalons waren angesichts der beruflichen Überlastung in jüngster Zeit häufiger geworden.

»Höre ich da so etwas wie Schuldgefühle?«, fragte ich.

»Ja. Claire wäre am Boden zerstört, wenn sie es erführe. Ich bete sie an. Ich wünschte nur, dass ich mehr Spaß am Sex mit ihr haben könnte.«

»Stattdessen haben Sie sich ein kleines sexuelles Abenteuer gesucht.«

»Vermutlich habe ich mich davon überzeugt, dass ich immer eines brauchen werde«, sagte er resigniert. »Aber eigentlich ist das ja keine große Sache. Viele meiner Freunde denken so.«

Da hatten wir sie wieder, diese lockere Einstellung zu sexuellen Abenteuern außerhalb der Ehe – in diesem Fall einer Ehe, die der Mann erhalten wollte. Was war es, das mich so sehr an Paul störte und mir das Gefühl gab, mit einem stumpfen Gegenstand geschlagen zu werden? Viele seiner Freunde dachten genauso? Er tat so, als wäre ein solches Verhalten ganz normal bei Männern, die in dem Wissen heiraten, dass sie irgendwann ein »sexuelles Abenteuer« brauchen werden.

Ich weigerte mich zu akzeptieren, dass Claire nicht genug wäre, dass eine Frau nie genug sein kann oder dass der Mann aufgrund seiner Biologie nicht für die Monogamie geschaffen sei und deshalb gar nicht anders könne, als untreu zu sein. Ich lehnte die Annahme ab, dass wir alle glücklicher sein würden, wenn wir diese universelle Tatsache endlich anerkannten. Wir leben in einer Gesellschaft, in der wir die Wahl haben. Wir sind keine biologischen Automaten.

Ich wollte herausfinden, worum es Paul wirklich ging. Was hatte er von beiläufigem Sex ohne Verpflichtung abgesehen von einem Steifen und einem Orgasmus? Ging er seinem Problem mit Claire dadurch lediglich aus dem Weg? Paul tat so, als hätte seine Frau nichts mit den Prostituierten zu tun, die er frequentierte, aber es steckte mehr dahinter als die banale Unterscheidung zwischen »Heiliger« und »Hure«. Claire war keine Heilige für ihn.

Je mehr ich darüber nachdachte, desto deutlicher wurde mir bewusst, dass meine Abneigung gegenüber Paul nichts mit moralischer Ablehnung zu tun hatte. Er versuchte seine Versagensangst zu umgehen, indem er sich übermäßig auf die Befriedigung seiner Frau konzentrierte. Er benutzte das Geben, um die Angst vor dem Nehmen zu vermeiden. Das Gefühl, einen Anspruch auf sexuelle Befriedigung zu haben, ist ein Zeichen dafür, dass man sich selbst einen Wert beimisst. In der Beziehung zu Claire fühlte sich Paul unbewusst unterlegen, und dieses Gefühl beschwor ein akutes körperliches Problem herauf. Hingegen konnte er bei Prostituierten, die er als »Nichtwesen« betrachtete, Selbstwertgefühl empfinden und sein Recht auf Befriedigung einfordern.

Ich bat Paul, seine letzte sexuelle Erfahrung mit Claire im Detail zu beschreiben.

»Gestern Nacht, als wir im Bett lagen, begann sie, mich im Nacken zu küssen und mich zwischen den Beinen zu reiben«, berichtete er in nüchternem Ton.

»Wie war das für Sie?«

»Wollen Sie die Wahrheit wissen? Ich fühlte mich unter Druck gesetzt und war ein bisschen gereizt. Ich empfand ihre Lust als Forderung, und ich bekomme nicht so schnell eine Erektion. Es wäre mir lieber, wenn ich beim Sex den Anfang machen könnte.«

»Das könnten Sie doch.«

»Ja. Aber ehrlich gesagt, versuche ich dem ab und an aus dem Weg zu gehen. Wie gesagt, ich habe einfach Angst, dass meine Erektion nicht anhalten könnte und sie dann wütend wird. Aber wenn ich mich zurückziehe, will sie es nur noch mehr. Ich habe das Gefühl, dass es unmöglich ist, sie zu befriedigen. Aber ich will sie nicht zurückweisen. Also konzentriere ich mich auf eine Phantasie, um eine Erektion zu bekommen. Letzte Nacht dachte ich an dieses hübsche Mädchen im Massagesalon, die es mir mit der Hand besorgte, während ich ihr unter den Rock fasste. Es machte mich geil, dass sie mich nicht bat, sie zu berühren, und dass sie wahrscheinlich zu passiv oder vielleicht auch zu ängstlich war, um es mir zu verbieten.«

Pauls Schilderung widersprach der Vorstellung, dass Männer jederzeit Sex wollen, mit jeder Frau, und sie zeigte deutlich, dass auch ein Mann geeignete Bedingungen braucht.

»Und das funktionierte?«

»Ich drehte Claire auf den Bauch, damit ich ihr nicht in die Augen sehen musste und die Phantasie aufrechterhalten konnte. Sie mag diese Position, und ich kann meinen Arm um sie legen und sie berühren. Zum Glück kommt sie sehr schnell.«

Paul wollte den Sex lediglich hinter sich bringen, ohne zu versagen, und um das zu schaffen, musste er sich vollkommen von der Situation abkoppeln. Doch sooft er auch betonte, wie sehr er Claire liebte, ich konnte in seiner Beschreibung des Geschlechtsverkehrs mit ihr keine Spur dieser Liebe erkennen.

Als ich ihm das sagte, antwortete er: »So habe ich es noch nicht betrachtet. Ich will einfach eine Erektion bekommen, um Claire zu befriedigen. Ich möchte, dass sie einen Orgasmus hat.«

»Sie messen Ihrer Erektion und der Befriedigung Ihrer Frau größere Bedeutung bei als einer wirklichen Beziehung zu Claire.«

»Eine Erektion zu bekommen ist ja wohl wichtig, oder? Wie könnten wir sonst Sex haben?«

Es war mir klar, dass Paul aufrichtig bemüht war zu geben, aber er konnte sich nicht vorstellen, dass er geben konnte, ohne funktionstüchtig zu sein. Ich hätte sehr gern mit Claire gesprochen, um zu sehen, wie sie die sexuelle Beziehung zu Paul erlebte. Ich konnte mir vorstellen, dass diese Beziehung für sie ganz anders aussah, als Paul glaubte. Aber wie viele meiner verheirateten Patienten wollte Paul nicht, dass seine Frau erfuhr, dass er sich in Behandlung begeben hatte.

»Sie sprechen viel darüber, Ihre Frau befriedigen zu wollen, aber es hört sich an, als wären Sie dabei sehr auf sich selbst fixiert«, sagte ich. »Der Sex, den Sie beschreiben, wirkt eher angsterfüllt als erotisch. Ich verstehe, warum Sie das tun, aber Sie sind geistig abwesend. Sie sind nur ein Zuschauer, der Phantasien nachhängt. Sie können sich nicht entspannen und sich von Claire befriedigen lassen wie von den Mädchen im Massagesalon, weil Sie in Ihrer Frau kein Nichtwesen sehen. Stattdessen fixieren Sie sich auf Ihren Penis und Claires Orgasmen.«

»Weil sie sonst wütend wird.«

»Und wie fühlen Sie sich, wenn sie wütend wird?«

Er lachte in sich hinein bei der klischeehaften Therapeutenfrage.

»Nein, im Ernst: Ich möchte, dass Sie diese Frage beantworten.« Ich ließ nicht locker. »Mit Worten, die Ihre Gefühle beschreiben.«

»Gedemütigt. Unzulänglich.« Er starrte auf den Teppich. »Diese Gefühle will ich natürlich vermeiden.«

»Warum?«

»Ich habe furchtbare Angst davor, Claire nicht zu genügen – und zurückgewiesen zu werden.« Ich wusste nicht, warum Paul plötzlich diese ursprüngliche Angst laut ausgesprochen hatte, aber ich war froh, dass er so weit gegangen war, anstatt das Gefühl hinter seiner üblichen Forschheit zu verstecken. Er hatte eine verkrampfte Haltung eingenommen. Er erklärte, jedes Mal, wenn Claire wütend wegen seiner Impotenz werde – er sprach von seinem »Mangel« –, werde seine Angst beklemmender. Er war bereit, alles zu tun, um seine Panik zu bekämpfen. Er war von der Sehnsucht nach Claires Anerkennung geradezu besessen. Ich wollte auf ihn zugehen und ihn trösten, aber das darf der Therapeut nicht. Doch anscheinend bemerkte er diese Regung in meinem Gesichtsausdruck, und ich sah, dass sie ihn erschreckte. Er zog sich in sich zurück. Es klingt paradox: Ich war so offen und mitfühlend, wie ich es Paul gegenüber noch nie gewesen war, doch das weckte in ihm ein Gefühl der Bedrohung, da es ihm seine Schwäche bewusst machte.

In solchen Situationen ist es meiner Meinung nach besser, die Verwundbarkeit freizulegen, anstatt einen Schritt zurück zu tun. Man muss vorangehen, damit der Patient lernt zu ertragen, dass jemand Mitleid mit ihm hat.

In diesem Moment wurde mir etwas klar: Ich war so beschäftigt damit gewesen, mich über Pauls außereheliche Sexeskapaden aufzuregen, dass ich beinahe sein eigentliches Problem übersehen hätte: seine Verwundbarkeit. Die Versagensangst war nur ein Symptom. Die Folge jedoch war eine völlige Beziehungslosigkeit zwischen Paul und Claire.

Eine typische Reaktion auf eine solche Entfremdung besteht darin, sexuelle Dienstleistungen wie jene in dem Massagesalon in meinem Haus in Anspruch zu nehmen.

Auf dem Heimweg durchquerte ich jeden Tag das Viertel um den Times Square. Bürgermeister Giuliani hatte die

Gegend herausputzen lassen, aber sie war nach wie vor ein Brennpunkt des Sexgeschäfts. Besonders reichhaltig war das Angebot für Männer aus dem Finanzsektor. Eines Abends saß ich in einem Lokal, das bei Börsenmaklern und Touristen beliebt war, als eine elegant gekleidete Frau an mich herantrat, die für einen Escortservice »mit Niveau« arbeitete. Zu meiner Überraschung bot sie mir einen Job an. Sehr schmeichelhaft. Ich lehnte ihr Angebot ab – doch zu Hause sah ich mir die Website der Firma an. Ich erfuhr, dass sie alle ihre Frauen rund um den Times Square positioniert hatte. Ihre Zielgruppe waren Männer mit Geld. Aufspüren, einkreisen, Netz auswerfen, an Land ziehen. Dienste in der eigenen Wohnung, Hausbesuche, Massage; Models, Asiatinnen, Russinnen, Brasilianerinnen; mit Stil, vulgär, jung, illegal – alles, was das Herz begehrt. Überall war ich der Sexindustrie ausgesetzt, bei der Arbeit wie zu Hause – und dort war sie besonders nah.

Erst eine Woche zuvor war ich Zeugin einer Polizeirazzia im Massagesalon bei mir im Haus geworden. Ich hatte die Beamten rufen hören: »Aufstehen! Ziehen Sie sich an!«

Ich hatte versucht, die Tür am Ende des Flurs zu erreichen, als ein Beamter an mich herantrat und bat, bei mir oben nach Frauen suchen zu können, die ausgebüxt waren. Ich konnte mir nicht vorstellen, dass jemand in meine Wohnung gelangt war, aber ich ließ ihn nachschauen.

Er inspizierte die Wohnung und ging wieder. An diesem Abend kamen Freunde zum Essen. Als ich nach dem Essen ins Bad ging, stieß ich in der Duschkabine auf ein asiatisches Mädchen. Es schien noch minderjährig zu sein und war völlig verängstigt. Es sagte immer wieder mit starkem Akzent: »Helfen Sie.« Aber bevor ich etwas tun konnte, huschte die Kleine an mir vorbei und lief aus der Wohnung.

Es ist mir immer noch ein Rätsel, wie sie in die Wohnung gelangen konnte. War sie so etwas wie eine Ninja? Gab es irgendwo eine verborgene Falltür, die zum Massagesalon führte? Konnte sie an Außenmauern hinaufklettern und auf Fenstersimsen balancieren? Oder war es ihr gelungen, das Schloss zu knacken? Am nächsten Tag fand ich vor der Wohnungstür einen riesigen Obstkorb mit einem Zettel: »Du bist Freundin jetzt.«

Ich fand den Gedanken amüsant, dass ich als Therapeutin eigentlich in Konkurrenz zur Sexbranche stand. Manche Männer gingen zu einer Hure, andere kamen zu mir. Natürlich waren meine Dienste ganz anderer Art: Bei mir ging es nicht um Ablenkung. Ich verhalf den Männern, die zu mir kamen, nicht zum Vergnügen, sondern zur Selbsterkenntnis. Ich gab ihnen genau das, was sie nicht wollten, ich gab ihnen das, was sie brauchten.

Um die zuvor gestellte Frage zu beantworten: Ist es *das*, was Männer wollen? Manche wollen genau das, womit jedoch nicht nur anonymer Sex oder aufgedonnerte Liebesdienerinnen gemeint sind. Diese Männer wollen ein emotionales Bedürfnis billig und einfach befriedigen. Es geht nicht nur um Sex, es geht auch um Emotionen.

Das Menü eines Massagesalons könnte etwa so aussehen:

Angebot des Tages, Nr. 1: Fühle dich wichtig.

Angebot des Tages, Nr. 2: Fühle dich mächtig.

Angebot des Tages, Nr. 3: Fühle dich umhegt und getröstet.

So ließe sich das teure Rollenspiel besser beschreiben. Eine Stunde lang können Männer Regie in ihrem ganz persönlichen Theaterstück führen, ihre tiefsten Sehnsüchte befriedigen und ihre Frustrationen ausleben. Im Herzen des Theaterviertels wird ihnen Abhilfe für ihre größten psychischen Probleme angeboten, verpackt als Ware, die auf leuchtenden Werbetafeln angepriesen und von Frauen geliefert wird, denen sie nichts bedeuten. Das Problem ist, dass die Männer dabei ihre Probleme nicht wirklich lösen, sondern nur eine

Stunde lang so tun als ob und anschließend mit denselben emotionalen Defiziten nach Hause gehen, mit denen sie gekommen sind. Und obendrein haben sie dafür gesorgt, dass ihre Distanz in ihrer Partnerschaft noch größer geworden ist.

Das, was ich anbiete, ist natürlich keine sexuelle Leistung, weit gefehlt. Obwohl es durchaus Männer gibt, die mit einem solchen Wunsch zu mir kommen. Einer meiner ersten Patienten war ein wohlhabender Einsiedler, der an der Park Avenue wohnte. Er beschrieb sich als »sexuell nervös«. Einmal in der Woche ließ er sich eine Frau in seine Wohnung kommen, die ihn massierte und ihm einen Orgasmus verschaffte, aber er scheute den Geschlechtsverkehr.

»Warum haben Sie sich an mich gewandt?«, fragte ich.

Er erklärte, er wolle hier in meiner Praxis nackt sein und sich einen Spiegel vorhalten. Ich sollte hinter ihm stehen und anerkennende Kommentare wie »Ihr Penis ist schön« abgeben.

Es war zwar kein Sex, was er verlangte, aber ich sagte trotzdem: »Das kann ich nicht tun. Aber es interessiert mich, warum Sie das wollen.«

»Ich habe eine Frau kennengelernt, mit der ich gerne Sex hätte«, sagte er achselzuckend. »Aber ich habe zu große Angst davor.«

Mir schoss die Frage durch den Kopf, worauf ich mich da eingelassen hatte. Mr Park Avenue und ich diskutierten darüber, warum seine ungewöhnliche Vorgehensweise in meinen Augen kaum Aussicht auf Erfolg hatte. Ich stellte ihm zahlreiche Fragen und versuchte ihn davon zu überzeugen, dass ich ihm helfen konnte, einfach indem ich mit ihm sprach.

Aber er beharrte auf seiner Forderung und erklärte, er habe schon einmal eine Sexualtherapeutin aufgesucht. »Sie machte das mit mir«, sagte er. »Warum können Sie das nicht auch?«

»In meiner Praxis zieht sich niemand aus«, sagte ich. Schließlich wurde ihm klar, dass ich diese Linie nicht überschreiten würde. Er kam nicht wieder.

Ich wollte Paul dazu bringen, seine beruflichen Sorgen mit Claire zu teilen. Eine solche Offenheit konnte die Voraussetzung für ein vertrautes Gespräch schaffen, das weniger Angst bei ihm hervorrufen würde als eine Unterhaltung über ihre sexuellen Probleme.

»Ich spreche nicht gerne über Berufliches mit meiner Frau«, antwortete er.

»Warum fällt Ihnen das schwer?«

»Ich stamme aus kleinbürgerlichen Verhältnissen und habe mich hochgearbeitet«, erklärte er. »Claires Familie gehört zum alten Geldadel und hat mich nie wirklich akzeptiert. Sie behandeln mich immer noch wie einen Außenseiter. Sie zwingen Claire sogar, ihre Aussteuer auf einem Konto aufzubewahren, zu dem ich keinen Zugang habe. Ich arbeite hart, um Claire und ihrer Familie zu beweisen, dass ich etwas wert bin. Jetzt, da alles zusammenbricht, will ich nicht, dass sie sieht, wie schlecht es mir geht.«

Ich wollte ihm sagen, dass Claire mit Sicherheit wusste, wen sie geheiratet hatte, aber ich konnte ihm keine Worte in den Mund legen. Also fragte ich stattdessen: »Was genau wollen Sie beweisen?«

»Ihre Eltern hatten einen anderen Ehemann für sie im Sinn, aber sie entschied sich für mich. Tief im Inneren habe ich wohl Zweifel daran, dass ich ihren Ansprüchen wirklich genüge. Ich will, dass mich ihre Familie akzeptiert, dass Claire mich akzeptiert. Dass ich in Ordnung bin. Ich will nicht, dass sie bereut, sich für mich entschieden zu haben.«

»Sie fühlen sich Claire und ihrer Familie also nicht gewachsen?«

»Genau. Sie ist so kompetent, so scharfsinnig. Ihre ganze

Familie ist so. Ob Sie es glauben oder nicht: So laut ich bin, bei Familientreffen verwandele ich mich in einen stummen Fisch. Ich bin einfach still. Es ist wie ein Wettkampf, den ich nicht gewinnen kann. Ein schreckliches Gefühl.«

Paul sprach jetzt langsam, mühsam, so als falle es ihm schwer, sich diese Dinge einzugestehen.

»Und daher fühlen Sie sich zum Erfolg im Beruf verpflichtet – und im Bett.« Pauls Gesichtsausdruck verriet mir, dass er tatsächlich so dachte.

»Ich *bin* erfolgreich«, antwortete er defensiv.

»Ja, Sie sind erfolgreich, aber dafür bezahlen Sie einen Preis. Wenn Sie wie gegenwärtig unter Druck stehen, versuchen Sie, sich Claire zu entziehen, aber das scheint Ihnen nicht zu helfen.«

»Deshalb flüchte ich zu den Callgirls.« Er klang entmutigt.

»Ja, und das ist auch der Grund dafür, dass Sie bei Claire Erektionsprobleme haben. Sie haben sich eine falsche makellose Persönlichkeit zugelegt und verbergen Teile von sich vor Claire und ihrer Familie – und Sie haben das Gefühl, dass sie Sie durchschauen. Aber anstatt etwas dagegen zu unternehmen, ziehen Sie sich in die Isolation zurück und fühlen sich schlecht. Mit dem Ergebnis, dass der Druck weiter steigt, wenn Sie mit Claire oder ihrer Familie zusammen sind.«

Ich ließ ihn kurz darüber nachdenken, bevor ich fortfuhr. »Ich verstehe, dass es wichtig für Sie ist, in die Familie Ihrer Frau aufgenommen zu werden, aber Sie versuchen so angestrengt, Ihre vermeintliche Unzulänglichkeit zu überwinden und Anerkennung zu finden, dass Sie sich übernehmen.«

Paul senkte den Kopf.

»Sie wollen sich nicht unentwegt beweisen müssen«, fuhr ich in sanftem Ton fort. »Sie wollen bedingungslose Liebe. Sie sind stolz darauf, mit Claire verheiratet zu sein. Sie lieben

Ihre Frau und haben große Angst, ihr nicht zu genügen – und ihre Liebe zu verlieren.«

Er nickte.

»Paul, lieben Sie Claire?«

Er nickte erneut.

»Sagen Sie es.«

»Ich liebe meine Frau.«

Tränen.

»Das genügt, Paul«, sagte ich. »Sie werden nicht von Liebe, sondern von Furcht angetrieben. Wir müssen das ändern. Lieben Sie Ihre Frau! Wenn Sie ein guter Ehemann sein wollen, müssen Sie sich um eine innige Beziehung bemühen. Lassen Sie zu, dass Ihre Frau sieht, wie Sie wirklich sind. Lassen Sie zu, dass Claire Sie kennenlernt.«

Endlich schwieg er und hörte zu. Ich wollte ihn ermutigen, denn endlich begann ich Mitgefühl für diesen Mann zu entwickeln.

Nun wurde mir auch klar, dass mein Blick von meiner ängstlichen Reaktion auf seine und ähnliche Berichte getrübt worden war. Verärgert über das Bedürfnis mancher Männer, ihre Partnerinnen zu betrügen oder ihre Frauen herabzuwürdigen, war ich zu negativen Urteilen gelangt und hatte verallgemeinert. Wenn ich freundliche Gefühle für Paul hegen wollte, musste ich ein wenig auf Distanz gehen und mir in Erinnerung rufen, dass es sehr leicht ist, sich darauf zu konzentrieren, wie »böse« das Verhalten eines Menschen ist. Es ist leicht, moralische Urteile zu fällen, Männer mit negativen Etiketten zu versehen und all ihre Fehler der »männlichen Natur« zuzuschreiben.

Als sich Paul öffnete, half er mir, diesen Schleier zu zerreißen und mir ein klares Bild zu machen. Nun erkannte ich, dass die sexuellen Begegnungen sowohl mit seiner Frau als auch mit den Prostituierten eine bedeutsame Wahrheit offenbarten: Frauen haben große Macht über Männer. Tatsächlich ist die Macht der Frauen überwältigend. Die Männer brauchen uns Frauen, um emotional zu überleben: unsere Anerkennung, unsere Unterstützung, unseren Ansporn. Nur so können sie sich in der Welt behaupten, nur so haben sie Vertrauen in ihre eigenen Fähigkeiten. Die Aufmunterung und Rückendeckung einer Frau verschafft einem Mann sicheren Boden unter den Füßen. Alle Frauen in Pauls Leben hatten große Macht über ihn. Er idealisierte seine Frau so sehr, dass er sich neben ihr klein vorkam. Er würdigte die Prostituierten derart herab, damit er sich groß fühlte. Und dabei verlor er jede Fähigkeit zur realistischen Selbsteinschätzung.

Seine Probleme hatten wenig mit Sex zu tun. Es ging nicht um sexuelle Vorlieben oder um das natürliche Bedürfnis eines Mannes nach einem sexuellen Abenteuer. Es ging ausschließlich um Pauls Selbstbild und seine Fähigkeit, in der Gegenwart der Frau, die er liebte, sein Selbstwertgefühl aufrechtzuerhalten. Das ist wichtig, weil dieser Bestandteil seiner Geschichte Hoffnung macht. Denn hier finden wir die Antworten auf die Frage, was Männer wirklich wollen.

Paul wollte seine Frau und sich selbst lieben, und er sehnte sich verzweifelt nach ihrer Liebe. Ich wollte ihm dabei helfen, diese Liebe zu finden, daran festzuhalten und voll und ganz bei Claire zu sein.

Die Beschäftigung mit Paul, David und anderen Patienten hatte mein Interesse für die Frage der Verwundbarkeit geweckt. All diese Männer schienen hin- und hergerissen zu sein zwischen ihrem Bedürfnis nach Liebe und ihrer Furcht davor. Sie konstruierten bizarre Beziehungen und suchten sonderbare sexuelle Verhältnisse, die sie sich dann so zurechtbogen, dass es wie Liebe aussah. Bei der Suche nach Vergnügung, der Befriedigung des Ego oder in phantastischen Romanzen konnten sie ihre Bedürfnisse erfüllen und sich dennoch sicher fühlen. Sie waren in der Überzeugung zu mir gekommen, eine Frau zu lieben oder sich nach Liebe zu sehnen, aber was sie hatten, hatte wenig mit Liebe zu tun. Diese Männer liefen vor wirklicher Liebe davon. Sie mussten ihre Vorstellung davon, was Liebe ist, gründlich überdenken.

Wir alle lieben das Gefühl der Liebe, diesen Zustand wohliger Euphorie, aber Liebe ist nicht einfach ein Gefühl. Und sie ist nicht leicht. Mit der Freude gehen schwierige Emotionen wie Wut, Langeweile, Kränkung und Furcht einher. Wir fürchten uns vor Zurückweisung, vor Enttäuschung, vor Selbstaufgabe, davor, im Stich gelassen zu werden oder uns als nicht liebenswert zu erweisen. Diese Befürchtungen können irrational sein, aber sie können sich auch bewahrheiten.

Zu *lieben* ist mehr als eine Empfindung. Es ist eine Fähigkeit. Diese Männer schienen den einfachen Weg gewählt zu haben. David wollte begehrt werden. Paul wollte Macht. Andere wollten Sicherheit. Ich konnte nicht glauben, dass sich all diese Männer ausschließlich darauf konzentrierten, was sie bekamen oder nicht bekamen, anstatt darüber nachzudenken, was sie geben konnten.

Keiner von ihnen wollte ein Risiko eingehen.

Paul musste aufhören, Claire auszuweichen und Lösungen außerhalb der Ehe zu suchen. Stattdessen sollte er eine echte Bindung zu seiner Frau herstellen. Mittlerweile war er bereit, alles zu versuchen, was ich ihm vorschlug.

»Ich habe eine Hausaufgabe für Sie«, sagte ich und sah auf die Uhr, um sicherzugehen, dass ich noch genug Zeit hatte, um sie ihm zu erklären.

Hausaufgaben sind ein unverzichtbarer Bestandteil der Sexualtherapie. Den Patienten werden verschiedene sexuelle Übungen aufgetragen, um ihre Reaktionen umzuprogrammieren. Die sexuelle Funktionsweise des Mannes ist überwiegend reflexartig und kann verändert werden. Pauls Erektionen hingen mit seiner Selbstbewusstheit zusammen, und ich musste versuchen, sie auf Liebe und Sinnlichkeit umzupolen. Ich war der Meinung, dass ihm die Fixierung auf den Orgasmus seiner Partnerin in Wahrheit dazu diente, sich vor seiner eigenen Angst und vor seiner Partnerin zu verstecken. Ich wollte, dass er sich entspannte und sich seines Körpers bewusst wurde, damit er wieder etwas spüren konnte.

»Ihre Aufgabe ist es, eine Erektion zu vermeiden«, sagte ich. Er wirkte überrascht, aber zunächst ging es mir darum, dass er aufhörte, sich mit dem Leistungsdruck zu beschäftigen. »Wenn Sie doch eine Erektion bekommen, dürfen Sie keinen Orgasmus anstreben. Sie dürfen auch nicht versuchen, Claire einen Höhepunkt zu verschaffen. Sie müssen sich sogar von ihren Genitalien fernhalten.« Er sollte versuchen, den Augenblick zu spüren. »Ich möchte, dass Sie sich stattdessen darauf konzentrieren, ihren übrigen Körper zu berühren. Lassen Sie sich Zeit, und versuchen Sie, Claire wirklich zu spüren. Konzentrieren Sie sich mit allen Sinnen auf die Liebe, die Sie für sie empfinden. Ich will, dass Sie sie riechen, schmecken und sich die Frau, die Sie lieben, wirklich ansehen. Lernen Sie zu schätzen, was Sie sehen. Sehen Sie ihr in die Augen, küssen Sie sie langsam. Mit Gefühl. Wenn Claire Sie berührt, dürfen Sie nicht an Ihre Erektion denken. Achten Sie lediglich auf Ihr Gefühl des Vergnügens, und genießen Sie es – aber reagieren Sie nicht darauf. Nehmen Sie Ihr Recht wahr, Vergnügen zu empfinden, Sie haben zu Hause denselben Anspruch darauf wie im Massagesalon.«

Paul wirkte unsicher, aber er schien auch entschlossen, die Aufgabe in Angriff zu nehmen. »Und ich möchte, dass Sie *heute Abend* damit beginnen«, sagte ich. »Nächste Woche erzählen Sie mir, wie es gelaufen ist.«

Ich verließ das Büro und zog meinen Rollkoffer hinter mir her, um ein Taxi zu ergattern. Ich war auf dem Weg zum Flughafen, um eine Maschine nach Florida zu erwischen. An manchen Tagen wollte ich, dass sich Rami endlich scheiden ließ, an anderen suchte ich nach Gründen dafür, dass ich das eigentlich gar nicht wollte: Dann sagte ich mir, dass ich nicht heiraten oder keine Kinder haben wollte und mit einer unkonventionellen Beziehung zufrieden war. Natürlich ging es in Wirklichkeit um Vertrauen. Ich versuchte immer noch, Klarheit zu gewinnen, ob ich ihm vertrauen konnte, und meine Angst zu überwinden, dass es ein Fehler wäre, Rami zu verlassen – oder bei ihm zu bleiben.

Am Freitagabend in New York ein Taxi zu erwischen ist fast unmöglich. Irgendwann sah ich einen Wagen mit ausgeschaltetem Licht an einer Ampel stehen. In meiner Verzweiflung lief ich hin und klopfte ans Fenster. Ein Inder sah mich mit versteinertem Gesicht an und ließ das Fenster herunter.

»Ich bin außer Dienst!«, brüllte er.

»Ich weiß«, antwortete ich. »Aber wenn Sie auf dem Heimweg sind und in Queens oder Brooklyn wohnen, könnten Sie mich doch in La Guardia absetzen, oder?«

Er dachte einen Augenblick nach.

»Bitte! Ich versuche, einen Flug zu erwischen, um meinen Freund zu besuchen.«

Er rang mit sich. Die Ampel würde jeden Augenblick auf Grün springen.

»Tun Sie es für die Liebe!«, flehte ich lächelnd, obwohl sein Gesichtsausdruck nicht darauf hindeutete, dass dieser Gedanke große Bedeutung für ihn hatte – zumindest nicht im Moment.

»Also gut!«, brüllte ich. »Ich gebe Ihnen sechzig Dollar!«

»Sie machen mich fertig«, sagte er und öffnete die Tür. Er schaltete den Zähler ab und gab Gas.

Ich habe die Angewohnheit, Taxifahrern alles über mein Liebesleben und meine existenziellen Krisen zu erzählen. Und zu meiner Überraschung hören sie oft mit voyeuristischem Vergnügen zu, und manchmal geben sie mir gut gemeinte Ratschläge. Einer las mir sogar aus der Hand. An diesem Abend freute ich mich auf das Treffen mit Rami, aber Paul hatte mich aufgewühlt, und ich musste Dampf ablassen. Die meisten Leute wenden sich an ihre Freunde, wenn sie sich etwas von der Seele reden wollen, aber das ist mir meist zu persönlich. Als Psychologin fühle ich mich nicht wohl dabei, meine Seelenqualen mit anderen zu teilen. Wahrscheinlich befürchte ich, dass sie an meiner beruflichen Qualifikation zweifeln, wenn sie sehen, dass ich meine Fragen nicht selbst beantworten kann. Als anonymer Fahrgast in einem Taxi kann ich mich öffnen und erzählen, was mich bewegt.

Die Ironie ist mir durchaus bewusst. Wie Paul bediene auch ich mich anonymer Surrogate, um meine emotionalen Bedürfnisse zu befriedigen, anstatt in meinen Beziehungen authentisch zu sein und zu meiner Verletzlichkeit zu stehen. Auch ich kann nicht auf die unmittelbare Befriedigung einer künstlichen Beziehung verzichten.

Ich erwartete nicht, dass dieser Fahrer aufnahmefähig sein würde. Ein kurzer Blick in den Ausschnitt seines Gesichts im Rückspiegel verriet mir, dass seine Miene immer noch versteinert war. Ich setzte mich schräg hinter ihm auf die Rückbank und sah zu, wie die Skyline vorbeiflog – und manchmal vorbeikroch. Aber es dauerte nicht lange, da wurde mir die kalte Stille unangenehm. Ich beugte mich zum Glas vor und las den Namen auf der Lizenz.

»Wie geht es Ihnen heute Abend, Mohinder?«, fragte ich.

»Ich bin müde.«

»Wie ist es, Taxifahrer zu sein? Sie müssen ziemlich interessante Dinge erleben.«

»Ja«, sagte er. »Einmal bekam eine Frau sogar ein Baby auf dem Rücksitz.«

»Wow!«

»Wohin müssen Sie so dringend?«, fragte er.

»Nach Florida, meinen Freund besuchen. Wir sehen uns nur am Wochenende.«

»Das klingt schwierig.«

Nun war es an mir, über die Antwort nachzudenken. »Eigentlich gefällt es mir sogar so. Aber er will, dass ich nach Florida zurückkehre, um mit ihm zusammenzuleben.«

»Und? Werden Sie es tun?«

»Warum sollte ich? Er ist immer noch verheiratet.«

»Das ergibt keinen Sinn«, sagte Mohinder. »Er ist noch verheiratet und will, dass Sie bei ihm und seiner Frau einziehen?«

Ich musste lachen. »Nein, sie sind seit Jahren getrennt. Seine Frau lebt sogar in einem anderen Staat.«

»Ah, das ist natürlich günstig für ihn, stimmt's? Vielleicht fürchtet er sich davor, sich zu binden.«

»Nein, das glaube ich nicht«, sagte ich, obwohl ich wusste, dass meine Selbsttäuschung wahrscheinlich leicht zu durchschauen war.

»Also, ich weiß, wie Sie ihn auf die Probe stellen können«, sagte Mohinder.

»Ach ja?« Ich war mir nicht sicher, ob ich es wirklich wissen wollte.

»Ganz einfach: Sagen Sie ihm, dass Sie sich entschlossen haben, sofort bei ihm einzuziehen. Sie werden ja sehen, wie er darauf reagiert.«

Mohinder hatte recht. Aber ich fürchtete mich vor diesem Schritt. Ich wollte jetzt noch nicht so weit gehen. Später vielleicht.

Als wir uns dem Flughafen näherten, dachte ich über Paul und die Spiele mit der Intimität nach, die wir alle spielen. Wir suchen die Nähe, ziehen uns wieder zurück, öffnen und schließen uns rhythmisch, wie Quallen, die sich öffnen und zusammenziehen, während sie durch den Ozean gleiten. Männer wie Frauen vollführen diesen Tanz, und wenn sie Glück haben, erreichen sie dabei eine gewisse Harmonie. Paul war so sehr damit beschäftigt, der vollkommene Ehemann, der perfekte Dienstleister, der perfekte Penis zu sein. Aber er war nie er selbst in der Beziehung zu Claire. Ich fragte mich, was sie dabei empfinden mochte.

Paul konnte sich nicht bis zum nächsten Termin gedulden, um mir von der Hausaufgabe zu berichten. Wir schoben sofort nach meiner Rückkehr aus Florida eine dringende Sitzung ein. Er stürmte in meine Praxis und stellte mich zur Rede.

»Wofür zum Teufel bezahle ich Sie?!«, schrie er. Er setzte sich auf die Couch und beugte sich bedrohlich vor. »Im Massagesalon helfen sie mir besser!«

Er beklagte sich darüber, dass die Hauaufgabe ein katastrophaler Misserfolg gewesen war. »Nach unserer Sitzung ging ich nach Hause«, erzählte er. »Claire lag schon im Bett und las ein Buch. Ich nahm es ihr aus der Hand und legte es auf den Nachttisch. Ich legte meinen Arm um ihre Hüfte und zog sie zu mir. Ich sah sie direkt an. Ihren Körper, ihr Gesicht, ich wollte all das wirklich sehen. Ich berührte ihre Wange und sagte ihr, wie sehr ich sie liebe. Ich sagte ihr, dass ich jeden Zentimeter ihres Körpers liebte: ihre Brüste, ihre langen Beine, ihren flachen Bauch, ihre Muschi, ihre Zehen, ihre Augen, ihren Mund. Ich ließ meine Hände über ihren Körper gleiten – und während ich das tat, *fühlte ich nichts*! Ich bekam keine Erektion. Ich war vollkommen taub.«

»Paul, Sie sollten ja nicht an die Erektion denken. Wenn Sie keine bekamen, ist das vollkommen in Ordnung. Hätten Sie eine bekommen, auch gut. In jedem Fall sollten Sie sich nicht darum kümmern.«

»Ich weiß«, sagte er wütend. »Aber das ist nicht das Problem. Ich tat, was Sie mir gesagt hatten, aber Claire wirkte ungeduldig, und ihr Körper war verkrampft. Das Ganze fühlte sich mechanisch an. Als ich ihr in die Augen sah, wandte sie den Blick ab. Dann sagte sie, sie sei müde. Ich solle sie nur umarmen, während sie einschlafe.«

Ich fragte Paul, was er dabei empfunden hatte.

»Wollen Sie die Wahrheit wissen? Im Grunde war ich erleichtert. Aber Doc, Ihre Hausaufgabe hat mir überhaupt nicht geholfen!«

Ich hatte keinen Fehlschlag beabsichtigt, aber das unerwartete Resultat der Übung lieferte mir wichtige Informationen. Manchmal finden wir dank eines »Irrtums« eine Antwort.

»Im Gegenteil«, sagte ich. »Ich würde sagen, dass die Übung durchaus ihren Zweck erfüllt hat! Ich werde Ihnen erklären, warum, aber zuerst sollten wir Ihre Beschreibung langsam durchgehen. Sagen Sie mir, was Sie fühlten, als Sie begannen, Claire *wirklich* zu betrachten.«

Paul war mutig und machte mit. »Ich war taub und sogar ein wenig gelangweilt.«

»Was war, als Sie Claires Körper zu erkunden begannen und sich auf das konzentrierten, was Sie sahen?«

»Ich konzentrierte mich auf meine Liebe zu ihr, wie Sie mir gesagt hatten – und ich fühlte tatsächlich Liebe.«

»Und als Sie ihr in die Augen sahen?«

»Dabei fühlte ich mich unwohl. Ich versuchte wirklich, sie zu sehen ... und sie sah weg. Ich fühlte mich zurückgewiesen – und bloßgestellt.«

Die Übung hatte bei Claire eine Reaktion zutage gefördert – und eine Antwort geliefert. Blickkontakt ist ein ausgezeichneter Indikator dafür, ob einem Menschen Intimität angenehm ist, und liefert oft Hinweise auf ein unerwartetes Unbehagen. Ich hatte Paul aufgefordert, sich zu öffnen, sich emotional zu entblößen und seine Frau zu sehen. Er sollte beim Sex Liebe empfinden und seine Sexualität mit seiner Frau teilen. Claire hatte sich abgewandt, sie hatte sich geweigert, ihn zu sehen. Er war verletzt. Nun war klar, dass Claire ein Teil des Problems war.

Es war Paul nicht bewusst, dass er sich eine Partnerin gesucht hatte, der Intimität ähnlich unangenehm war wie ihm. Die Beziehung zwischen den beiden war homöostatisch, und als er ihre Nähe suchte, zog sie sich zurück. Vermutlich tat sie das, um die gewohnte sichere Distanz zwischen den beiden wiederzugewinnen. Paul und Claire hatten beide einen ausgeprägten Geschlechtstrieb, aber eine geringe Toleranz für emotionale Nähe. Als Paul versucht hatte, eine Bindung herzustellen, Liebe auszudrücken und sich Verletzungen auszuliefern, hatte sich Claire verkrampft und zurückgezogen. Paul und vielleicht auch Claire litten unter dem, was ich als »Liebesangst« bezeichne. Paul wollte glauben, dass er seine Welt beherrschte – am Arbeitsplatz, im Bett, in allen Lebensbereichen. Sich zu verlieben war für ihn gleichbedeutend mit einem Kontrollverlust. In jedem von uns schlummert diese Angst vor der Liebe. Oft sind wir uns ihrer nicht bewusst – bis wir uns verlieben. Dann stehen wir plötzlich vor der Frage, ob wir es wert sind, geliebt zu werden. Was wäre, wenn man uns die Liebe plötzlich wieder entzöge? Da Paul Angst hatte – was zu seinen Erektionsstörungen führte –, flüchtete er in eine Umgebung, in der er wieder das Gefühl haben konnte, wichtig zu sein und die Kontrolle zu haben. Diese Umgebung war der Massagesalon. Doch diese Kontrolle war eine Illusion, die er sich kaufen musste. Die Liebesdienerinnen in den modernen Rotlichtbezirken verkauften eine gefälschte Liebe, die neben gefälschten Handtaschen, gefälschten Parfüms und Raubkopien der neuesten Kinofilme feilgeboten wurde.

Ich wollte Paul in die Lage versetzen, wirkliche Liebe zu erleben und zu ertragen. »Sie versuchen, die Zurückweisung zu vermeiden, indem Sie der perfekte Liebhaber sind, aber Ihre Versagensangst behindert Sie. Der Preis dafür ist, dass Sie keine Leidenschaft erleben können.«

Er war sichtlich verwirrt. »Aber *außerhalb* des Schlafzimmers empfinde ich Leidenschaft für Claire«, protestierte er. »Nur wenn wir wirklich miteinander schlafen, ist da nichts mehr.«

»Unsere Psyche ist in der Lage, uns zu betäuben, um uns vor der Angst zu schützen.«

»Was soll ich also tun?«, fragte er.

Eine gute Frage. Ich war der Meinung, dass sich Paul mit der Macht der Liebe anfreunden musste. Er musste lernen, sich ohne Angst vor Zurückweisung für seine Frau zu öffnen und hartnäckig zu bleiben, wenn er zurückgewiesen wurde. »Wie wäre es, wenn wir diese Erfahrung als Bestätigung dafür betrachten, dass Sie jemanden gefunden haben, für den Sie wirklich etwas empfinden können?«, fragte ich. »Anstatt das Gefühl abzutöten, sollten Sie es annehmen. Wandeln Sie es in Leidenschaft um.«

»Was, wenn sie meine Gefühle nicht erwidert?«

»Das wäre keine traumatische Erfahrung«, sagte ich gleichmütig.

»Wie zum Teufel kann ich also wieder einen Steifen bekommen?«, fragte Paul lachend.

»Es wäre hilfreich, wenn Claire wüsste, worum es Ihnen geht. Sie müssen ihr sagen, was Sie wollen. Gehen Sie nach Hause, und wiederholen Sie die Hauaufgabe noch einmal. Vielleicht ist sie diesmal zugänglicher, weil es keine so große Überraschung mehr für sie ist.«

Ich erfuhr nicht, ob Paul und Claire beim zweiten Anlauf erfolgreicher waren. Als er meine Praxis verließ, vereinbarten wir eine Therapiesitzung in der folgenden Woche, zu der er jedoch nicht erschien. Nachdem ich an jenem Tag zehn Minuten auf ihn gewartet hatte, rief ich ihn an, um zu fragen, was geschehen war, aber es meldete sich nur ein Anrufbeantworter. Es ist ein scheußliches und frustrierendes Gefühl für einen Therapeuten, in der Praxis zu sitzen und auf einen Patienten zu warten, der der Sitzung ohne Entschuldigung fernbleibt.

Bevor ich am Abend die Praxis verließ, rief ich noch einmal bei Paul an. Er hob nicht ab. Ich wollte zumindest ein abschließendes Gespräch mit ihm führen. Das war, was mein Berufsethos gebot, und das sprach ich ihm auch aufs Tonband.

Als ich in der U-Bahn saß, fragte ich mich, ob es vielleicht ein Fehler gewesen war, ihm dieselbe Hausaufgabe ein zweites Mal aufzutragen. Vielleicht hatte ich ihn tatsächlich in einen Fehlschlag getrieben. Vielleicht war der zweite Versuch ebenfalls gescheitert, weshalb sich Paul frustriert entschlossen hatte, die Therapie bei mir aufzugeben. Und wenn Claire eine Erklärung für sein Verhalten verlangt hatte, hatte er ihr erzählen müssen, dass er in therapeutischer Behandlung war. Diese »Unzulänglichkeit« war möglicherweise unerträglich gewesen. Vielleicht hatte ich voreilig interveniert. Ich fürchtete, ihn einer Verletzlichkeit oder einem Risiko ausgesetzt zu haben, das weder er noch seine Frau bewältigen konnten. Ich hatte etwas Einfaches anregen wollen – die beiden sollten die Menschlichkeit des anderen erkennen –, dabei möglicherweise jedoch nicht berücksichtigt, wie schwierig das Einfache sein kann.

Ganz ungewöhnlich war Pauls Verschwinden allerdings nicht. Sexualtherapien dauern im Allgemeinen nicht lang, zumindest erwarten die Patienten, dass sie geheilt werden, sodass sich keine besonders enge Beziehung zwischen Therapeut und Patient entwickeln kann wie in anderen Therapien. Vielleicht fühlte sich Paul auch einfach besser oder schlechter, oder es war ihm eingefallen, dass er mir fünf Sitzungen zugestanden hatte, um sein Problem zu lösen – und meine Zeit war abgelaufen.

In der U-Bahn sah ich die dicht beieinanderstehenden

Fahrgäste, die sich aktiv bemühten, die Gegenwart der Menschen, deren Körper sie berührten, nicht zu bemerken. Sie lasen in Büchern und Zeitungen, hörten Musik auf ihren iPods, starrten auf den Boden oder lasen die Werbetafeln. Familien, Paare und Freunde plauderten miteinander, aber die meisten Fahrgäste versuchten, jeden aufdringlichen Blickkontakt mit anderen Menschen zu vermeiden.

Jeder Mensch sucht Intimität, dachte ich. Wir alle wollen, dass man uns wahrnimmt und kennt, doch wir errichten unzählige Mauern um uns, die andere daran hindern, uns nahezukommen. Pauls emotionale Reaktion auf Claires ausweichenden Blick und den tauben Körper hatte gezeigt, dass er ihre Nähe wirklich brauchte. Ich hoffte, dass er in unseren Sitzungen zumindest für Momente jene echte Bindung genossen hatte, nach der er sich sehnte, aber als der Zug hielt und sich ein Strom von Fahrgästen auf den Bahnsteig ergoss, brach die traurige Erkenntnis über mich herein, dass Paul am Ende selbst zu einem »Nichtwesen« geworden war.

Charles

Charles: »Sag mir, dass du mit meinem besten Freund ficken willst!«

Kelly (ausdruckslos): »Ich will mit deinem besten Freund ficken.«

Charles: »Sag mir, wie du es mit ihm treiben wirst!«

Kelly: »Im Badezimmer – während du im Nachbarzimmer bist.«

Charles und Kelly wollten bald heiraten. Auf meinen Wunsch spielte das junge Paar den Dialog aus seiner letzten sexuellen Begegnung durch. Das heißt, Kelly spielte ihn durch, denn sie musste beide Rollen übernehmen. Sie saß auf einer Lehne der Couch, ihre Augen funkelten wütend. Charles, der am anderen Ende der Couch saß und sich an zwei Kissen klammerte, die in seinem Schoß lagen, wand sich schweigend und wagte es kaum, Kelly oder mich anzusehen.

Plötzlich unterbrach Kelly ihren Vortrag und beklagte sich voller Wut: »Ich habe das so satt! Es ist krank! Das ist das Einzige, was ihn interessiert: Rollenspiele, in denen ich ihn betrüge. Jedes Mal! Die einzige Abwechslung besteht darin, dass wir seinen besten Freund durch seinen Chef, seinen Bruder oder sogar seinen Vater ersetzen. Wenn sich das nicht ändert, werde ich die Verlobung lösen!«

Endlich reagierte Charles.

»Schatz, du weißt, dass ich kein besonders großes sexuelles Verlangen habe, und das macht mich eben an. Es ist doch nur ein Spiel. Ich verstehe nicht, warum es dich verletzt. Wir tun ja nicht so, als würde ich *dich* betrügen. Es gibt keine Bedrohung. Es ist nur eine sexuelle Phantasie.«

Die Überzeugung, die Welt der sexuellen Phantasien und Rollenspiele sei in jedem Fall harmlos, weshalb man sich ungehemmt darin austoben dürfe, ist unter Patienten und Sexualtherapeuten gleichermaßen verbreitet. Auch ich bin der Meinung, dass Rollenspiele ein vitalisierender und kreativer Bestandteil sexueller Begegnungen sein können, wenn sie Intimität erzeugen und dem Partner Zugang zu einem Ort geben, den sonst niemand sehen darf. Aber meiner Meinung nach haben solche Spiele auch eine Schattenseite. Nach Kellys Ausbruch zu urteilen, war das Rollenspiel dieses Paars nicht vollkommen harmlos. Aber richtete es Schaden an?

Mit Charles hatte ich bereits einige Gespräche geführt, aber dieses Mal nahm Kelly die Sache in die Hand. Sie war sprunghaft und heftig in ihren Äußerungen, brach in Tränen oder Wut aus. Sie war völlig von dem eingenommen, was sie sagen wollte, und ließ mir kaum Raum für einen Kommentar. Für sie waren Emotionen Tatsachen. Wenn sie etwas fühlte, musste es wahr sein. Es war nicht möglich, es zu hinterfragen oder nach vernünftigen Alternativen zu suchen.

Charles war ein sozial unbeholfener Mann, der in seinem Beruf aufging. Der Test zur Beurteilung des sexuellen Status hatte gezeigt, dass er nur wenige intime Erfahrungen mit Frauen gesammelt hatte. Er verbrachte den Großteil seiner Freizeit mit einzelgängerischen Zeitvertreiben wie dem Bau von Modellflugzeugen. Er hatte ein erfolgreiches Ingenieurbüro aufgebaut, und sein Wohlstand lockte schöne Frauen an, aber er gestand, in ihrer Gegenwart gehemmt zu sein. »Zumeist suchen die Frauen mich aus, nicht umgekehrt.« In all seinen Beziehungen war die Initiative von einer Frau ausgegangen, die ein aggressives Interesse an ihm gezeigt hatte.

Ganz anders als Charles war Kelly eine in jeder Beziehung schillernde und dramatische Figur. Sie sprühte vor Energie. Sie war stolz auf ihre Firma, ihr italienisches Blut, ihre Herkunft aus New Jersey. Sie war genau der Typ Frau, von der Charles als Halbwüchsiger in Hoboken geträumt haben dürfte. Kelly hatte langes, dichtes schwarzes Haar und schwarze Katzenaugen, die sie mit einem dunklen Eyeliner hervorhob. Sie war nicht unbedingt eine klassische Schönheit, aber zweifellos sexy mit ihrem übertriebenen Hüftschwung, ihrer eng anliegenden Kleidung, ihrem perfekten Make-up und ihrer Coach-Handtasche. Sie war eine jener Frauen, die einfach immer sexy sind, sogar wenn sie einkaufen gehen.

In der Beziehung zu Charles hatte Kelly den ersten Schritt getan, aber es hatte fast ein Jahr gedauert, bis sie ein Liebespaar geworden waren. Anfangs waren sie eines jener Freundespaare gewesen, die gut harmonieren und gemeinsam in alten Pyjamas vor dem Fernseher sitzen. Eines Abends küsste sie ihn, und die Dinge nahmen ihren Lauf. Kelly war gerne mit Charles zusammen, denn sein introvertiertes Wesen gab ihr Sicherheit. Und anders als die »Verführer«, die ihr normalerweise nachstellten, betete Charles sie wirklich an. Das Problem war, dass Charles mittlerweile nur noch mit Kelly schlafen konnte, wenn er sich vorstellte, sie habe Sex mit anderen Männern. Ihre glückliche Beziehung war aus den Fugen geraten. Er gab sich große Mühe, sie zu beschwichtigen: Es war doch nur eine Phantasie. Sie taten es nicht wirklich. Sie waren keine Swinger. Sie besuchten keine Sexclubs. Was war also so schlimm daran?

Kelly hatte sich der Therapie angeschlossen, als Charles etwa zwei Monate bei mir in Behandlung war. Mit der für sie charakteristischen Verve berichtete sie, dass sie großes Interesse an Sex habe, während Charles emotional reserviert und ängstlich sei und Sex manchmal aus dem Weg gehe. Sie hätte nichts dagegen, wenn die Initiative häufiger von ihm ausginge, da es meist sie war, die den Anfang machte, aber sie deutete sein Verhalten nicht als Zurückweisung. Sie sagte auch, dass Charles immer bereit sei, sie vor dem Geschlechtsverkehr oral zu befriedigen, aber wenn sie einander im Bett in die Augen sähen, verliere er manchmal die Erektion.

»Anfangs fand ich die Rollenspiele lustig. Ich bin beim Sex für alles offen und habe nichts gegen Experimente. Aber mittlerweile interessiert ihn nur noch dieses Szenario. Ich fühle mich nicht mehr wie die Frau, die er liebt«, sagte sie, wobei ihr Tränen in die Augen schossen. »Ich fühle mich wie eine aufblasbare Puppe. Außerhalb des Schlafzimmers ist er so lieb. Wir passen zueinander. Aber beim Sex ist er abwesend und vermeidet jeden Blickkontakt.«

Während sie sprach, beobachtete ich Charles. Er reagierte nicht, sein Gesicht blieb ausdruckslos. Kelly hatte wortreich erklärt, dass sie sehr verletzt war. Sie war es offenbar leid, sein bevorzugtes Spiel zu wiederholen, und hatte den Eindruck, dass es kein erotisches Spiel mehr war, sondern dass Charles möglicherweise beim Sex mit ihr seine psychischen Probleme auslebte. Doch er blieb reglos. Er versuchte nicht, sie zu trösten, und gab keinen Hinweis darauf, was er empfand.

Da ich Sexualtherapeutin bin, bitten mich meine Freundinnen gerne in sexuellen Dingen um Rat. Einige von ihnen haben sich nach Rollenspielen erkundigt. Meistens will ein Mann, mit dem sie ausgehen, im Bett etwas »Verrücktes« ausprobieren, und sie fragen sich, ob das akzeptabel ist. Ein generelles Urteil über solche Praktiken ist nicht möglich, denn jeder Mensch muss das für sich selbst entscheiden. Man sollte sich folgende Frage stellen: Wo sind meine Grenzen?

Eine meiner Freundinnen entschloss sich zu gewagten

Experimenten mit ihrem Freund, um herauszufinden, wo ihre Grenzen waren. Es stellte sich heraus, dass sie nicht zu Erfahrungen bereit war, die ihr Selbstwertgefühl schmälerten – natürlich fällt die Einschätzung, wann man sich herabgesetzt fühlt, bei jedem Menschen anders aus. Aber es ist ein gutes Kriterium, um festzustellen, ob eine Rolle oder ein Spiel oder eine Position das Richtige für einen ist. Wenn wir neue Praktiken ausprobieren, müssen wir anschließend unsere emotionale Reaktion analysieren. Und dabei dürfen wir nicht nur auf unseren Körper hören, denn möglicherweise sind wir auch unter negativen Umständen erregt – oder zumindest antwortet der Körper spontan. (Wenn eine Frau bei einer Vergewaltigung feucht wird, bedeutet das nicht, dass es ihr gefällt, vergewaltigt zu werden. Diese physische Reaktion ist ein körperlicher Schutzmechanismus.) Das kann zu Verwirrungen führen.

Ich habe Berichte über verschiedenste sexuelle Vorlieben gehört. Manche waren harmlos, andere eher bedenklich. Beispielsweise behandelte ich eine auf Fetischismus spezialisierte Pornodarstellerin, die etwa in meinem Alter war. Sie hatte bei einer Pornomesse einen Fan kennengelernt und eine Affäre mit ihm begonnen. Aber er lehnte den Geschlechtsverkehr mit ihr ab. Stattdessen wollte er, dass sie (in einer fetischistischen Verkleidung, die ich aus Gründen der Vertraulichkeit nicht beschreiben kann) für ihn posierte, damit er masturbieren konnte. Irgendwann hatte sie es satt, nur ein Objekt zu sein, ohne Sex zu haben und ohne eine Bindung zu dem Mann zu finden. Also nahm sie absichtlich zu, um ihn zu zwingen, mehr als ihren Körper zu sehen. Daraufhin ließ er sie fallen.

Ein anderer Mann hatte eine fetischistische Fixierung, zu der es gehörte, fremde Frauen zu erschrecken: Wenn seine Nachbarin zu Hause war, öffnete er das Fenster und masturbierte unter lautem Stöhnen, damit sie ihn hörte. Das verschaffte ihm ein exhibitionistisches Vergnügen. Eine Großstadt ist ein ausgezeichneter Ort für Menschen mit solchen sexuellen Vorlieben.

Ich bin davon überzeugt, dass das sexuelle Verhalten eines Menschen einiges über ihn verrät. Sex ist eine weiße Leinwand, auf die die Menschen ihre Innenwelt malen. Die Leinwand kann mit Manifestationen der Liebe und der Freude bedeckt werden, oder sie kann sich in einen Abladeplatz für im Unbewussten verborgenen Unrat verwandeln, für Traumata, Neurosen und Fixierungen. Im zweiten Fall kommt es zur Sublimierung: Ungelöste emotionale Probleme werden in Sexualität umgeleitet und kommen in der sexuellen Lust zum Ausdruck. Das ist oft bei Männern zu beobachten, da sie nur beschränkte Möglichkeiten haben, ihre Emotionen zu verarbeiten und sozial auszuleben.

Dass eine solche sexuelle Sublimierung stattfindet, erkennt man zum Beispiel daran, dass ein Patient zu einem repetitiven Verhalten neigt. Beispielsweise wurde die Vorstellung, von seiner Partnerin betrogen zu werden, für Charles zur einzigen Möglichkeit, zum Höhepunkt zu gelangen. Er war vollkommen fixiert auf diese eine sexuelle Handlung. Und während er das Rollenspiel für harmlos hielt, fühlte sich Kelly schlecht dabei. Aus der emotionalen Mülldeponie dieses Mannes waren Schadstoffe ausgetreten, die seine sexuelle Beziehung zu seiner Partnerin verseuchten und den Geschlechtsverkehr zu etwas Krankhaftem machten. Was versuchte Charles zu bewältigen oder zu vermeiden? War sein Verhalten ein Hilferuf? Ich bat ihn zu einem Einzelgespräch.

»Wer hat Sie betrogen?«

Er warf mir einen bösen Blick zu. Ich hatte ihn mit offener Deckung erwischt und einen wunden Punkt getroffen.

»Was hat es für einen Sinn, über etwas zu sprechen, das mir ein elendes Gefühl gibt?«

»Es ist also etwas geschehen ...«

»Ja, aber was soll es für einen therapeutischen Sinn haben, die Vergangenheit auszugraben. Es ist lange her.«

»Aber es ist nicht vorbei«, sagte ich. »Was immer damals geschah, Sie kämpfen noch heute damit.«

Charles sträubte sich, aber ich war nicht bereit, die Frage fallen zu lassen. Ich war der Meinung, dass ich ein Recht hatte, das zu erfahren. »Ja, es wird schmerzhaft sein«, sagte ich, »aber stellen wir uns dem Problem.«

Anfangs nur widerwillig, aber nach einer Weile mit wachsendem Engagement erzählte Charles von seiner ersten Verlobung. Er war zwanzig Jahre alt, und die Frau war die Liebe seines Lebens. Für ihn sei sie ein »Engel« gewesen.

»Meine Liebe zu ihr war so stark«, sagte er heiser. »Ich kann nicht sagen, dass ich für Kelly genauso empfinde. Ich konnte es nicht erwarten, sie zu heiraten. Ich bin immer monogam gewesen, sogar als Teenager. Ich wollte eine Familie gründen.« Sein Körper bebte, sein Blick sprang im Raum umher.

»Am Tag der Hochzeit fand ich heraus, dass sie mit meinem besten Freund geschlafen hatte. Er sollte mein Trauzeuge sein. Mein Bruder hatte sie zusammen erwischt. Ich erinnere mich noch an den Moment, als er es mir sagte. Es war am Morgen meines Hochzeitstags, ich war gerade aufgewacht. Ich war so glücklich wie noch nie in meinem Leben. Mein Bruder kam herein und setzte sich aufs Bett. Es war entsetzlich. Ich war vollkommen gelähmt. Ich lag reglos da. Meine Arme und Beine waren wie abgestorben, ich konnte kaum atmen. Ich hörte die Familie im Haus lärmen, ich spürte die Wärme des Sonnenlichts, das durchs Fenster drang, aber ich glaube, dass meine Seele in diesem Augenblick meinen Körper verließ. Mein Bruder übernahm es, die Familie zu informieren, und man ließ mich allein. Alle gingen, und es wurde still. Ich blieb vollkommen gelähmt im

Bett liegen. Ich habe es nie wirklich verwunden. Es ist jetzt acht Jahre her.«

»Was für ein Trauma«, sagte ich.

Ich wünschte, ich hätte Charles trösten können. Er wirkte so traurig und verzweifelt. Ich wollte ihn in die Arme nehmen, aber der Therapeut darf seine Patienten nicht berühren. Abgesehen davon, musste ich meine eigene Fassungslosigkeit überwinden. Obwohl man als Therapeut für solche Situationen ausgebildet wird, ist es schwierig, die richtige Antwort zu finden, wenn ein Patient etwas derart Schmerzhaftes preisgibt. Am besten ist es, seinen Schmerz anzuerkennen und als mitfühlender Zeuge an seiner Seite zu sein. Aber ich erlebte Charles' Qual so unmittelbar, dass es mir die Brust zuschnürte. Mir war zum Weinen zumute. Wir wollten beide den Schmerz überwinden und das Gespräch fortsetzen. Ich hätte eine intellektuelle Analyse beginnen können, aber Charles war derart lang ein Gefangener dieser Tragödie, dass wir uns noch so sehr bemühen konnten, die Kontrolle zu behalten: Der Damm war gebrochen, nun musste er sein Leid durchleben und die Wunde ausbrennen. Meine Aufgabe war es, den emotionalen Druck so lange zu erhöhen, bis die Infektion aufbrach. Dann konnten wir uns daranmachen, die Verletzung zu heilen.

»Sie liebten sie sehr ...«

»Ich betete sie an. Ich hatte mich ihr vollkommen ausgeliefert.«

»Und sie ließ Sie im Stich.«

»Sie *betrog* mich«, stieß er wütend hervor. »Alles, an was ich geglaubt hatte, war eine *Lüge*. Sie liebte mich nicht. Ich fühlte mich wie ein Idiot.« Er begann zu schluchzen.

»Sie fragten sich, ob Sie jemals wirklich geliebt worden waren. Ob irgendetwas in Ihrem Leben wirklich war.«

»Ich verlor alles: meine Unschuld, meine Träume, mein Vertrauen, meine Realität, jegliches Gefühl, Liebe zu verdienen – und vor allem die Frau, die ich liebte. Sehen Sie, was sie mir angetan hat?«

Er hatte eine jener Erfahrungen gemacht, die ein Leben in eine andere Richtung lenken. Er hatte eine psychische Katastrophe erlebt: Das Trauma des Betrugs hatte seine Psyche derart geprägt, dass es sein Verhalten dauerhaft verändert hatte. Ich stellte mir vor, wie das Gehirn des jungen Mannes, der zerschlagen und gelähmt in seinem Bett lag, fieberhaft neu verdrahtet wurde. Das Ergebnis war eine neue Assoziation mit Liebe, die unwiderruflich und fest in ihm verankert wurde: Furcht. Kein anderes Trauma wirkt sich so nachhaltig auf die Psyche aus wie Untreue. Es führt zu einem beziehungsbezogenen posttraumatischen Stresssyndrom, einer Furcht, die jeder Vernunft widerspricht, jeden Gedanken durchdringt und auf alle Menschen übertragen wird.

Um zu überleben, hatte er eine Erklärung gesucht, die es ihm erlaubte, die Wahrheit auszublenden. »Ich weiß nicht, wie man mit Frauen umgeht, ich bin zu nervös. Ich kann ihnen einfach nicht vertrauen.« Die letzte Aussage traf zweifellos zu. Charles sah mich an und fragte sich, ob er mir vertrauen konnte. »Und ich hatte recht. Sie sind alle doppelzüngig.«

»Wann begannen Sie, die Vorstellung, betrogen zu werden, in Ihr Sexualleben einzubauen?«, fragte ich.

»Irgendwann gab ich es auf, mich mit Frauen zu verabreden, und igelte mich zu Hause ein«, sagte er. »Meine Freunde versuchten, mir zu helfen, aber ich wollte mit niemandem sprechen. Eines Tages erinnerte ich mich beim Masturbieren an das, was damals geschehen war, und wurde wütend. Zu meiner Überraschung entdeckte ich, dass ich einen Orgasmus bekommen konnte, wenn ich mir vorstellte, wie mich meine Exverlobte mit meinem besten Freund hinterging. Es war sonderbar, aber es klappte.«

»Und dann lernten Sie Kelly kennen.«

»Ja, aber ich hatte nicht vor, etwas mit ihr anzufangen. Sie war zu hübsch. Selbst wenn sie Interesse gehabt hätte, schien sie außerhalb meiner Reichweite zu sein.«

»Wieso dachten Sie das?«

»Ich sah, wie sehr sie den Männern gefiel. Also gab ich mich mit einer Freundschaft zufrieden.«

Charles und Kelly hatten dennoch zusammengefunden und waren mittlerweile verlobt. Leider war es Charles nicht gelungen, seinen Auslöser für sexuelle Lust über Bord zu werfen. »Es funktioniert sonst nicht. Und das Schlimmste ist, dass ich Kelly nicht einmal ansehen kann, weil es sonst zu real wird.«

Wie hatte es dazu kommen können, dass sein Erregungsmechanismus auf dieses Szenario konditioniert wurde? Was gefiel ihm an der sexuellen Phantasie, in der ihn Kelly betrog? Die Antwort leuchtete nicht auf Anhieb ein: Dank dieser Phantasie konnte Charles kontrollieren, was sich zuvor seiner Kontrolle entzogen hatte. Er hatte seinen Schmerz sexualisiert. Dies ist eine häufige psychische Reaktion, die Ähnlichkeit mit einer Anästhesie hat. Die Emotion umgeht die bewusste Verarbeitung und fließt direkt in eine genitale Reaktion ein. So spürte Charles keinen Schmerz mehr. Er wurde sexuell erregt. Und jedes Mal, wenn er einen Orgasmus hatte, wurde diese Verknüpfung in seinem Gehirn stabiler.

Er machte das Rollenspiel nicht zum Spaß. Er war im Schmerz gefangen.

Das Rollenspiel mit Kelly diente dazu, den Schmerz zu bewältigen und die Angst zu verringern, damit er sexuell funktionieren konnte. Charles hatte es unterlassen, dem Schmerz freien Lauf zu lassen. Ich fragte mich, wie verbreitet diese Reaktion war, und erinnerte mich an einen Bericht eines früheren Callgirls. Die Frau hatte beschrieben, wie Männer sie aufforderten, alte Traumata sexuell neu zu inszenieren. Das sexuelle Verhaltensmuster des armen Charles war umgeprägt worden. Wie konnte ich diese Prägung rückgängig machen?

Wir stellten einen Plan auf, um den Schmerz aufzuarbeiten. Ich schlug ihm vor zu versuchen, seinen Erregungsauslöser neu zu konditionieren. Ich sprach mit Kelly, die sich einverstanden erklärte, im Rahmen der Behandlung für kurze Zeit keinen Geschlechtsverkehr mit Charles zu haben. Er erhielt die Aufgabe, nach anderen Gedanken, Bildern und Phantasien zu suchen, die ihn möglicherweise erregen konnten – und sei es nur geringfügig –, um anschließend zu masturbieren. Ich wollte neue Verknüpfungen in seinem Gehirn herstellen. Kelly unterstützte ihn, und es gelang Charles, einige Übungen erfolgreich abzuschließen. Doch als ich ihn aufforderte, Kelly in diese Phantasien einzubauen, stieß er auf Schwierigkeiten.

»Was geschieht, wenn Sie versuchen zu masturbieren, während Sie an Kelly denken?«

»Nichts. Ich bin taub. Ich bekommen ihn nicht einmal hoch.«

»Was kommt bei Ihnen hoch, Charles?« Er lächelte über meine ungeschickte doppeldeutige Frage.

»Kelly und ich haben keinen Sex, wie Sie uns geraten haben. Wir verbringen jetzt weniger Zeit miteinander. Sie geht viel mit ihren Freundinnen aus, und ich ... ich bin eifersüchtig.«

Ich bat ihn zu beschreiben, wie sich seine Angst äußerte.

»Ich frage sie, wo sie gewesen ist und mit wem.«

»Was, denken Sie, tut Kelly?«

»Keine Ahnung. Ich werde paranoid.«

»Es ist in Ordnung, irrationale Gedanken zu haben. Sehen wir uns Ihre Gedanken an.«

»Ich habe Angst, dass sie andere Männer kennenlernt, mit ihnen flirtet oder mich sogar mit ihnen betrügt.«

»Erregt Sie das?«

»Nein. Und abgesehen davon, würde sie das nicht tun.«

»Großartig! Das ist ein Fortschritt.« Charles machte sich seine Gefühle bewusst. Aber mein Kompliment ging ins Leere.

Die Therapie förderte langsam seine Angst zutage, aber da Kelly begann, sich von ihm zu distanzieren, drohte er sich aufzulösen. Wenn er sich vorstellte, wie Kelly abends ausging, stieg die Angst in ihm auf, dass sie jemand anderen kennenlernen könnte. Ich wollte Charles erklären, wie er die schwierigen Augenblicke, in denen er von der Angst überwältigt wurde, überstehen konnte, indem er einen inneren Dialog führte. Ich schlug ihm vor, sich zu sagen: »Wir alle machen die Erfahrung der Unsicherheit. Es ist ein unangenehmes Gefühl. Ich muss nicht darauf reagieren, halb so schlimm, es wird vorübergehen, in Wirklichkeit ...«

Anstatt sich zu konzentrieren und zu beruhigen, sah mich Charles an, als würde er mich am liebsten schlagen. Sein Gesicht lief rot an, er zog die Brauen zusammen und starrte mich böse an. Es war klar, was er mir sagen wollte: »Ich bin in Panik, und das ist die Lösung, die Sie mir anzubieten haben? Ein paar abgedroschene Phrasen? Eine verfluchte Glückwunschkarte, die ich mir selbst schicken kann?«

Er hatte recht. Charles steckte bis zum Hals in dem emotionalen Lavastrom, der lange unter der Oberfläche gekocht hatte. Gemeinplätze würden ihn nicht retten. Er stand jetzt vor der eigentlichen Herausforderung: Wie würde er mit der Angst umgehen?Kelly bat um ein Einzelgespräch. Sie war wütend. Charles' Verhalten hatte sich verändert. Er hatte begonnen, etwas zu tun, was er bis dahin nie getan hatte, etwas, was sie von ihm nie erwartet hätte.

Um Himmels willen, dachte ich, was ist jetzt passiert?

Kelly hatte sich zu Charles hingezogen gefühlt, weil er

eine sichere Wahl zu sein schien: Er war ein nicht übermäßig attraktiver, aber loyaler Mann, der sich ihrer Meinung nach glücklich schätzen musste, mit ihr zusammen zu sein. Das erschien ihr wie eine Garantie, dass er sie verehren und unerschütterlich zu ihr stehen würde. Und genau das hatte sie bisher von ihm bekommen. So konnte sie ihre eigene Angst vor der Liebe kontrollieren. Doch nun war sie selbst unsicher geworden, so wie früher, als sie mit gut aussehenden Männern und »Verführern« ausging. Sie war sehr wütend.

»Früher sagte er mir unentwegt, wie schön ich sei, er übertrieb es sogar. Plötzlich hat er damit aufgehört. Er ist auch weniger zärtlich. Und wenn wir ausgehen, bemerke ich, dass er anderen Frauen hinterherschaut.« Kelly hatte sich wieder einmal in Rage geredet. »Wir sitzen in einem Restaurant, und er starrt über meine Schulter hinweg auf jemanden, während ich mit ihm rede. Ich hasse es, um seine Aufmerksamkeit buhlen zu müssen. Und plötzlich studiere ich andere Frauen, *bevor* er es tut, so als müsste ich auf etwas gefasst sein. Und wenn ich bemerke, dass er eine andere Frau bemerkt, werde ich wütend. Was zum Teufel soll das?«

»Was bedeutet es für Sie, wenn er andere Frauen attraktiv findet?«, fragte ich.

»Darüber habe ich eigentlich nie nachgedacht. Ich habe immer angenommen, dass ich die attraktivste Frau bin, mit der er je zusammen gewesen ist.«

»Er sollte andere Frauen also gar nicht wahrnehmen?«

»Genau.«

»Ja, wie kann er es wagen«, sagte ich, um ihr ihre Irrationalität vor Augen zu halten. Aber ich wusste, wie sie sich fühlte. Kelly reagierte ganz ähnlich wie ich, wenn Rami mit anderen Frauen flirtete. Ich äußerte nicht nur Zweifel an Kellys Einstellung, sondern hinterfragte auch meine eigene.

Kurz zuvor waren Rami und ich in Florida bei einem seiner Freunde zu einer Gartenparty eingeladen gewesen. In dem riesigen Haus drängten sich lauter gut aussehende Menschen, die zu lateinamerikanischen Rhythmen tanzten. Als ich durch die Küche schlenderte, sah ich Rami in einem angeregten Gespräch mit einer Frau. Sie musste aus Venezuela oder Kolumbien stammen, einem jener Länder, in denen alle Menschen geradezu aufdringlich sexy sind. Rami war offenbar gut mit der fremden Schönheit bekannt. Ein unangenehmes Gefühl stieg in mir auf. Er winkte mich zu sich, um mir seine Freundin vorzustellen. Er redete aufgeregt auf mich ein und behauptete, sie zu kennen, weil sie die Freundin eines Freundes sei. Ich weiß nicht mehr genau, was er erzählte, aber ich bin mir sicher, dass ich seine Erklärung damals sorgfältig prüfte. Er bot ihr an, ihr ein Getränk zu holen, wobei er ein wenig übereifrig wirkte. Ich stand eine Weile höflich lächelnd da und entschuldigte mich dann, um in einen anderen Raum zu gehen und mich hinzusetzen.

Als Rami mich dort fand, bemerkte er sofort, dass ich verärgert war. Er umarmte mich und flüsterte mir ein paar süße Worte zu. In diesem Moment tauchte eine weitere südamerikanische Sexbombe auf. Sie hatte lang wallendes schwarzes Haar und eine Figur, die so sexy war, dass es mir unangemessen schien, sie auch nur anzusehen – sie wirkte ein wenig wie bekleidete Pornografie. Ramis Gesicht leuchtete, er sprang auf und rief ihren Namen. Ich hatte keine Ahnung, wer sie war.

»Oh mein Gott, Rami!«, zwitscherte sie.

Ich entfernte mich und gesellte mich zu einer Freundin.

»Ich könnte das nicht ertragen«, sagte sie. »Ich weiß nicht, wie du damit fertig wirst.«

Das war die Bestätigung, die ich gebraucht hatte, um richtig übellaunig zu werden. Ja, es reicht, dachte ich. Es war immer dasselbe, wann immer wir uns in Gesellschaft bewegten. Manchmal erhielt er Anrufe von solchen Frauen, die alle »nur Bekannte« waren. Er sagte beiläufig: »Ach, das ist nur Marcela oder Luz oder Maria, kein Grund, sich aufzuregen«, so als wäre ich eine paranoide Stalkerin, nur weil ich zu fragen wagte.

Das Schlimmste war die freudige Erregung in seinem Gesicht, wenn er die Anrufe entgegennahm oder diesen Frauen begegnete. Er schien sie unbedingt beeindrucken zu wollen. In solchen Momenten hatte ich das Gefühl, dass man mir alles raubte, was besonders an mir war. Ich war nicht länger die dynamische und intelligente Frau, als die ich mich eigentlich betrachtete. Stattdessen fühlte ich mich klein und bedeutungslos.

Ich begann, die Beherrschung zu verlieren.

Kurze Zeit später stieß ich mit meiner Geduld erneut an meine Grenzen. Ich konnte es nicht mehr ertragen, dass Rami während der Woche auffällig viel Zeit mit seiner neuen Anwältin verbrachte: Er traf sie zum Mittagessen, er traf sie zum Abendessen, er traf sich auf einen Drink mit ihr. Ich verlangte, den Grund dafür zu erfahren. »Du musst dich nicht bedroht fühlen«, sagte er. »Ich habe einfach eine neue Freundin gefunden ... übrigens ist sie unattraktiv.«

Einige Tage später kündigte er an, dass wir uns mit ihr zum Abendessen treffen würden. Er hielt es für nützlich, mir diese »unattraktive« Frau vorzustellen. Als sie mit einem breiten Lächeln im Gesicht eintraf, stellte ich fest, dass sie schockierend attraktiv war. Ich war kurz davor zu explodieren, aber sie war so liebenswürdig und freundlich zu mir, dass ich meine Zunge im Zaum hielt und die Flamme meines Zorns im Stillen schürte. Als sie gegangen war, wollte ich die Sache klären, aber Rami fiel ins Bett und schlief sofort ein.

Ich lag mit weit aufgerissenen Augen neben ihm und kochte: Wie konnte er es wagen einzuschlafen, während die Wut in mir brodelte?

Ich konnte mich nicht mehr bremsen und sprang auf. Ich lief in die Küche, füllte einen Eimer mit eiskaltem Wasser, stürmte zurück ins Schlafzimmer und goss es über meinem schnarchenden Geliebten aus. Er fuhr hoch, ich lief aus dem Zimmer. Vollkommen durchnässt, jagte er mich durchs Haus. Wir schrien beide. Irgendwann begannen wir zu lachen, und eine halbe Stunde später lagen wir eng umschlungen auf der trockenen Seite des Betts.

Solche verrückten Szenen waren nichts Ungewöhnliches in unserem Leben. Wir litten beide unter der Eifersucht. Manchmal, wenn wir ausgingen, sagte er plötzlich: »Du schaust dir diesen Kerl dort an! Ich weiß, dass du es tust! Du lächelst ihn an!« Er wurde wütend und sprach nicht mehr mit mir. Und nach einer Weile sagte er: »Es reicht, gehen wir!«

Wir kehrten nach Hause zurück und liebten uns. Solche Ausbrüche waren in unserer Beziehung alltäglich geworden.

Im Gespräch über den Vorfall mit den südländischen Schönheiten gab Rami zu, dass er versucht habe, meine Eifersucht zu wecken, weil ihm das ein Gefühl der Sicherheit gebe – denn er selbst sei häufig meinetwegen eifersüchtig. Als ich mich beruhigt hatte, wurde mir klar: Rami mochte versucht haben, mich zu manipulieren, aber in Wahrheit war es meine eigene Eitelkeit gewesen, die außer Kontrolle geraten war.

Kelly litt sehr unter Charles' Verhalten. Ich wollte verhindern, dass sie einen ihrer Wutanfälle bekam.

»Wovor fürchten Sie sich?«, fragte ich sie.

»Ich glaube, er verliert das Interesse an mir.«

»Sie glauben, dass Sie nicht mehr attraktiv für ihn sind, wenn er andere Frauen bemerkt?«

»Jedenfalls nicht attraktiv genug.«

»Es gefällt Ihnen, für Charles etwas Besonderes zu sein. Sie haben sich extra einen Mann ausgesucht, von dem Sie erwarten konnten, dass er Sie auf ein Podest stellen und verehren würde.«

Ich sah in Kellys Gesichtsausdruck, dass ich den Nagel auf den Kopf getroffen hatte. Aber sie wollte sich immer noch nicht damit auseinandersetzen. »Ich weiß nur, dass er sich jetzt verhält wie die anderen Männer, mit denen ich zusammen gewesen bin«, sagte sie.

»Wurden Sie in der Vergangenheit betrogen?«

»Es ist möglich. Aber ich weiß von keinem Fall. Jedenfalls war ich mit Männern zusammen, die sich verhielten, als könnten sie untreu sein. Mit Männern, die mich mit der Nase darauf stießen, dass sie andere Frauen haben konnten.«

Dies ist ein sehr zerstörerisches Verhalten. Die ständige Bedrohung, betrogen zu werden, kann sogar schlimmer sein als die eigentliche Untreue. Ein subtiler oder vielsagender Blick, die Vorenthaltung von Komplimenten, Aufmerksamkeit oder Schwärmerei für eine andere Frau, mit anderen Frauen verbrachte Zeit, schwindende Aufmerksamkeit für die Partnerin oder sogar offene Avancen an eine andere vor den Augen der Partnerin. Der Angriff besteht in diesem Fall darin, dass der Partner bei seiner Partnerin den Gedanken weckt, es *könnte* etwas passieren. Er spielt mit den schlimmsten Befürchtungen, und die Folge ist, dass man an sich selbst zu zweifeln beginnt: Bin ich gut genug?

Wenn man in eine Situation gerät, in der man sich diese Frage stellt, ist man in einer schlimmen Lage, denn sie ist tückisch. Selbst wenn man sich nicht direkt fragt, ob man gut genug ist, so entwickelt man doch ein Gefühl der Unzulänglichkeit, was zu Angst und Selbstzweifeln führt. Ich erinnere mich noch an den Augenblick, in dem mir klar wurde, dass ich diesem Gefühl ausgesetzt worden war.

Es war an einem Morgen, kurz bevor ich zur Arbeit aufbrach. Ich machte mich gerade zurecht, um das Haus zu verlassen. Alles war normal – außer das Gesicht, das ich im

Spiegel sah. Ich starrte es an und dachte: »Oh Gott. Das sind meine ersten Falten.«

Es waren zwei feine Linien, auf der Stirn genau über dem linken Auge. Ich beugte mich zum Spiegel vor, um sie genauer zu untersuchen. Ihre Länge, ihre Tiefe. Ich trat einen Schritt zurück. Ich drehte den Kopf hin und her, um die Fältchen aus allen Winkeln zu betrachten. Ich war entsetzt. Sollte ich mir Botox besorgen? Sollte ich mir eine Ponyfrisur schneiden lassen? Sollte ich in die Vorstadt ziehen und mich zur Ruhe setzen? Ich geriet in Panik. Ich studierte mein Gesicht in sämtlichen Spiegeln, in jedem Licht. Sind sie noch da? Und jetzt? Manchmal schienen sie zu verschwinden, doch kaum hatte ich mich beruhigt, waren sie wieder da. Ich begann, mein ganzes Gesicht nach Alterserscheinungen abzusuchen. Mein linkes Auge schien ein wenig herabzuhängen. Meine Haut hatte unter der Sonne gelitten. Tatsächlich, mein Leben war vorüber! (Oder, um es genauer zu sagen: Nun hatte ich keine Chance mehr, Rami zu halten.)

Ich verließ das Haus und machte mich auf den Weg zur U-Bahn. Auf der Fahrt in die Praxis wurde mir klar, dass ich schlechte Laune hatte, noch bevor der Tag richtig begonnen hatte. Wie konnte mir das nur passieren? Wie war es möglich, dass eine Frau, die daran gewöhnt war, mit einem gesunden Selbstvertrauen durchs Leben zu gehen, so leicht dem Gefühl verfiel, nicht liebenswert, wertlos und unattraktiv zu sein? Das war nicht ich! Normalerweise wachte ich morgens voller Zuversicht auf, ich hatte einen hüpfenden, ja sogar leicht schwingenden Gang. Wie war es möglich, dass ich nur durch einen Blick in den Spiegel die Beziehung zu mir selbst verloren hatte?

Wir alle genießen Aufmerksamkeit und Zuwendung. Die Augen eines Menschen leuchten bei unserem Anblick, er möchte uns kennenlernen, uns zuhören, unseren Körper berühren. Wir möchten glauben, dass das alles uns allein vorbehalten ist, weil wir einen einzigartigen Zauber ausüben. Wir alle sehnen uns danach, etwas Besonderes zu sein.

Kelly war mit der Tatsache konfrontiert worden, dass auch andere Frauen attraktiv waren, dass Charles das bemerken und sie eines Tages sogar verlassen konnte. Dass Beziehungen unsicher und vergänglich sind, ist uns allen latent bewusst, aber wir neigen zu dem Glauben, dass die Illusion unserer eigenen Besonderheit eine Gewähr für Stabilität ist. Das neuartige Verhalten von Charles konfrontierte Kelly mit der Wirklichkeit.

Es versteht sich von selbst, dass unsere Beziehungen zu anderen Menschen untrennbar mit unserer Beziehung zu uns selbst verbunden sind. Andere Menschen dienen uns als Spiegel, die uns zeigen, wer wir sind. Eine Mutter ist ein Spiegel für ihr Baby, ein Therapeut ist ein Spiegel für seine Patienten, Verliebte dienen sich gegenseitig als Spiegel.

Die Psychotherapie arbeitet mit dieser Tatsache und hat die Technik der »Spiegelung« entwickelt. Eine Spiegelung dient dazu, das Bild zu strukturieren, das sich der Patient von sich selbst und der Wirklichkeit macht. Die positive Spiegelung, bei der ein Therapeut dem Patienten seine Stärken vor Augen hält, stärkt dessen Selbstwertgefühl. Dabei verwundert es nicht, dass sich Patienten manchmal in ihren Therapeuten verlieben.

Die Spiegelung ist wie eine Bestätigung unseres Selbst. In einer Welt unpersönlicher Interaktionen hat der Wunsch eines anderen Menschen, einen tieferen Blick in unser Wesen zu werfen, eine starke Wirkung auf uns. Begegnet uns jemand mit Liebe und Begeisterung, so ist dies eine sehr wirkungsvolle Bestätigung. Darin liegt die wahre Besonderheit: nicht im Individuum, sondern in der *Beziehung*.

Wir alle haben ein instinktives Bedürfnis nach positiver Spiegelung. Sie ist ein unverzichtbarer Bestandteil unserer

Funktionsweise als soziale Wesen und darf nicht mit narzisstischen Zügen verwechselt werden. Narzissmus kann dann entstehen, wenn wir ein übertriebenes Bedürfnis nach positiver Spiegelung haben, und die Spiegelungstechniken können zur zwischenmenschlichen Manipulation missbraucht werden. Viele berühmte Verführer haben diese Techniken perfektioniert. Sie gehen über die oberflächliche Schmeichelei hinaus, spüren das Wesen eines Menschen auf und spiegeln seine vielen Schichten positiv wieder. (»Ich kann deine Traurigkeit sehen, sie ist von großer Schönheit.«)

Das Problem ist, dass ein Mensch, der vollkommen auf die Spiegelung angewiesen ist, um Information über sich selbst zu erhalten, jede realistische Selbsteinschätzung verliert. Wann wird die Wirkung der Spiegelung so groß, dass sie Vorrang vor unserem Selbstverständnis erhält? Dann, wenn wir uns zu fragen beginnen, ob wir gut genug sind. Wir müssen uns bewusst machen, dass kein Mensch immer klug, interessant, schön, geistreich oder temperamentvoll ist. Charles hatte aufgehört, Kelly als Spiegel zu dienen, weshalb ihr Bewusstsein der Besonderheit und Schönheit gelitten hatte. Sie fühlte sich nicht mehr geliebt. Ich wollte sie dazu bewegen, sich angesichts seiner schwindenden Aufmerksamkeit auf sich selbst zu besinnen. Sie musste begreifen, dass sie ihren Selbstwert nicht von seinen Launen abhängig machen konnte.

Eines Abends, als ich mit einigen Freundinnen in einem schicken Restaurant in der Lower East Side saß, fragte ich in die Runde: »Ärgert es euch, wenn euer Partner Interesse an anderen Frauen zeigt?« Es begann eine hitzige Debatte, in der meine Freundinnen sich gegenseitig Unsicherheit vorwarfen. Einige erklärten, es störe sie nicht, wenn die Augen ihres Freundes umherschweiften – das sei natürlich und keine Bedrohung für sie. Andere sagten, sie würden sogar gemeinsam Frauen kommentieren oder ihren Partner vorsichtshalber auf eine besonders auffällige Schönheit hinweisen; das sei in Ordnung, sofern er sich nicht allzu lange mit der anderen Frau beschäftige.

Die Übrigen waren der Meinung, ein solches Verhalten sei bestenfalls schlechtes Benehmen und schlimmstenfalls widerwärtig.

Da meine Freundinnen Zeuginnen einiger Eifersuchtsdramen zwischen Rami und mir geworden waren, wussten wir alle, wer die »Unsichere« in dieser Beziehung war. Eine meiner besten Freundinnen, die stets geduldig den »Horrorberichten« lauschte, die ich aus der Praxis mit nach Hause brachte, und mir mit ihren Blicken zu verstehen gab, dass ich von jämmerlicher Blauäugigkeit sei, erzählte von dem Rat ihres Exfreundes, den sie mir an dieser Stelle immer gab. »Wichtig ist nur, dass ein Mann seine Gedanken nicht in die Tat umsetzt. Es ist eine Frage der Integrität.«

»Aber das ist nicht gerade angenehm für mein Ego, denn ich will die schönste, begehrenswerteste Frau sein, die er je zu Gesicht bekommen hat. Die ihn so fesselt, dass er andere Frauen überhaupt nicht wahrnimmt, nicht einmal die Kellnerin, die ihm unaufgefordert ihre Brüste vor die Nase hält, während sie fragt: ›Was hätten Sie denn gerne?‹«

Meine Sensibilität für das Problem mit der »anderen Frau« hatte ihren Grund vermutlich darin, dass ich mich in der Beziehung zu Rami nie sicher fühlte. Mir wurde klar, dass es hier eigentlich nicht um Männer ging, sondern um die Frage, wie man mit der eigenen Unsicherheit umgehen sollte. Und zwar nicht nur ich, sondern auch er. Warum legte es ein Mann darauf an, eine solche Reaktion bei seiner Partnerin hervorzurufen?

Ich sah den Zeitpunkt für ein Einzelgespräch mit Charles gekommen. Ich wollte herausfinden, was er davon hatte, Kelly eifersüchtig zu machen. Die Antwort wollte ich auch für mich selbst.

»Kelly zieht immer die Aufmerksamkeit auf sich«, erklärte Charles. »Ich muss mitansehen, wie die Männer auf sie abfahren. Und sie genießt das, obwohl sie weiß, dass ich neben ihr sitze, sie anschmachte, glücklich bin, mit ihr zusammen zu sein. Ich hasse dieses Gefühl. Ich habe es satt: Jetzt habe ich den Spieß umgedreht.«

»Aber was genau wollen Sie Kelly damit sagen?«

»Dass es da draußen noch andere Frauen gibt.«

»Und das gibt Ihnen ein gutes Gefühl?«

»Wenn ich ehrlich bin: Ja. Ich fühle mich viel besser. Sie kann sich auch einmal ein bisschen um meine Aufmerksamkeit bemühen. Sie soll ruhig wissen, dass sie Konkurrenz hat.« Charles strotzte vor falschem Stolz.

Ich wurde ärgerlich. »Und wie soll sie sich dabei fühlen?«, fragte ich.

»Sie soll sich glücklich schätzen, mich zu haben. Sie soll dankbar für meine Liebe sein.«

»Hat sie Ihnen gesagt, wie sie sich fühlt?«

»Sie ist wütend.«

»Charles, das klingt nicht nach Wertschätzung. Es klingt so, als ginge es eher darum, was Sie fühlen wollen. Anstatt an Ihrem eigenen Wert zu zweifeln, sorgen Sie dafür, dass Kelly an ihrem Wert zweifelt. Sie wollen sich sicher fühlen, Sie wollen die Kontrolle haben – aber auf Kellys Kosten.«

»Ich betrüge sie ja nicht. Es ist harmlos.«

»Ich glaube, wir sollten einen besseren Weg suchen, um Ihre Furcht in der Beziehung zu bewältigen. Wie fühlen Sie sich, wenn andere Männer Kelly Aufmerksamkeit schenken?«

»Bedeutungslos. Ich frage mich unentwegt: Was hat dieser Kerl, das ich nicht habe?«

»Ich verstehe Sie, Charles«, sagte ich. »Sie wollen Kelly nicht verlieren. Aber Sie müssen nicht zur Manipulation greifen, um Ihr Selbstwertgefühl zu erhöhen.«

Ich schlug ihm vor, das nächste Mal, wenn er den Drang

verspürte, Kelly zu einem Verhalten zu bringen, erst einmal tief durchzuatmen, in sich zu gehen und sich auf seinen Wert zu konzentrieren.

»Ich möchte, dass Sie etwas ausprobieren: Versuchen Sie, die Bedeutung Ihrer Angst zu erkennen. Sie zeigt, dass Sie Kelly lieben und nicht verlieren wollen. Das ist etwas Gutes. Versuchen Sie sich darauf zu konzentrieren, diese Angst in Dankbarkeit für diese besondere Beziehung umzuwandeln, für eine Beziehung, die kein anderer Mensch zu Kelly hat.«

»Vermutlich habe ich diese Beziehung zerstört«, sagte er.

Charles hatte versucht, eine Abkürzung zu nehmen. Er hatte entdeckt, dass die Manipulation des Egos ihm ein gutes Gefühl gab, und außerdem konnte er Kelly für seine Unsicherheit bestrafen, anstatt sich mit der Angst vor Beziehungen auseinanderzusetzen, die ihn seit Jahren quälte. Ich hoffte, es würde ihm gelingen, daran etwas zu ändern, indem er sich seiner Angst stellte. Er hatte das Konzept verstanden, aber immer wieder scheitern Therapien daran, dass sich der emotionale Wandel nicht einfach deshalb einstellt, weil der Patient ein paarmal darüber gesprochen und sich ausgeweint hat. Es ist nicht möglich, sich eines Problems für immer zu erledigen, indem man es sich einfach nur von der Seele redet. Man kann es nur überwinden, indem man neue Techniken programmiert, um mit den zwangsläufig wiederkehrenden Emotionen umzugehen – und diese Techniken beharrlich übt. Ganz verschwinden wird das Gefühl nicht. Es kann zurückgedrängt werden, wenn man übt, das schädliche Verhalten nicht zu wiederholen. Aber in erster Linie geht es darum, seine Deutung von Situationen und den Umgang mit den eigenen Gefühlen zu ändern.

In den folgenden Sitzungen berichtete Charles über langsame Fortschritte. Dann brachte er Kelly wieder zu einer Sitzung mit. Ich hatte erwartet, wir würden über den Umgang mit der Eifersucht sprechen, aber Kelly hatte etwas anderes im Sinn. Kaum hatten wir uns gesetzt, verkündete sie aus heiterem Himmel: »Charles, ich muss dir etwas sagen. Neulich Abend war ich mit meinem Freund Justin aus, und am Ende landeten wir im Bett.« Sie sah ihn mit stählernen Augen an. Sie klang nicht zerknirscht, sondern kalt. Sie wollte ihn bestrafen.

Charles war vollkommen gelähmt, wie ein Reh, das ins Scheinwerferlicht starrt. »Das kann doch nicht sein«, flüstere er. Er wandte sich von uns ab. Seine Brust hob sich schwer.

»Du hast mich vernachlässigt, Charles«, sagte Kelly streng. »Ich hatte nicht den Eindruck, dass du noch echtes Interesse an unserer Beziehung hattest.«

»Aber das hatte ich. Ich ...«

»Mit Justin fühlte ich mich so, wie ich mich früher mit dir fühlte. Ich brauchte diese Aufmerksamkeit.«

»Kelly«, unterbrach ich sie, »ich höre keine Reue in Ihrer Stimme.«

»Sie haben recht. Ich bin wütend auf ihn.« Sie begann zu weinen.

»Sie versuchen, ihn zu bestrafen.«

»Ich will mich von ihm trennen«, sagte sie mit schockierender Endgültigkeit. Charles wimmerte.

»Kelly«, sagte ich, wobei ich die Stimme ein wenig hob. »Ich möchte, dass Sie damit aufhören. Ich möchte, dass Sie nichts mehr sagen, bevor Sie Ihre Gefühle unter Kontrolle gebracht haben.«

»Vergessen Sie es«, sagte sie. »Ich habe die Nase voll. All diese durchgeknallten Rollenspiele, und jetzt lässt er mich auch noch links liegen.« Sie war in einem narzisstischen Rausch.

»Ich wusste es«, stieß Charles hervor. »Ich wusste, dass das passieren würde.« Er war am Boden zerstört. »Ich wusste, dass sie mich am Ende betrügen würde.«

Er hatte genau das herbeigeführt, was er am meisten fürchtete. Und jetzt hatte er ohnehin keine Wahl mehr, aber er akzeptierte, dass die Trennung unvermeidlich war. Leider nahm er auch die Schuld auf sich. »Ich weiß, dass es mein Fehler gewesen ist. Ich habe es provoziert. Ich weiß, dass ich an diesen Dingen arbeiten muss.«

Kelly stand auf, wischte sich die Augen trocken und verließ den Raum.

Ich hatte die Kontrolle über die Sitzung verloren, noch bevor sie begonnen hatte. Wunderbar, dachte ich, nach all der Arbeit an seinen Betrugsphantasien erleidet Charles jetzt das nächste Trauma. Den Rest der Stunde verbrachte ich damit, ihn zu trösten.

Ich war enttäuscht darüber, dass der Reaktivitätszyklus zwischen den beiden in einem Treuebruch geendet hatte. Sie liebten einander wirklich. Sie hatten die *Möglichkeit* der Untreue nicht bewältigen können, und schließlich hatte Kelly ihre Angst ausgelebt. Ich dachte über die zahlreichen Methoden nach, deren wir uns bedienen, um das Gefühl der Angst, das uns in den Wahnsinn treiben kann, zu beherrschen. Charles, Kelly, Rami, ich. Niemand setzt sich wirklich mit der Angst auseinander, wir werfen sie uns zu wie eine heiße Kartoffel. Viele Menschen finden in ihrer Beziehung ein gewisses Gleichgewicht zwischen ihrem Bedürfnis nach Liebe und ihrer Furcht davor. Dabei fürchten wir uns in Wahrheit nicht vor der Liebe, sondern vor der eigenen Verwundbarkeit. Und so übertragen wir anderen die Verantwortung dafür, uns das Gefühl der Sicherheit zu geben. Die Wahrheit ist, dass niemand emotionale Sicherheit oder Treue garantieren kann. Niemand kann unsere Unsicherheit beseitigen. Letzten Endes müssen wir unsere Angst selbst in den Griff bekommen.

Charles setzte die Therapie fort. Die Beziehung zu Kelly konnte er nicht retten, aber zumindest hatte ich ihm die

Augen geöffnet, und er hatte sich seinem alten Trauma gestellt. Charles war bereit, etwas an seinem Leben zu ändern.

Ich selbst hatte von der Arbeit mit Charles profitiert, denn ich war gezwungen gewesen, therapeutische Eingriffe für ihn zu entwickeln. Ich lernte daraus etwas über meine eigene Eifersucht und meine Unfähigkeit, meinem Partner zu vertrauen. Ich arbeitete diese Probleme auf. Ich dachte darüber nach, was meine Gefühle über mich verrieten. Ich analysierte mein Selbstwertgefühl und meine Reaktionen auf meine Verwundbarkeit. Anstatt Eimer mit Eiswasser zu füllen, musste ich mich meiner Angst stellen.

Die wichtigste Lehre, die ich aus dieser Analyse zog, bestand darin, dass ich unter allen Umständen an meinem Selbstwertgefühl festhalten musste. Ich konnte Rami für sein Verhalten zur Rechenschaft ziehen, aber für meinen Selbstwert war allein ich verantwortlich. Ich hatte mich am Anfang dieser Beziehung entschlossen, mein Herz zu öffnen und meine Verwundbarkeit zu akzeptieren.

Was den Umgang mit den »anderen Frauen« anbelangte, musste ich mir klarmachen, dass es nicht fair ist, Vergleiche anzustellen. Anstatt mich in der Frage zu verlieren, wie ich im Vergleich zu anderen Frauen abschnitt, beschloss ich, mich einfach zu entspannen und die Vorzüge anderer Menschen zu genießen. Ich begann, das zu üben. Wenn ich mit Rami ausging und eine hübsche Russin oder Australierin an unseren Tisch kam, um ihren lieben Freund zu begrüßen, hielt ich mich im Zaum, atmete tief durch und überstand die Situation mit freundlichem Geplauder. Dies war ein Wendepunkt für mich, denn ich begann, mich ganz bewusst mit meiner Unsicherheit auseinanderzusetzen. Ich würde meine Schönheit bereitwillig annehmen, sie genießen und jeden Augenblick stolz auf mich sein. Die Falten? Zum Teufel damit. Es ging nicht um Falten, so wie es nicht um Marcella,

Luz oder Maria ging. Es ging darum, den Schaden zu beheben, den ich mir selbst zufügte. Keine Falte konnte mir meinen Glanz rauben. Im Spiegel sah ich keine Fältchen mehr, sondern die Frau, die mir gegenüberstand. Ich lernte, in Gegenwart von Menschen, die ich bewunderte, an meinem Selbstbild festzuhalten.

Wir müssen uns um uns selbst kümmern, um die Verwundbarkeit bewältigen zu können, die mit der Liebe einhergeht.

Die Männergruppe: Euphorie

Steve war ein durchaus gut aussehender Mann und erfolgreicher Projektentwickler mit einer sehr schönen Segeljacht. Ich hatte eigentlich nicht erwartet, je wieder von ihm zu hören. Wir hatten vor einigen Jahren eine Affäre gehabt. Nun erhielt ich eine E-Mail von ihm.

Er machte keine Umschweife: Er hoffe, ich erinnere mich an ihn. Er habe eine wichtige Frage an mich, und ich solle mir keine Gedanken machen, wenn ich verheiratet sei oder eine Beziehung hätte. Seine Absichten seien vollkommen platonisch. »Ich lebe jetzt in San Francisco, aber ich bin gerne bereit, dorthin zu reisen, wo du mittlerweile wohnst, denn ich muss persönlich mit dir sprechen.«

Das war alles. Keine Höflichkeiten, nichts über sein Leben, keine Fragen nach meinem. Ich bezweifelte, dass dieses Treffen zu mehr führen würde, als mich beim Mittagessen zu unterhalten, und um ehrlich zu sein: Ich hatte nicht einen Gedanken an Steve verschwendet, seit ich ihn das letzte Mal gesehen hatte.

Wir waren etwa einen Monat miteinander ausgegangen, als er mich schließlich in seine Wohnung mitnahm. Es war eine Penthousesuite am Strand, durchaus geschmackvoll eingerichtet, aber auf mich wirkte sie eher wie ein Vorführmodell als wie ein Ort, an dem wirklich jemand lebte. Es gab keine Bilder und kein Geschirr, nirgendwo lagen Briefe oder Papiere herum. Vielleicht war er ein Minimalist, oder er hatte einen Ordnungsfimmel, aber mein Gefühl sagte mir etwas anderes. Wir lagen eine Weile auf dem Bett und schmusten, aber als er sich ins Bad zurückzog, sprang ich auf und öffnete den Kleiderschrank. Er war leer. Da war nicht einmal eine schmutzige Socke. Mein Gott: Er wohnte nicht dort!

Ich stellte ihn zur Rede. Er gestand, dass er verheiratet war und Kinder hatte. Er hatte dieses Appartement vor einigen Jahren für Schäferstündchen mit Frauen gemietet. Ich war entsetzt. Er rechtfertigte sich damit, dass er in einer unglücklichen Ehe gefangen sei. Dies sei seine einzige Fluchtmöglichkeit. Aber er wolle sich nicht von seiner Frau trennen, bevor er eine andere finde, in die er sich verlieben könne ... und er habe echte Gefühle für mich entwickelt.

Jemandem, der zu einem solchen Doppelleben fähig war, hätte ich nie vertrauen können. Ich verließ die Wohnung auf der Stelle. Aber Steve gab sich nicht geschlagen. Er schickte mir wochenlang SMS und E-Mails, in denen er seine besondere Zuneigung für mich bekundete. Er bot sogar an, sich nicht mehr mit anderen Frauen zu treffen, was offenbar ein großes Opfer für ihn war. Ich sollte die Einzige sein – natürlich mit Ausnahme von seiner Angetrauten. Das war wirklich eine große Ehre: Ich hatte Gelegenheit, zur Lieblingsfrau in einem Harem zu aufzusteigen. Dann musste ich nur noch seine Ehefrau verdrängen, um alleinige Herrscherin in seinem Palast zu werden.

Ich sagte ihm, er solle nie wieder versuchen, Kontakt zu mir aufzunehmen.

Seitdem waren einige Jahre vergangen, und es konnte nur einen einzigen Grund für ein Treffen mit ihm geben: Neugier. Wenn er bereit war, die Reise auf sich zu nehmen, war ich bereit, diese Neugier aufzubringen. Ich schrieb ihm, dass ich in New York lebte und dass er gerne herüberkommen könne, um einen Kaffee mit mir zu trinken. Er antwortete, dass er sich in einigen Wochen freinehmen könne.

In der Zwischenzeit verschwendete ich keinen Gedanken an ihn. Ich war viel zu beschäftigt. Neben Einzeltherapien leitete ich einmal in der Woche eine Gruppensitzung für fünf Männer, die ich alle auch einzeln behandelte. Wir trafen uns in einer geschützten, vertraulichen Umgebung, um über ihre Erfahrungen mit Sex und Liebe zu sprechen.

Ich gab ihnen keine Themen vor, jeder konnte sich nach Belieben zu Wort melden und über alles sprechen, was ihn beschäftigte. Wir wollten die sozialen Rollen und den beruflichen Status beiseitelassen, um einen gleichberechtigten Gedankenaustausch zu ermöglichen. Dabei kam es regelmäßig zu peinlichem Schweigen und unverhohlenen sozialen Ängsten, und ich wusste vorher nie, wie der Abend verlaufen würde.

Da jeder Teilnehmer den Anfang machen konnte, stellte sich die Frage, wer der Meinung war, etwas zu sagen zu haben, dass für die anderen interessant sein würde. Wer glaubte, dass er Unterstützung verdiente? Wer war in der Lage, Hilfe anzunehmen? Wer wollte die Probleme der anderen lösen? Immer wieder kam es dazu, dass jemand das Alphamännchen spielte und die anderen untergeordnete Rollen einnahmen.

Die Teilnehmer waren Buddy, Oscar, John, Antoine und Andrew.

Antoine, ein französischer Musiker, war unglaublich sexy und versuchte, sich von einer unglücklichen Liebe zu erholen. Er kleidete sich wie James Dean und hatte eine ähnlich rebellische Persönlichkeit wie die Filmlegende. Er war ein Außenseiter, künstlerisch begabt, unkonventionell, verletzlich und sentimental, mit schönen dunklen Zügen und einem Hang zur Gewalt.

Andrew trug Anzüge und schicke Krawatten. Er wirkte oft steif, war stets makellos gekleidet und schlecht im Smalltalk, was zu einem Bankbeamten oder einem Menschen passt, der sich fehl am Platz fühlt. Er lebte allein, seit er sich zehn Jahre zuvor entschlossen hatte, seine Frau zu verlassen, weil er sie nicht mehr liebte.

Buddy leitete eine Postfiliale. Er war dünn, hatte kaum noch Haare auf dem Kopf, war wichtigtuerisch und so aufdringlich wie seine Ansichten zu allem und jedem. Es gab kein Diskussionsthema, das ihm nicht gefiel.

John liebte Frauen über alles. Seine prätentiöse Kleidung stand in deutlichem Kontrast zu seinem sanften Auftreten. Unglücklicherweise brachte er Frauen gegenüber nicht genug Vertrauen auf, um längere Zeit mit einer von ihnen zusammenzubleiben.

Oscar war richtiger Kerl. Er leitete sein eigenes Unternehmen und hielt nicht mit dem Verdacht hinter dem Berg, dass er mir nicht wirklich am Herzen liege. Er war zwanghaft untreu und hegte allgemein eine Abneigung gegen Frauen.

Eines Abends berichtete uns Oscar von seinem Dilemma. Er wusste nicht, ob er mit seiner Frau Nora zusammenbleiben oder sie für eine junge Chinesin verlassen sollte. Xia Le (Shelly) war seine Sekretärin. Sie war erst vor Kurzem in die Vereinigten Staaten eingewandert und alleinerziehende Mutter. Er hatte sie schwarz eingestellt. Die beiden waren seit fast einem Jahr liiert, und er hatte ihr in der Nähe seines Büros ein Liebesnest eingerichtet.

Nachdem er seine Unentschlossenheit in zahlreichen individuellen Therapiesitzungen, die zusammengerechnet einen Arbeitsmonat gefüllt hätten, aus allen Richtungen beleuchtet hatte, entschloss sich Oscar, die Gruppe mit seinem Problem zu konfrontieren. Er hoffte, die Anregungen der anderen Männer würden ihm Klarheit verschaffen. »Ich bin mir nicht sicher, ob ich Shelly wirklich liebe«, sagte er. »Vielleicht ist es auch nur eine Obsession. Aber wenigstens empfinde ich *Leidenschaft* für sie. Für meine Frau fühle ich nichts. Das bedeutet wohl, dass es zwischen mir und meiner Frau aus ist.«

»Welche Bedürfnisse erfüllt Shelly?«, fragte John. Er war am längsten von allen Teilnehmern bei mir in Behandlung und formulierte seine Fragen gern wie ein Therapeut.

»Welche Bedürfnisse? Alle, die meine Frau nicht erfüllt«, antwortete Oscar. »Aufmerksamkeit, Zuneigung, Sex. Meine Güte! Meine Frau ist derart auf die Kinder fixiert, dass sie mich kaum bemerkt, wenn ich aus dem Büro nach Hause komme. Shelly macht im Bett einfach alles.«

Diese Anspielung auf Shellys sexuellen Enthusiasmus weckte die Aufmerksamkeit der anderen Teilnehmer.

»Was meinst du mit ›alles‹?«, fragte John.

Die Antwort war fesselnd – und ich begann zu befürchten, dass wir vom eigentlichen Thema abgelenkt würden. Oscar erzählte, dass Shelly kurze Videos von sich beim Masturbieren aufnahm, die sie ihm im Büro aushändigte. »Eines davon nahm ich mit nach Hause und sah es mir an, während meine Frau mit den Kindern beschäftigt war«, sagte er. »Und sie erwischte mich, verdammte Scheiße.«

Die Männer stöhnten auf. »Sie drohte mir mit Scheidung. Deshalb bin ich hier. Aber ich ließ es nicht dabei bewenden. Bevor ich hinausmarschierte, sagte ich ihr, wenn sie mich zurückhaben wolle, müsse sie meine sexuellen Phantasien erfüllen.«

»Und was hat sie darauf gesagt?«, fragte ich.

»Sie wurde wütend«, antwortete er.

Und dann wurde es schlimmer. Einige Wochen nach Beginn seiner Therapie rief mich Oscars Frau Nora an. »Diese scheußliche Entdeckung ist sehr schmerzhaft für mich«, sagte sie. »Und anstatt zu sagen, ich solle auf mich aufpassen und dass er mich und die Kinder liebe, sagt er mir, ich müsse seine Sexphantasien erfüllen, und schlägt die Tür hinter sich zu.« Sie hatte sich mittlerweile das fragliche Video sowie einige andere angesehen, die sie in seinem Schreibtisch gefunden hatte. »Die Hure steckte sich ... Gegenstände in den Anus!«, rief sie. »Ich kann nicht einmal aussprechen, was sonst noch in diesen Filmen zu sehen ist. Es ist so widerwärtig.«

Nora hatte ihren Mann nicht hinausgeworfen und schien bereit, ihre Probleme aufzuarbeiten. Aber Oscar wusste nicht, für welche der beiden Frauen er sich entscheiden sollte. Es schien widersinnig, dass die Entscheidung bei Oscar lag, denn eigentlich hätte Nora in dieser Position sein müssen. Aber in unseren Einzelgesprächen (nicht jedoch in der Gruppe) hatte Oscar preisgegeben, dass Nora gebildeter als er war und aus einer wohlhabenden Familie stammte. »Mit Status oder Geld kann ich sie nicht beeindrucken«, beklagte er sich. »Sie schüchtert mich ein.«

»Warum ist es so wichtig für Sie, dass eine Frau bereit ist, alles für Sie zu tun?«, fragte ich ihn.

Buddy mischte sich ein, bevor Oscar antworten konnte. »Macht. Die absolute sexuelle Kontrolle über jemanden.« Die übrigen Männer nickten wissend.

»Und was meinen Sie?«, fragte ich Oscar.

»Was wohl? Genau das ist es.«

»Du hast dein eigenes Unternehmen«, wandte John ein. »Ist das nicht genug Macht?«

»Es ist nicht dasselbe«, antwortete Oscar.

»Nicht dasselbe wie was?«, hielt ihm John entgegen. »Wie es sexuell auszuleben?«

»Ich glaube, Macht verändert einen Menschen. Sie hat meine Gier nach noch mehr Macht geweckt«, gab Oscar zu.

»Das stimmt«, sagte Buddy. »Man berauscht sich daran und will mehr. Man verliert die richtige Perspektive.«

»Gab es in deinem Leben eine Zeit, in der du dich machtlos gefühlt hast?«, fragte John, wobei er mir einen Zustimmung heischenden Blick zuwarf. Oscar dachte nach. John wurde ungeduldig. »Ich glaube, du...« Ich bedeutete ihm mit einem Handzeichen abzuwarten. John und Buddy, die beide sehr selbstbewusst waren, wetteiferten normalerweise um die Führungsposition in der Gruppe und um meine Aufmerksamkeit. Beide verhielten sich wie vorbildliche Schüler und versuchten, Fragen so zu formulieren, wie ich es tat. Sie wählten oft die richtigen Begriffe, aber das war kein Beweis für eine Entwicklung. John zeigte in Gesellschaft anderer Männer ein ausgeprägtes Konkurrenzverhalten, und Buddy bemühte sich um Dominanz. Ich musste sehr darauf achten, dass sie nicht die Kontrolle über die Gruppe übernahmen.

»Lassen Sie Oscar einen Augenblick darüber nachdenken«, sagte ich.

John schmollte. Er mochte es nicht, dass man ihn in die Schranken wies.

Schließlich brachte Oscar in einer stockenden und gespannten Flüsterstimme eine Antwort heraus. »Ich wurde jahrelang von meinem älteren Bruder sexuell missbraucht.« Er zwang sich, den Blickkontakt zu den anderen Gruppenmitgliedern zu halten. Keiner der Männer war auf eine solche Antwort vorbereitet gewesen. »Und ich konnte es meiner Mutter nicht sagen, denn er war ihr Liebling.« Niemand wusste, wie er auf diese schockierende Enthüllung reagieren sollte. Auch mir war das neu. Eine qualvolle Stille breitete sich im Raum aus.

»Jungs, ihr seid furchtbar still ...«, sagte ich. Wie den meisten Männern fiel es auch denen in der Therapiegruppe schwer, Mitgefühl zu zeigen, aber nachdem er sich auf das Wagnis eingelassen hatte, sich zu öffnen, brauchte Oscar Zuwendung. Er wirkte bloßgestellt. Auch ich fühlte mich bloßgestellt und war ein wenig wütend.

»Ich weiß nicht, was ich sagen soll«, begann Buddy defensiv.

»Also, danke, dass du das mit uns geteilt hast, Mann«,

sagte Antoine. Ich hatte geglaubt, er sei in seine eigenen Gedanken vertieft, aber er hatte zugehört.

»Ja, was für eine Scheiße, Mann«, sagte John.

»Sehen Sie einen Zusammenhang zwischen dieser Erfahrung und Ihrem Bedürfnis nach Macht?«, fragte ich.

»Ich würde sagen, mein Bruder kontrollierte mich all die Jahre sexuell«, sagte Oscar. »Jetzt bin ich fixiert darauf, die Kontrolle zu bekommen. Ich bin vollkommen süchtig danach. Verdammt. Ich habe *überhaupt keine Kontrolle* über diese Shelly.«

»Fühlst du dich in der Beziehung zu deiner Frau mächtig?«, fragte Buddy.

»Nein.«

»Das kann ich nachempfinden«, sagte Buddy mit einem schelmischen Kichern.

»Zu Hause fällt meine Frau sämtliche Entscheidungen«, erklärte Oscar. »Das liegt natürlich daran, dass ich nie da bin. Aber zu Hause fühle ich mich nutzlos. Ich bin lediglich der Mann, der den Gehaltsscheck bringt. Sie weiß nichts zu würdigen von dem, was ich tue.«

Ich hatte diese Klage so oft gehört, dass ich mir wünschte, sie an alle Frauen der Welt weiterleiten zu können: Wertschätzung ist sehr wichtig für einen Mann.

»Es macht dich also wütend, wenn jemand anderer dich kontrolliert«, kommentierte Antoine.

»Was in Anbetracht des sexuellen Missbrauchs in der Kindheit durchaus einleuchtet«, sagte ich.

»Ich möchte eine Frau haben, die zu schätzen weiß, was ich ihr gebe, und bereit ist, alles zu tun, damit ich zufrieden bin«, sagte Oscar.

»Weil dir das ein Gefühl der Macht gibt«, sagte Buddy, dem es meiner Meinung nach wirklich gelang, sich in Oscar hineinzuversetzen.

»Genau, und jetzt bin ich süchtig danach.«

Männer, die Probleme mit Macht haben, erzeugen oft ein Machtungleichgewicht, wobei sie sowohl zu viel als auch zu wenig Kontrolle ausüben können. Sie fühlen sich nicht nur von Frauen angezogen, denen sie sich überlegen fühlen, sondern auch von solchen, denen sie ihrer Meinung nach unterlegen sind.

Shelly war offenkundig brillant. Sie hatte Oscars Bedürfnis nach Macht erkannt und für sich genutzt. Sie hatte sich in seine Sexsklavin verwandelt und ihm das Gefühl gegeben, Macht über sie zu haben. Dafür demütigte sie sich sogar. Im Gegenzug sorgte er finanziell für sie. Trotzdem war sie nicht zufrieden, denn Oscar hatte ihr klargemacht, dass er seine Frau nicht verlassen würde. Um den Druck zu erhöhen, zog sie durch Nachtclubs, während er bei seiner Familie war – und kündigte es vorher an. »Ich werde heute mit meinen Freundinnen ausgehen und mich betrinken«, sagte sie zu ihm. Dann teilte sie ihm per SMS mit, dass sie viel Spaß habe und ihn vermisse. Sie bedrohte ihn nie direkt, aber sie führte ihm vor Augen, dass die attraktive Frau, die all seine sexuellen Phantasien erfüllte, ungebunden war und sich mit jedem Mann einlassen konnte, dem sie begegnete.

Diese unausgesprochene Drohung versetzte Oscar in Angst und Schrecken. Shelly spielte mit seinem Gefühl, die Kontrolle über sie zu haben. Sie hatte erkannt, dass sein Bedürfnis nach Macht mit seinem Bedürfnis nach Bindung verschmolz. Er lebte in einem Zustand der Euphorie, weil sie ihn trotzdem allen anderen potenziellen Kandidaten vorgezogen hatte – obwohl dies eine von ihr erzeugte Illusion war.

Es ist keineswegs schwer, dafür zu sorgen, dass ein anderer Mensch besessen von einem ist. Wir müssen lediglich sein Ego umhegen. So wird er leicht manipulierbar. Den Schlüssel zu diesem Phänomen liefert ein grundlegendes Konzept der Verhaltensbiologie: die Verstärkung. Ein Verhalten kann durch vorhersehbare, regelmäßige Belohnungen verstärkt werden. Beispiele für solche Verstärker sind der monatliche Gehaltsscheck oder Sex am Valentinstag. Wir wissen, dass wir die Belohnung erhalten, und erfüllen unsere Pflicht. Allerdings verringern solche vorhersehbaren Belohnungen die Spannung.

Wirksamer ist eine sporadische Verstärkung. Es gibt keinen Zeitplan, und Belohnungen werden willkürlich vergeben. Der Betroffene weiß nicht, wann er belohnt wird. Eine Ratte muss immer wieder auf einen Schalter drücken, um gelegentlich mit Futter belohnt zu werden. Ein Beispiel dafür, wie die unregelmäßige Verstärkung beim Menschen funktioniert, sind Spielautomaten. Shelly hatte das Prinzip verstanden. Sie gab etwas und nahm es anschließend wieder weg. Sie ließ Oscar im Zweifel darüber, ob er bekam, was er wollte, sodass er jedes Mal, wenn er etwas bekam, von einer Welle der Euphorie durchströmt wurde. Ja, ja, ja! Oscar war wie eine dieser kleinen alten Damen im Casino, die versuchen, am Automaten drei Kirschen in einer Reihe hinzukriegen. Das war psychologisches Grundwissen. Aber anstatt eine Laborratte darauf zu trainieren, hundertmal einen Schalter zu drücken, damit der Futterspender eine Belohnung ausspuckte, hatte Shelly ihren Liebhaber darauf trainiert, seine Geldbörse zu zücken. Oscar deutete das als Leidenschaft.

»Hast du je Leidenschaft für deine Frau empfunden?«, fragte Buddy.

»Ja, lange Zeit sogar. Ich liebte ihre starke Persönlichkeit, aber mittlerweile hat sie die ganze Beziehung übernommen.«

»Sie scheinen sehr wütend auf Ihre Frau zu sein«, sagte ich. »Ich frage mich, ob sich dieses Gefühl aus der Wut auf Ihren Bruder und Ihre Mutter speist.«

»Soll das heißen, dass ich all das auf meine Frau übertrage?«, fragte Oscar.

»Vielleicht«, antwortete ich. »Starke Wut kann an die Oberfläche steigen und das Gefühl von Liebe in den Hintergrund drängen. Vielleicht ist die Liebe noch da, nur kann man sie nicht mehr sehen. Das geschieht häufig. Man glaubt, die Liebe sei tot. In Wahrheit zeigt mir Ihre Wut, dass da immer noch etwas ist.«

Nun meldete sich Andrew zu Wort. »Wenn etwas vorbei ist, ist es vorbei. Deshalb verließ ich meine Frau. Es war eine gute Entscheidung. Seitdem habe ich Spaß.«

»Warum bist du dann in Behandlung?«, antwortete Oscar mit kaum unterdrückter Wut. »Du bist seit zehn Jahren allein, woran liegt das wohl?«

Andrew hatte eine Antwort parat, die er sich zweifellos schon vor langer Zeit zurechtgelegt hatte. »Ich bin einfach niemandem begegnet, für den ich so empfinden könnte«, sagte er. »Es fehlte die Chemie, der Zauber ...«

Andrew war der klare Außenseiter der Gruppe. Er setzte sich immer ein wenig abseits von den anderen. Er nahm nur gelegentlich am Smalltalk vor und nach den Sitzungen teil. Er sagte nur selten etwas, wenn ein anderer Teilnehmer Hilfe suchte, und wenn er sich zu Wort meldete, äußerte er sich im Tonfall der Überlegenheit.

Andrew war auch derjenige, zu dem ich in der Einzeltherapie am schwersten Zugang fand. Er überließ es immer mir, eine Interpretation anzubieten, um anschließend Zustimmung oder Ablehnung zu signalisieren. Er wirkte teilnahmslos. Ich beobachtete unterschwellige Wut bei ihm, aber ansonsten beschrieb er seine Emotionen als schwach. Tatsächlich trank er, um »stärkere« Gefühle zu empfinden, da sein Leben »ohne einen guten Whiskey oder eine gute Frau öd und leer« sei. Das waren große Worte für einen Mann, der nicht aus sich herausgehen konnte. Doch Andrew verabscheute die Banalität des Alltagslebens und erwartete von mir dasselbe wie von seinem Whiskey und seinen Frauen: Ich sollte ihm etwas geben.

»Ich gehe ständig mit Frauen aus, und wenn es keinen Spaß mehr macht, trenne ich mich von ihnen«, erklärte er Oscar. »Ich habe einfach keine gefunden, die ich so unwiderstehlich fand, dass ich bei ihr bleiben wollte.« Sein Tonfall verriet, dass er sich nicht weiter mit dem Thema befassen wollte.

»Vielleicht bist du derjenige, der nicht gerade unwiderstehlich ist«, schoss Oscar zurück.

Ich wollte eingreifen, doch in diesem Moment meldete sich Antoine zu Wort: »Mann, wenn du etwas fühlen willst, muss dir ein Mensch am Herzen liegen. Ich weiß das, weil mein Problem ist, dass mir die Frauen zu sehr am Herzen liegen. Ich fühle zu viel. Ich verliebe mich derart, dass ich nie über eine Frau hinwegkomme. Ich bin immer noch verliebt in alle meine Exgeliebten.« Andrew biss die Zähne zusammen und schüttelte den Kopf. »Andrew, du bemühst dich nicht, uns wirklich kennenzulernen«, fuhr Antoine fort. »Ich nehme an, dass du dasselbe mit den Frauen tust. Du musst dich *engagieren* im Leben. Du musst dich für eine Frau öffnen, ihre Schönheit, ihre Poesie finden. Jeder Mensch ist unwiderstehlich – auch du.«

Zu meiner Überraschung versuchte Andrew nicht, diese Analyse zu zerpflücken. »Ich dachte, ich hätte ein schönes Leben. Einen tollen Beruf, eine schöne Wohnung.« Er zuckte mit den Achseln. »Ich hätte nie gedacht, dass ich mich so leer fühlen könnte.«

»Und ich habe immer geglaubt, dass ich die Frauen zu sehr liebte«, sagte Antoine. »Sie beherrschen meine Phantasie. Ich bin von ihren Gesichtern gefesselt, von ihren wunderbaren Körpern verzaubert. Ich sehne mich nach ihrer Berührung. Ich werde krank vor Liebe, ich kann nicht schlafen, wenn ich allein bin, und ohne Muse kann ich nicht schreiben. Ich kann nicht ohne sie leben. Wenn sie gehen, möchte ich sterben.« Er hielt kurz inne, bevor er fortfuhr: »Aber jetzt ist mir klar geworden, dass ich einfach mich selbst nicht genug liebe.«

»Dieses euphorische Gefühl würde ich auch gern haben«, sagte Andrew. »Ich weiß, dass es existiert. Früher kannte ich es.«

»Andrew will einen Rausch erleben«, sagte ich in die Runde. »Ist das Liebe?«

Im Grunde war es das, was alle Männer hier herausfinden wollten. Was bedeuteten all die starken Gefühle, die aus allen Richtungen auf sie eindrangen? War das Liebe? Besessenheit? Befriedigung des Ego? Die Hormone? Und boten diese Gefühle eine ausreichende Grundlage für eine dauerhafte Beziehung?

»Antoine hat eine Frage aufgeworfen, die jeden von Ihnen betrifft«, sagte ich. »Was ist es, das Sie sich nicht geben können?«

»Ich habe eine Idee«, sagte Antoine. »Wir könnten die Gruppenmeditation wiederholen, die wir vor einiger Zeit gemacht haben.«

Niemand hatte etwas dagegen einzuwenden. »In Ordnung«, sagte ich. »Nehmen wir uns einen Moment, um still dazusitzen und uns auf unser Inneres zu konzentrieren. Entwickeln wir Mitgefühl mit uns selbst, und machen wir uns bewusst, dass wir uns selbst lieben.«

Die Männer schlossen die Augen. Ich wende diese Intervention oft an. Sie klingt wie ein fauler Zauber, aber sie hat durchaus therapeutischen Nutzen. Die Männer sind immer bereit mitzumachen. Bei Oscar und Andrew sah ich sogar ein paar Tränen.

Ich traf mich mit Steve an einem Nachmittag in einem Café unweit meines Büros. Ich war ein paar Minuten zu spät dran, aber er war noch nicht da, weshalb ich mich mit der *New York*

Times im hinteren Teil des Raums niederließ und einen Cappuccino bestellte.

Als Steve hereinkam, hatte er ein breites Lächeln im Gesicht. Er kannte Manhattan nicht und hatte die falsche U-Bahn genommen. Er war sichtlich aufgeregt, angespannt und ein bisschen gereizt. Er wollte keinen Kaffee trinken und übersprang alle Höflichkeiten. »Ich will gleich zur Sache kommen«, sagte er. »Ich bin immer noch verheiratet. Vor Kurzem erzählte ich meiner Frau von meinen Affären und sagte ihr, dass ich in unserer lieblosen Ehe unglücklich sei. Sie will mit mir zusammenbleiben und mehr Romantik in unsere Beziehung bringen. Ich habe ihr gesagt, dass wir bis zu unserem nächsten Hochzeitstag in zehn Monaten versuchen können, die Dinge in Ordnung zu bringen. Wenn ich bis dahin meine Liebe zu ihr immer noch nicht wiedergefunden habe, werde ich mich scheiden lassen.«

Er holte tief Luft und fuhr fort: »Bevor ich all meine emotionale Kraft in meine Ehe investiere, muss ich eine Frage klären, Brandy. Ich habe alles erreicht, wovon ich geträumt habe: beruflichen Erfolg, Reisen in alle Welt, Affären mit Hunderten Frauen. Aber nie empfand ich jene Art der Begeisterung, die ich fühlte, als ich mit dir zusammen war. Ich denke seit Jahren jeden Tag an dich. Bitte sag mir die Wahrheit, das ist sehr wichtig für mich. Ich muss wissen, ob du auch so gefühlt hast?«

Was sagte er da? Ich wusste nicht, was ich antworten sollte. Mein Schweigen machte ihn nervös. Er fuhr fort: »Ich habe das Gefühl, so viel erlebt zu haben, dass alles seinen Zauber verloren hat. Du bist die strahlendste Frau, der ich je begegnet bin. Die Welt scheint heller zu werden, wenn du da bist.«

Ich ging instinktiv zur therapeutischen Analyse über: »Du willst dich also wieder lebendig fühlen ...«

»Genau! Ich will wieder den Zauber dieser Euphorie fühlen. Ich will, dass die Farben der Welt wieder leuchten!«

Steve war bereit, seine Frau zu verlassen, um dieses euphorische Gefühl zu suchen. Gleichzeitig fürchtete er sich davor, dass das Gefühl nicht von Dauer sein würde. Er war sich nicht sicher, ob er für diesen Rausch alles opfern sollte, was er aufgebaut hatte. Nun wollte er wissen, ob ich je dasselbe für ihn empfunden hatte, aber mein einziger Gedanke war: Ist es das, was er unter Liebe versteht?

Ist es das, wonach Männer, wonach wir alle suchen? Dieses euphorische Gefühl war das gegenwärtige Thema in meiner Gruppe, und vermutlich befand ich mich in der Beziehung zu Rami noch im Zustand der Euphorie. Aber ich begann, sie in einem anderen Licht zu sehen.

Das euphorische Gefühl ist wunderbar. Wir alle sollten es genießen. Aber wie meine Patienten, wie ich selbst zu manchen Zeiten und wie vermutlich alle Menschen wollte Steve diesen emotionalen Höhepunkt *unentwegt* haben. Er konnte seinen Grundzustand nicht ertragen. Er suchte nicht Liebe, sondern Vergnügen, und er hatte keine Ahnung von den wunderbaren Feinheiten einer Beziehung. Nun hatte er seine Phantasievorstellung von Liebe auf mich projiziert. Ich bedauerte ihn. Steve wirkte verloren und verwirrt, er war immer noch dort, wo er sich vor Jahren befunden hatte, und er steckte fest. Abgesehen davon, dass ich nicht das geringste Interesse an ihm hatte, hätte ich unter keinen Umständen an der Seite eines Vampirs leben wollen.

Steve begriff zweifellos, dass er bei mir keine Chance hatte. Also erzählte er mir, dass er jung geheiratet hatte. Sie war das schönste Mädchen weit und breit gewesen, aber er hatte rasch erkannt, dass sie nicht zu ihm passte und dass er sich in ihrer Gesellschaft nicht wohlfühlte. Doch es war zu spät, um sich von ihr zu trennen, denn es waren schon Kinder da. Er konnte seine Familie nicht im Stich lassen. Er fühlte sich gefangen. Um dem Gefängnis zu entkommen, ließ er sich mit anderen Frauen ein und suchte sich immer etwas Neues, aber er fand nicht heraus, was er eigentlich wollte.

In mir glaubte er gefunden zu haben, wonach er suchte: eine leidenschaftliche Liebe zum Leben, Wertschätzung für die kleinen Freuden des Lebens, die Fähigkeit, den Alltag als ein Abenteuer zu erleben, einen neugierigen Geist und den Wunsch, die Menschen kennenzulernen. Ich wünschte, er hätte begriffen, dass Glück der Leidenschaft für das eigene Leben entspringt.

Ich versuchte, meine Irritation zu verbergen. »Es ist ganz normal, dass du das Gefühl hast, ich sei dir sehr nahe«, sagte ich. »Das ist eine Fähigkeit, die ich entwickelt habe. Ich werde dafür bezahlt. Vielleicht solltest auch du lernen, anderen Menschen Nähe zu vermitteln. Vielleicht solltest du diese Fähigkeit bei deiner Frau einsetzen, anstatt von ihr zu verlangen, enthusiastische Gefühle bei dir hervorzurufen.«

»Du versuchst, meine Beweggründe zu analysieren, so als wäre ich einer deiner Patienten«, antwortete er. »Aber ich will nur wissen, ob du auch so gefühlt hast damals oder ob ich mir all das nur eingebildet habe.«

»Ich fühlte nicht dasselbe«, sagte ich notgedrungen. »Ich habe nie an dich gedacht.«

»Ich danke dir für deine Aufrichtigkeit«, sagte er. »Du hast mir geholfen, ich danke dir.«

Er schien zufrieden, als er das Café verließ. Ich habe nie wieder von ihm gehört.

Zwei Gespräche mit Michael

Aus dem Notizbuch der Therapeutin

Meine Patienten sagen mir immer genau, was sie wollen. Oft lassen sie sich auf meine Couch fallen, werfen den Kopf zurück und verkünden ohne Umschweife gerade heraus: »Ich will unverbindlichen Sex.« – »Ich will wilden, hemmungslosen Sex.« – »Ich bin gerade meiner Seelenverwandten begegnet.« Einer drückte es so aus: »Ich mag einfach nackte Frauen.« Als wollte er sagen: »Hören Sie zu, Gnädigste, Sie übertreiben es mit Ihren Analysen.«

Aber meine hartnäckige Befragung förderte oft zutage, dass sich hinter den einfachen Aussagen komplexe Wahrheiten verbargen.

Michael war ein solch amüsantes Beispiel. Er stammte ursprünglich aus Oklahoma und lebte allein. Er war kernig und beherzt und liebte es, über meine schönen Analysen zu lachen. Er forderte mich mit einer einfachen Logik heraus, gegen die ich nur mit Mühe ankam, vor allem da er einen charmanten südlichen Akzent hatte.

»Ich masturbiere jeden Tag und brauche trotzdem Sex«, erklärte er in nicht allzu ernstem Tonfall. »Ist das ein Problem?« Er lachte in sich hinein und spottete freundlich über meine Ernsthaftigkeit. Anstatt sein Bedürfnis zu analysieren, alles ins Lächerliche zu ziehen, entschloss ich mich, ihn ernst zu nehmen.

Therapeutin: »Woher wissen Sie, dass Sie Sex haben müssen?«

Michael (lächelnd): »Wie meinen Sie das? Ich weiß es einfach.«

Therapeutin: »Nun ja, ich möchte wissen, wie sich dieses Bedürfnis anfühlt.«

Michael: »Ich bin erregt und habe bei jeder Frau, der ich begegne, sexuelle Gedanken.«

Therapeutin: »Fühlen Sie sich besser, wenn Sie masturbieren?«

Michael: »Nein. Vielleicht sollte ich es öfter machen, vielleicht habe ich einfach einen ausgeprägten Sexualtrieb. Wie oft kann man masturbieren, bevor es als übermäßig einzustufen ist?«

Therapeutin: »Ich kann Ihnen keine Zahl nennen, Michael, aber wenn tägliches Masturbieren Sie nicht befriedigt, denke ich nicht, dass die Antwort darin besteht, es häufiger zu tun. Vielleicht brauchen Sie etwas anderes. Ich möchte Ihnen helfen, sich Ihrer sexuellen Motivation bewusst zu werden. Was wollen Sie wirklich?«

Michael: »Doc, ich schwöre Ihnen, dass ich es nicht weiß. Wenn eine Frau vorbeigeht, geht mir nur ein Gedanke durch den Kopf: Wie sieht sie wohl nackt aus?«

Therapeutin: »In Ordnung, aber Sie *fühlen* sich erregt. Sehen wir uns an, was das bedeuten könnte. Ich denke, dass die sexuelle Lust an sich ein großartiges Gefühl ist. Diese Energie ist eine wichtige Quelle der Vitalität, sie weckt unsere Sinne, wir fühlen uns kraftvoll und lebendig. Aber Sie genießen dieses Gefühl nicht, sondern sind frustriert. Warum?«

Michael: »Weil ich seit vier Monaten keinen Sex gehabt habe.«

Therapeutin: »Aber Sie bauen den körperlichen Druck jeden Tag ab.«

Michael: »Nicht mit einer realen Frau.«

Therapeutin: »Sie sehnen sich also nach einer realen Frau?«

Michael: »Nach Berührungen und Zuneigung, nach jemandem, mit dem ich flirten und sprechen kann …«

Therapeutin: »Das heißt also, Sie sind einsam.«

Michael: »Ja. Das ist wahr. Vermutlich habe ich mir das nur nicht eingestanden.«

Therapeutin: »Sie sind einsam. Wie fühlen Sie sich bei diesem Gedanken?«

Michael: »Traurig.«

Therapeutin: »Was ist traurig daran?«

Michael: »Ich fühle mich wie ein Verlierer.«

Therapeutin: »Weil Sie Ihren Gefühlen aus dem Weg gehen, kommt Ihre Sehnsucht nach einer Beziehung zu einer Frau als Geilheit und sexuelle Phantasie zum Ausdruck. Sehen Sie, wie Sie eine Motivation durch die andere ersetzen?«

Wie bei vielen meiner Patienten stellte sich bei Michael heraus, dass er im Grunde nicht wusste, was er wollte. Michael war sich seiner tiefen Einsamkeit nicht bewusst und spürte an ihrer statt das körperliche Gefühl der Geilheit. Das war eine physische Sublimierung. Wie bei anderen Männern, denen ich die wahre Natur ihres Begehrens zu zeigen versuchte, steckten bei Michael hinter dem, was er für seine Wünsche hielt, zahlreiche emotionale Bedürfnisse.

Das habe ich in vielen Therapien beobachtet. Der Patient durchlebt eine Phase intensiver Emotionen: eine Trennung, einen Umzug, den Verlust eines geliebten Menschen. In dieser Situation wird er von seinen Emotionen überwältigt. In einem Augenblick ist er von herzzerreißender Trauer erfüllt, und im nächsten wird er sexuell erregt. Kurze Zeit später hat er eine intensive sexuelle Affäre oder verliebt sich bis über beide Ohren. Das Problem ist, dass der Therapeut weiß, dass hier Emotionen durcheinandergeraten sind, während es dem Patienten nicht bewusst ist.

Der menschliche Geist findet verschiedene Wege, um seelischen Schmerz unter Kontrolle zu bringen: Abstumpfung, Dissoziation, Projektion und anderes mehr. Dieser spezielle Mechanismus ist besonders interessant. Es ist, als würde man die Droge Ecstasy nehmen und sich plötzlich nicht mehr verloren oder voller Angst fühlen, sondern das Bedürfnis spüren, alle Welt zu umarmen. In diesem Fall werden die Gefühle nicht unterdrückt, sondern tatsächlich umgewandelt. Ich versuche, meinen Patienten beizubringen, sich ihrer grundlegenden Motivationen und Gefühle bewusst zu werden. Es ist mir klar, dass ich ein Spielverderber bin.

Michael hatte Probleme, wie seine rastlose Suche nach Sex zeigte. Aber er würde das, wonach er in Wahrheit suchte, nicht finden, wenn er weiter den Chimären nachlief, die ihm sein Unbewusstes vorspielte. Es war Michael nicht klar, dass er einsam war. Und wie wir sehen werden, verbarg sich hinter der Einsamkeit eine weitere Emotion, die ihm ebenfalls nicht bewusst war.

Dieses Beispiel macht deutlich, wie wichtig die sexuelle Bewusstheit ist. Sexuelle Phantasien und sogar die körperliche Begierde überlagern oft ein anderes Bedürfnis, das nichtsexueller Natur ist. Warum die Sublimierung? Warum weiß der Mensch nicht einfach, was er will, und versucht es sich zu holen? Warum verirrt er sich in seinem emotionalen Labyrinth?

Der folgende Dialog verdeutlicht, warum es nicht so leicht ist zu erkennen, was man will, und sich auf die Suche danach zu machen.

Michael: »Ich will einfach nur Sex haben. Ich bin im Augenblick nicht interessiert an einer Beziehung zu einer Frau. Ich finde, es ist eine pragmatischere Lösung, zu Prostituierten zu gehen. Ich bezahle, bekomme, was ich will, keine Verpflichtungen. Ich wünschte mir nur, ich müsste nicht dafür bezahlen, sondern könnte einfach nur Sex haben. Warum muss ich dafür bezahlen? Warum das ganze Theater mit den Frauen? Wenn ich geil bin, sollte es mir möglich sein, einfach zu einer Frau zu sagen, dass ich geil bin, und wenn sie ebenfalls geil ist, können wir miteinander schlafen. Warum muss es immer gleich eine Beziehung sein? Warum müssen immer Gefühle dazugehören? Werden denn Frauen nicht auch geil? Wollen Frauen nicht auch es manchmal einfach treiben?«

Therapeutin: »Haben Sie schon einmal versucht, einer Frau diese Frage zu stellen?«

Michael: »Nein, das will ich nicht riskieren. Es ist schwierig, Frauen zu finden und Kontakt mit ihnen aufzunehmen. Es fällt mir schwer, ihre Signale zu deuten. Ich möchte mich nicht damit herumschlagen. Es ist einfacher, eine Prostituierte anzurufen.«

Therapeutin: »Das klingt, als würde alles so laufen, wie Sie es sich vorstellen.«

Michael: »Nur dass es schwierig ist, Prostituierte zu finden, die mir gefallen und die bereit sind, die Dinge zu tun, die ich will.«

Therapeutin: »Was wollen Sie denn?«

Michael (scheint sich nicht wohlzufühlen, sieht weg, windet sich): »Haha, Sie sind aber wirklich hartnäckig.«

Therapeutin: »Wollen Sie eine bestimmte sexuelle Handlung oder ein spezielles Zusammenspiel?«

Michael: »Beides. Ich möchte, dass sie Dinge machen, gegen die sie sich sträuben, die gegen ihre Regeln sind.«

Therapeutin: »Wie zum Beispiel ...?«

Michael (zögert): »Zum Beispiel küssen. Vorspiel. Sie wissen schon: dass sie das tut, was ein ›normales Mädchen‹ tun würde.«

Therapeutin: »So, als wollte sie es ebenfalls tun, als bräuchte sie es ebenfalls?« (Er war nicht der erste Patient, der mir von solch einem Wunsch berichtete.)

Michael: »Genau. Ich möchte, dass sie es auch will. So, als würde sie auch Sex brauchen.«

Therapeutin: »Es geht also nicht nur um den Orgasmus.«

Michael: »Genau.«

Therapeutin: »Sie brauchen Berührungen, menschliche Nähe, ein wenig Zuneigung. Sie sind nicht nur geil ...«

Michael: »Ich bin einsam, Doc, aber ich bin nicht auf der Suche nach Liebe.«

Therapeutin: »Sie haben mir doch erzählt, einer Ihrer Freunde habe Ihnen vorgeschlagen, Sie sollten sich eine Braut aus dem Katalog bestellen. Ich glaube, das wäre eine gute Lösung für Sie.«

Michael: »Wie meinen Sie das? Warum?«

Therapeutin: »Es wäre eine pragmatische Lösung. Sie könnten die Suche nach einer Frau oder die Annäherungsversuche, die Ihnen so schwerfallen, einfach überspringen.«

Michael: »Was werden die Leute von mir denken? Das würde ja so aussehen, als hätte ich mir jemanden kaufen müssen.«

Therapeutin: »Nun ja, Sie können es auch anders betrachten. Das liegt ganz bei Ihnen. Es ist eine praktische und effiziente Möglichkeit, Sie aus Ihrem Dilemma zu befreien. Und diese Frau wäre immer verfügbar. Sie müssten sich also nicht die Mühe machen, jemanden zu suchen, wenn Sie geil sind, und wahrscheinlich wird diese Frau alles tun, was Sie wollen.«

Michael: »Das sollte sie dann besser auch tun ... Das wäre tatsächlich nett, eine hübsche Frau, die mir immer zur Verfügung steht. Hmm ... Aber nein, nein danke. Sie wäre immer da. Was, wenn ich nicht mit ihr ausgehen will? Wenn wir nichts gemein haben? Vermutlich würde sie kein Englisch sprechen.«

Therapeutin: »Kein Englisch. Das könnte vorteilhaft für Sie sein.«

Michael: »Sie gehen mir langsam auf die Nerven. Ich will eine Frau finden, mit der ich glücklich sein kann. Ich will eine Beziehung haben! Warum sagen Sie mir nicht, dass ich lernen muss, meine Angst vor Frauen zu bewältigen? Ihr Rat ist verrückt. Ich gehe gleich.«

Therapeutin: »Verrückt? Ich habe nur Ihren Gedankengang fortgesetzt. Warum ärgert Sie das?«

Michael: »Sie sagen mir, ich soll mir eine Frau kaufen! Sie sagen, dass ich nicht imstande bin, eine Frau zu finden.« (Sieht weg.)

Therapeutin: »Nein, das sage ich nicht. Das sagen Sie.«

Michael (denkt nach, lächelt): »Umgekehrte Psychologie?«

Therapeutin: »Genau.«

Michael: »Sie sind widerwärtig.«

Therapeutin: »Kommen Sie schon. Natürlich sind Sie liebenswert. Natürlich können Sie eine Frau finden. Aber wissen Sie das auch?«

Michaels Wünsche und Phantasien offenbarten nicht nur seine Angst vor Frauen, sondern auch sein Bemühen, diese Angst zu *umgehen*. Indem er die Phantasie bis zum Ende durchspielte, wurde ihm klar, dass sie abwegig war. Er stellte fest, dass sich hinter all dem Gehabe der Wunsch nach einer Beziehung verbarg. Das Problem war, dass Michael nicht mit Frauen umgehen konnte, dass er sich vor ihnen fürchtete. Also entschloss er sich, für Begegnungen mit Frauen zu bezahlen, damit sein Selbstwertgefühl nie auf die Probe gestellt wurde. Und er fand eine durchaus vernünftig klingende Rechtfertigung für sein Verhalten. Auch wenn es sein konnte, dass er einfach auf Sex aus war, wie er erklärte, war das zweifellos nicht seine einzige Motivation.

Dass viele meiner Patienten nicht wissen, was sie wollen, liegt daran, dass sie sich nicht richtig mit der Frage beschäftigen, wonach sie sich wirklich sehnen. Oft baut sich eine diffuse Sehnsucht auf, ein plötzlicher Wunsch nach einem bestimmten Gefühl, und sie handeln, ohne nachzudenken. Ich versuche ihnen beizubringen, für einen Moment innezuhalten, wenn sie einen sexuellen Impuls spüren, und sich zu fragen: Was will ich wirklich?

Die Männergruppe: Wut

Alle Frauen sind Miststücke«, sagte Will, ein Neuling in unserer Gruppe. Es hörte sich nicht wie eine Hypothese oder eine emotionale Reaktion an, sondern er glaubte offenbar tatsächlich, eine Tatsache auszusprechen. Ich ließ den Blick durch die Runde wandern, um festzustellen, ob jemand etwas auf diese provokante Behauptung erwidern wollte. Schweigen. Ich fragte mich, wie viele der Männer bis zu einem gewissen Grad genauso dachten wie Will. Und ihr Schweigen machte mich betroffen. Eine solche Einstellung darf nicht auf die leichte Schulter genommen werden, denn sie führt zu zahlreichen Beziehungskonflikten und sexuellen Störungen.

Andererseits war zu hoffen – auch wenn das eine sehr bescheidene Hoffnung war –, dass das Schweigen lediglich auf die Gruppendynamik zurückzuführen war. Will hatte die Persönlichkeit eines aggressiven Alphamännchens, und die anderen Männer vermieden die Konfrontation mit ihm, während sie untereinander durchaus Widerspruch äußerten. Schließlich entschloss ich mich, selbst auf Wills Behauptung zu antworten.

»Das ist ein sehr eindimensionales Urteil über Frauen, Will. Ich weiß, dass Sie intelligent sind und durchaus wissen, wie komplex die Menschen sind. Warum sind die Frauen also heute die Bösen?«

»Die Frauen haben die ganze Macht, und sie wissen es«,

sagte er, wobei er an einen Punkt an der Wand starrte, als wäre er in Trance. »Sie manipulieren uns, steuern uns, verführen uns.«

»Was ist es für ein Gefühl, wenn eine Frau versucht, Sie zu verführen?«

»Da war zum Beispiel diese Frau, die anfing, mir ihre traurige Lebensgeschichte zu erzählen. Sie tat so, als wollte sie einen Rat, aber ich hatte dieses Fräulein schon zuvor in der Rolle des leidenden Opfers gesehen und kaufte es ihr nicht ab.«

»Sie beschreiben, was Sie über die Frau dachten. Aber wie fühlten Sie sich, während sie sprach?«

»Verwundbar. Es gefiel mir nicht, dass sie die Kontrolle hatte. Ich versuche, diese Position selbst zu behalten.«

Antoine hatte eine Frage. »Wovor fürchtest du dich?«

»Davor, mich zu verlieben«, antwortete Will kühn.

In den Einzelgesprächen mit Will hatte ich festgestellt, dass er aufgrund früherer Erfahrungen Liebe mit Demütigung und Zurückweisung gleichsetzte. Um diese Emotionen zu beherrschen, unterwarf er Frauen sexuell und erniedrigte sie.

Persönlich langweilte er mich. Liegen die ersten spannenden Sitzungen und die Faszination einer neuen Geschichte einmal hinter uns, habe ich die sexuellen Geheimnisse und Neigungen eines Mannes einmal aufgedeckt und seine inneren Widersprüche analysiert, kann es passieren, dass ich selbst in eine Krise gerate. Ich habe mich in die Arbeit mit einem Patienten vertieft, mich durch eine Sitzung nach der anderen gekämpft, um sein Selbstwertgefühl Stein für Stein aufzubauen – und dann beginnt er mich zu langweilen. Ich habe das Gefühl, den gesamten Saft aus der Frucht gepresst zu haben, und bin nur noch irritiert von den Problemen, mit denen dieser Mensch ringt.

Einmal ging ich nach einer Sitzung mit Will nach Hause

und rief meine Mutter an. »Das Therapieren ist langweilig!«, verkündete ich. »Diese Männer sind furchtbar langweilig! Im Ernst, ich hatte mehr Spaß als Kellnerin! Vielleicht sollte ich mir einen anderen Beruf suchen.«

»Brandy!«, rief sie lachend in einem mütterlich rügenden Ton. Ich sollte erwähnen, dass meine Mutter, die ein wenig Ähnlichkeit mit Elizabeth Taylor hat, eine sehr schöne Frau ist, mit glänzendem schwarzen Haar, großen blauen Augen und sehr weißer Haut. Sie strahlt eine natürliche Liebe aus. Sie ist eine sehr spirituelle Frau, die den Menschen vorbehaltlos Liebe schenkt – psychisch Kranken wie Armen und auch mir selbst dann, wenn ich sie nicht verdiene. Sie hat jenes Leuchten, das man oft bei Menschen findet, die sich einer spirituellen Idee verschreiben: Es hat etwas von einem Energiefeld des Wohlwollens. Um nur ein Beispiel zu geben: Einmal war in unserer Gegend ein Vergewaltiger unterwegs, der an der Tür klingelte und über die Frauen herfiel, wenn sie öffneten. Als er an die Tür meiner Mutter klopfte, wusste sie nicht, mit wem sie es zu tun hatte. Sie bat ihn herein und sprach mit ihm. Sie beteten gemeinsam, er brach in Tränen aus, und sie brachte ihn in die Kirche. Ich muss noch heute lachen, wenn ich daran denke. Der Arme hatte keine Ahnung, worauf er sich einließ.

»Du musst dich ihnen mit Mitgefühl nähern«, sagte sie. »Lass dich nicht entmutigen. Sei ein Licht im Dunkeln.«

Natürlich wusste ich die besonderen Vorzüge meiner Mutter nicht immer zu schätzen, vor allem nicht in meiner Zeit als rebellische Jugendliche, aber je älter ich wurde, desto mehr bedeuteten sie mir.

»Ja, vermutlich sollte ich mitfühlend sein«, sagte ich, beschwichtigt von ihrer Stimme. »Aber ich glaube, irgendetwas stimmt nicht mit mir. Muss ich wirklich *in jedem Augenblick* Mitgefühl empfinden?«

Für mich klang das wie ein spirituelles Ideal. Das konnte

nicht normal sein. Wer außer Jesus konnte jederzeit und mit jedem Mitgefühl empfinden? Ich wusste, dass ich meine Arbeit als Therapeutin am besten machte, wenn ich dieses Mitgefühl für meine Patienten aufbrachte, aber die Wahrheit war, dass ich nicht immer dazu in der Lage war.

Doch ich versetzte mich zumindest in sie hinein. Und ich hatte in meiner Ausbildung gelernt, meine Anteilnahme gezielt einzusetzen, aber die Patienten spürten den Unterschied. Es war wie beim Sex: Zwei Menschen können alle Bewegungen machen, die von ihnen erwartet werden, ohne etwas zu fühlen. Der Instinkt erkennt die Wahrheit.

Auch in jener Gruppensitzung bemühte ich mich um Mitgefühl, und als die Männer ihre irrationale Wut auf Frauen herausließen, empfand ich es. Es war einer jener Momente der Erleuchtung. Ich dachte: Ich kann einfach nur dann kein Mitgefühl empfinden, wenn es keinen Grund dafür gibt. Will hatte bisher in all den Sitzungen nichts anzubieten gehabt, das ich nachempfinden konnte. Doch an diesem Tag *fühlte* ich das Leid, das hinter seinem Gepolter steckte. Manchmal hatte ich in den Sitzungen mit Männern den Eindruck, es mit einer Art von Droid zu tun zu haben, mit einer anderen Version von Menschen, mit versteinertem Holz, mit Abtrünnigen der menschlichen Rasse, deren Gesichter von einem Präparator ausgestopft worden waren.

Ich verließ die Praxis erschöpft und niedergeschlagen. Ich wollte die Therapie mit Will abbrechen, in den Sitzungen abschalten, aufhören, mich so verzweifelt zu bemühen. Aber dann wurde mir klar, dass mich gerade diese Gruppe von Patienten am meisten brauchte. Es war meine Aufgabe, sie aus der Deckung zu locken, ihnen dabei zu helfen, ihre Gefühle aufzuspüren und mit mir darüber zu sprechen, damit ich mich um sie kümmern konnte. Dies schien mir ein grundlegendes Problem der zwischenmenschlichen Bindungen zu sein: Wenn sie sich mir nicht öffnen konnten, einer Person, die sie dafür bezahlten, dass sie ihr die Wahrheit sagen konnten, wem sollten sie sich dann öffnen? Was für eine Art von Sex hatten diese Männer, wenn sie nicht imstande waren, eine Beziehung zu einer Frau herzustellen?

Damit in diesem Raum überhaupt Gefühle zum Vorschein kommen konnten, würden diese Männer das Wagnis eingehen müssen, mich in ihre Seele schauen zu lassen – und dasselbe galt für Sex. Das Selbst muss anwesend sein, damit beim Sex Leidenschaft entstehen kann. Wenn das, was ich hier vorfand, eine epidemische Unfähigkeit zu wirklichen Bindungen war, dann musste ich zunächst die Fähigkeit dieser Männer verbessern, eine Beziehung zu mir und den anderen Gruppenmitgliedern herzustellen. Voraussetzung dafür war, dass wir uns darin einig waren, dass sie anderen Menschen etwas bedeuteten und dass unsere therapeutische Beziehung kein bloßes Dienstleistungsverhältnis, sondern eine bedeutsame Beziehung war – dass sie mir etwas bedeuteten und dass ich ihnen etwas bedeutete, dass andere Menschen in ihrem Leben Bedeutung hatten und dass der Sex Bedeutung hatte.

Ich entschloss mich, ihnen beizubringen, wie man eine Beziehung herstellt. In der Gruppe konnten wir trainieren, uns füreinander zu öffnen. Anstatt mit Frustration und Langeweile darauf zu reagieren, dass sie nicht wussten, wie sie das anstellen sollten, machte ich es mir zur Aufgabe, sie aus ihrem Schneckenhaus herauszulocken und zu sich selbst zu finden. Um das zu bewerkstelligen, wollte ich versuchen, allem an ihnen Wert beizumessen, selbst dem, was ich verabscheute. Sie mussten einen guten Grund dafür haben, sich abzukapseln und sich und mich aufzugeben. Ich entschloss mich dazu, einen bedachtsamen Versuch zu wagen, diese Männer zu einer Erkundungsreise durch ihre Psyche und ihren Körper zu bewegen, in die trüben Tiefen ihrer Brust und ihres Bauchs, um ihr Wesen zum Vorschein zu bringen und mit Wärme, Fürsorge und Mitgefühl zu begegnen. Ich würde nach jedem noch so kleinen Hinweis auf Leben suchen und mich darauf konzentrieren.

»Ich hatte einen Traum, in dem ich meine Mutter mehrfach ins Gesicht schlug«, erzählte Antoine. Diese verblüffende Aussage traf uns wie ein Schlag. Eine derart tief sitzende und ursprüngliche Wut passte so gar nicht zu ihm. Die Gruppe war geschockt, und dasselbe galt für mich – wenn auch aus anderen Gründen. Nur ich wusste, dass Antoine in unserem Einzelgespräch einige Tage vorher wütend auf mich geworden war. Ich erinnerte mich daran, wie er durch die Praxis gelaufen war und enttäuscht den Kopf geschüttelt hatte.

»Was hat dieser Blick zu bedeuten?«, fragte ich.

»Was für ein Blick?«

»Ich weiß nicht, Antoine. Sie wirken sonderbar.«

»Ich bin sauer auf Sie.«

Es ist ein wichtiges Zeichen, wenn ein Patient seine Wut gegen mich richtet. Ich spürte einen Hauch von eigener Wut und nahm automatisch eine Verteidigungshaltung ein, die ich jedoch überwinden musste, denn dies war meine Chance, seiner Wut positiv zu begegnen, damit er sich öffnen und seine Haltung gegenüber Frauen ändern konnte.

»Was ist passiert?«

»Sie haben mein Vertrauen missbraucht. Ich glaube nicht, dass ich mich Ihnen noch einmal offenbaren kann.«

Ich war verwirrt. »Wie habe ich Ihr Vertrauen missbraucht, Antoine?«

»Sie haben in der Gruppensitzung erwähnt, dass ich unter vorzeitigem Samenerguss leide. Ich wollte nicht, dass die anderen das wissen. Sie haben meine Intimsphäre verletzt.«

Ich konnte mich nicht erinnern, diese Information preisgegeben zu haben. Ich erzähle in einer Gruppe nie von klinischen Erkenntnissen über einen Patienten, sofern er sie nicht selbst zur Sprache bringt.

Antoine litt tatsächlich unter vorzeitigem Samenerguss. Ein Sexualtherapeut trägt einem Mann, der dieses Problem hat, normalerweise auf, so lange zu masturbieren, bis er kurz vor dem Höhepunkt ist, zu unterbrechen und zu warten, bis die Erektion nachgelassen hat, um anschließend von vorne zu beginnen. Denselben Vorgang soll er dann so lange wiederholen, bis sich seine sexuelle Reaktion verlangsamt. Aber bei Antoine funktionierte das nicht. Er konnte nur etwa eine Minute aushalten. So hatte er trotz seiner Jugend – er war erst fünfundzwanzig Jahre alt – begonnen, Viagra zu nehmen, um den Geschlechtsverkehr verlängern zu können. Aber er schämte sich furchtbar dafür. Er aß hastig, er trank hastig, er fuhr hastig, und er kam hastig. Er war nicht in der Lage, das Tempo zu drosseln, um etwas genießen zu können. Wir hatten den Ursprung dieses Verhaltens in seiner Jugend als Straßenkind in Paris gefunden: Er hatte nie sicher sein können zu bekommen, was er zum Überleben brauchte. So hatte er gelernt, jede Mahlzeit rasch und gierig zu verschlingen.

»Antoine, ich glaube eher, dass *Sie* das vor einigen Wochen erwähnten«, sagte ich. »Erinnern Sie sich noch an den Tag, an dem Sie der Gruppe erzählten, dass Sie alles überhastet tun?«

Möglicherweise fiel es ihm wieder ein, aber er gab es nicht zu. »Ich glaube nicht, dass ich die Therapie mit Ihnen fortsetzen kann«, sagte er. »Ich werde mir einen anderen Therapeuten suchen. Ich kann Ihnen nicht mehr vertrauen.«

»Sie können der *Sicherheit* nicht vertrauen, Antoine«, sagte ich. »Sie haben sich noch nie in Ihrem Leben sicher gefühlt. Sie wurden als kleiner Junge zum Waisen, und Sie wissen nicht, wie es ist, einen sicheren Zufluchtsort zu haben. Aber bei mir sind Sie sicher.«

»Ich fühle mich nicht sicher.«

»Sie sind hier sicher. Sie fühlen sich entblößt. Und das sind Sie tatsächlich. Dank unserer Arbeit kann ich Sie sehen. Ich kann Sie zur Gänze sehen. So fühlt sich Intimität an. Sie ist nicht bequem.« Antoine krümmte sich ein wenig. »Ich kann verstehen, dass sich das *anfühlt*, als würde ich Sie vergewaltigen, aber denken Sie darüber nach. Laufen Sie nicht weg, Antoine. Ich möchte, dass Sie das ertragen. Sie sind in Sicherheit.«

Wir hatten die Krise im Gespräch zusammen überwunden, und Antoine hatte geweint. Aber jetzt hatte er die Gruppe mit seinem befremdlichen Traum konfrontiert. Woher kam diese Wut wirklich? Hatten diese starken Empfindungen noch immer etwas mit mir zu tun? »Was empfinden Sie, wenn Sie an diesen Traum denken?«, fragte ich ihn.

»Er war beunruhigend. Ich war außer mir vor Wut. Ich wollte sie zerstören. Jetzt fühle ich mich elend deswegen. Welcher Mensch schlägt auf seine Mutter ein?«

»Ich erkenne mich darin wieder«, sagte Buddy. »Meine Mutter hat mir erzählt, dass ich als Kind ständig wütend war – aber nur auf sie. Ich glaube, im Alter von sechs oder sieben Jahren griff ich sie sogar einmal an.«

»Ich spreche nicht einmal mit meiner Mutter«, sagte Oscar. »Sie glaubte mir nicht, als ich ihr sagte, dass mein Bruder mich missbraucht hat. Sie gab ihm ihre ganze Zuneigung und ignorierte mich. Sie warf mir vor, nur ihre Aufmerksamkeit zu wollen, und bezeichnete mein Verhalten als abstoßend.«

»Bei mir ist es ähnlich«, sagte Andrew. »Der einzige Mensch, auf den ich wütend bin, ist meine Mutter. Sie ist meine Mutter, aber sie macht mich wahnsinnig. Manchmal kann ich einfach nicht mehr klar sehen. Sie ist so kontrollbesessen und erdrückend. Ich könnte sie erwürgen.«

»Ich weiß«, sagte Oscar. »So geht es mir manchmal mit einer Frau.«

»Du musst dich deswegen nicht schlecht fühlen, Antoine«, sagte John. »Ich hatte auch Phantasien, in denen ich meiner Mutter etwas antat – und ich habe solche Gedanken gelegentlich immer noch.«

»Was war der Grund dafür?«, fragte ich.

»Sie war überkritisch und verglich mich ständig mit meinen Brüdern«, erklärte John. »Ich war nie besonders gut in der Schule, während meine Brüder auf Eliteschulen gingen. Ich hatte keine Chance, auch dorthin zu kommen. Ich fühle mich in Gegenwart meiner Mutter nie wohl in meiner Haut. Ich dachte, eine Mutter ist dazu da, dir das Gefühl zu geben, etwas wert zu sein.«

Vor ein paar Wochen war noch alles Eitel Sonnenschein gewesen, und jetzt befanden wir uns auf dem Wuttrip. Eine Therapie ist wirklich wie eine Achterbahnfahrt. Die Männer begannen, im Stakkato ihre Geschichten zu erzählen, ohne sich die Zeit zu nehmen, um über die Erfahrungen der anderen nachzudenken.

Ich sinnierte über die Macht einer Mutter und darüber, wie sehr wir sie brauchen. Wir richten bestimmte Erwartungen an die Mutter: Sie soll für uns sorgen, uns trösten, unterstützen und beschützen, sie soll liebevoll und aufmerksam sein. Und wenn sie uns das nicht geben kann, wird ein Tsunami der Wut ausgelöst, der alles, das ihm begegnet, zu zerstören droht. Manche Menschen schleppen diesen Groll ihr Leben lang mit sich herum.

Nachdem jeder etwas dazu gesagt hatte, erklärte ich: »Wie Sie sehen, ist es durchaus normal, dass man wütend wird, wenn man von den Menschen, die man liebt, nicht bekommt, was man braucht. Das Problem ist, dass sie uns unvermeidlich enttäuschen werden. Niemand kann unsere Bedürfnisse voll und ganz oder bedingungslos erfüllen.« Doch diese unumstößliche Tatsache ist schwer zu akzeptieren. »Was kann man also tun?

»Einfach nicht mehr mit ihr sprechen«, sagte Andrew.

»Genau«, stimmte Oscar zu. »So habe ich es gemacht.«

»Hat dir das geholfen, deine Wut zu überwinden?«, fragte Buddy.

»Du weißt ja nicht, wie sie war«, fauchte Oscar. »Abgesehen davon, ist da nichts zu machen. Menschen ändern sich nicht.«

»Ich würde sagen, dass meine Mutter anders ist«, sagte Buddy. »Ich habe heute eine gute Beziehung zu ihr. Man muss einfach akzeptieren, wer sie ist und wo ihre Grenzen sind.«

»Leicht gesagt«, hielt ihm Oscar entgegen. »Warum versuchst du das denn nicht mit deiner Frau?«

Es war an der Zeit einzugreifen. »In Ordnung, Leute. Im Augenblick hängt viel Wut im Raum. Wir sollten unsere Wut nicht aneinander auslassen. Wenn wir unsere Erwartungen anpassen, können wir Enttäuschungen vermeiden. Keine Frau wird Ihre Bedürfnisse vollkommen erfüllen können, und dasselbe gilt umgekehrt. Das ist kein Grund, um Beziehungen für immer abzulehnen, um Frauen zu schlagen oder zu betrügen. Wie wäre es mit ein wenig Mitgefühl für die Frauen in Ihrem Leben und für die Probleme dieser Frauen?«

»Wie wäre es, wenn wir unsere Frau oder unsere Mutter um das bitten, was wir brauchen?«, fragte John.

»Das ist immer eine gute Idee«, sagte ich.

»Und wenn sie uns nicht geben, was wir wollen?«, fragte Oscar.

»Bringt sie unter Kontrolle«, sagte Buddy lachend. »Fesselt sie und zwingt sie. Sie werden es lieben.«

»Komm her, Mann«, sagte John. »Ich werde dir ein wenig Aufmerksamkeit schenken.«

»Du kannst einen Tritt in den Hintern haben«, antwortete Oscar. »Wäre das genug Zuwendung für dich?«

»Ich würde sagen, man kann es auch selbst tun«, warf

Antoine ein. »Einige seiner Bedürfnisse kann man selbst erfüllen.«

»Ja, ich liebe mich gerne selber«, sagte Oscar.

»Ich auch!«, rief Buddy. »Dreimal am Tag.« Die Gruppe brach in Gelächter aus. Ein Schuss Humor aus der Umkleidekabine war genau das Richtige, um die Wut abzubauen.

Als ich mir an jenem Abend die üblichen Notizen zu der Sitzung machte, war ich noch immer verwundert darüber, dass die meisten der Teilnehmer seit ihrer Kindheit eine tief sitzende Wut gegen ihre Mütter empfanden. In der Sitzung hatten sie sich in eine Raserei hineingesteigert. Ich fragte mich, welcher Art diese Wut sein mochte.

Nimmt ein Junge seine Mutter als nicht fürsorglich, als distanziert oder grausam wahr, so kann er ein verzerrtes und negatives Frauenbild entwickeln. Die meisten Männer in meiner Gruppe litten unter einer gestörten Beziehung zu ihren Müttern und lehnten daher auch die Frauen ab, denen sie im Lauf ihres Lebens begegneten.

Sie trugen nicht unbedingt die Wut aus der Kindheit mit sich herum, sondern eher die sehr präsente Frustration darüber, dass sie einerseits eine Frau und ihre erfüllende Liebe brauchten, andererseits jedoch nicht glaubten, wirklich darauf vertrauen zu können, dass eine Frau diese Bedürfnisse erfüllen würde. Das war der Auslöser ihrer Wut: die Vorstellung, nicht haben zu können, was sie von einer Frau brauchten – *eine besondere und unantastbare Bindung*. Ihr Verhalten war wie ein wütender Protest. Ich bin zu der Überzeugung gelangt, dass dieser unerfüllte Wunsch die Wurzel der anscheinend unbewussten Bestrebung ist, Frauen zu töten, zu entwürdigen, zu bestrafen und zu zerstören.

Ich wollte, dass meine Patienten ihre sexuellen Probleme zum Anlass nahmen, ihr Frauenbild zu ändern. Ich wollte, dass sie den bewussten Entschluss fassten, ihre alten Vorstellungen, die immer wieder für Enttäuschungen sorgten, über Bord zu werfen. Das war meine Funktion. Ich konnte ihre Vergangenheit nicht ändern, ich konnte sie nicht in die Kindheit zurückversetzen und die gute Mutter für sie sein. Aber ich konnte ihnen helfen, ihre Vorstellungen von Frauen neu zu strukturieren. Diese Vorstellungen konnten sie sehr wohl bewusst gestalten. Darauf weise ich besonders hin, weil jeder Psychologe weiß, dass wir immer wieder und bis zum Überdruss dieselben dysfunktionalen Beziehungsmuster anwenden, da der Antrieb dazu im Unbewussten liegt. Viele Leute glauben, sie könnten sich von ihren Verhaltensmustern lösen, indem sie eine Therapie machen und etwas über sich lernen. Aber die Erkenntnis allein kann nur selten etwas am Verhalten ändern. Die Patienten werden sich lediglich der Kluft zwischen ihren Idealvorstellungen und ihren Handlungen bewusst, sind aber weiterhin ihren emotionalen Impulsen ausgesetzt und müssen sie bekämpfen, wie ein Drogenabhängiger auf Entzug seine Sucht bekämpft.

Unmittelbar vor dem nächsten Treffen der Männergruppe kam Oscar mit seiner Frau zu einer Paartherapie. Er hatte sich entschlossen, ehrlich mit ihr über seine Untreue zu sprechen, und wollte herausfinden, ob es eine Chance gab, die Probleme zu lösen. Sie war immer noch von Wut erfüllt, nachdem er ihr die Wahrheit über seine diversen Seitensprünge gesagt hatte. Teilweise sprach sie ruhig und klar über ihre Gefühle, um dann jedoch unvermittelt einen Wutanfall zu erleiden und Oscar anzuschreien, er habe ihr ihre Jugend gestohlen oder sei ein miserabler Vater. Um sie zu beschwichtigen, forderte ich sie auf, nur mich anzusehen. Doch bald ließ sie sich wieder zu Beleidigungen und Angriffen auf Oscars Charakter hinreißen. Ich musste sie unterbrechen und darauf hinweisen, dass ich ein solches Verhalten in einer Gesprächstherapie nicht dulden könne. Ich erklärte ihr, dass ihr Mann kein schlechter Mensch sei. Er bemühe sich aufrichtig, sich zu öffnen, und sie steche ihm das Messer in die Brust. Ich wusste, wie reuevoll er war und wie sehr er sich anstrengte, um sich zu ändern. Ich fühlte mit ihm.

Am Abend sprach ich mit einer meiner Freundinnen über diese Sitzung und sagte: »Wie konnte es nur dazu kommen, dass ich diesen Kerl verteidige?« Sie lachte. »Ursprünglich wollte ich doch Frauen helfen«, sagte ich. Sie antwortete: »Das tust du auch. Mehr, als du ahnst.« Im nächsten Einzelgespräch bedankte sich Oscar dafür, dass ich ihn verteidigt hatte. Er war sichtlich berührt. Er sagte, seine Mutter sei nicht dazu imstande gewesen, als er als Kind missbraucht worden sei. Er hatte Zweifel, ob es gelingen würde, seine Ehe zu retten. Er war sich nicht sicher, ob er mit ihrer Wut umgehen konnte. Ich hielt ihm vor Augen, dass sie sich trotz ihrer Wut entschlossen hatte, ihn nicht zu verlassen. Obwohl er ihr großes Leid zugefügt hatte, würde sie ihn in der Therapie unterstützen und auf ihn warten. Hatte er schon einmal darüber nachgedacht, ob das vielleicht Liebe war?

Doch Oscar hatte sich entschlossen, seine Frau zu verlassen und zu Shelly zu ziehen. Das sagte er mir unter vier Augen. Er verkündete seine Entscheidung in forschem Ton und warnte mich, ich solle nicht versuchen, ihn umzustimmen. Ich zuckte mit den Schultern, aber ich war enttäuscht. Wir hatten so hart gearbeitet, um herauszufinden, was Liebe und was Obsessionen waren und wo die Unterschiede lagen. Doch er war zu dem Schluss gelangt, dass seine Gefühle für Shelly keine Obsession waren. Er war sich sicher, dass sie ihn liebte.

Zwei Tage später verließ Shelly ihn wegen eines anderen Mannes. Jetzt war er allein und am Boden zerstört. Das war das Letzte, was ich von Oscar hörte. Er wanderte nach Spanien aus.

Patienten machen in einer Therapie immer wieder die Erfahrung, dass sich Veränderungen nur sehr langsam einstellen. Sie kommen Woche für Woche zu den Sitzungen und ringen mit den immer gleichen Fragen. Sie wiederholen die immer gleichen Verhaltensmuster, die sie nicht weiterbringen. Ich sehe, wie sie in Depression, Wut, Traurigkeit und Angst versinken. Doch ich sehe auch, wie sie zu besseren Menschen werden, wie sie sich wandeln. In der Männergruppe sah ich, dass sich die mühsame Arbeit lohnte. Würden mehr Männer in einer solchen Weise über sich nachdenken, wäre die Liebe nicht vom Aussterben bedroht.

Ich träumte von Antoine. Ich war am Strand und fand einen vom Meer glatt geschliffenen Stein. Ich schrieb »Du bist sicher« auf den Stein und gab ihn Antoine, der ihn in die Tasche steckte. Ich erzählte Antoine von meinem Traum, und wir sprachen darüber, dass er sich am Gefühl der Sicherheit festhalten musste. Er würde keine Beziehung zu einer Frau aufrechterhalten können, wenn er nicht lernte, das beunruhigende Gefühl zu ertragen, das mit wirklicher Nähe einhergeht. Wann immer er sich von mir zurückziehen wollte – beispielsweise als er sich einbildete, ich hätte ihn hintergangen –, schärfte ich ihm ein, dass er sich daran gewöhnen musste, die Beklemmung zu ertragen. Nur so konnte er sich weiterentwickeln. Dass ihm dies gelang, war ein Zeichen dafür, dass er wirklich ein Mann wurde.

Ich stelle die persönliche Reifung gerne als Probe der Männlichkeit dar, denn so wird es den Patienten fast unmöglich, davor davonzulaufen. Männer wollen sich automatisch unter Beweis stellen. Es mag ein billiges Manöver sein, aber es funktioniert fast immer.

Antoine und ich sprachen auch darüber, dass Frauen für ihn entweder poetische Idealbilder oder böse Verführerinnen waren, die seine Seele zerstören wollten. »Das sind reine Phantasiegebilde«, sagte ich. »Sie müssen sich daran gewöhnen, die Frauen so zu sehen, wie sie wirklich sind.«

»Wie soll ich das machen?«, fragte er. »Geben Sie mir etwas an die Hand. Was kann ich tun? Ich habe es satt, immer nur darüber zu reden.«

»Schließen Sie die Augen«, sagte ich. »Ich möchte, dass Sie in Gedanken in Ihre Kindheit zurückkehren. Sehen Sie dieses einsame, wütende Kind? Versuchen Sie, sich für einen Augenblick wieder wie dieses Kind zu fühlen.« Ich wartete einen Moment, um ihm Gelegenheit zu geben, das Bild heraufzubeschwören. »Dieser kleine Junge ist immer noch ein Teil von Ihnen, Antoine. Ich möchte, dass Sie mit ihm sprechen als der ältere, klügere Mann, der Sie jetzt sind. Wiederholen Sie in Gedanken folgende Worte: Ich bin für dich da ... Ich bin dein sicherer Zufluchtsort ... Ich werde für dich sorgen ... Ich bin immer da ... Ich werde dich immer lieben ... Du wirst alles haben, was du brauchst ... Es ist in Ordnung, alles etwas langsamer anzugehen.«

Wir saßen still da. Antoines Augen blieben geschlossen. Ich wünschte, ich hätte ihn in den Arm nehmen können. Zum Teufel mit den Regeln der Psychotherapie. Wie unmenschlich sie sind.

Ich stellte der Gruppe eine Frage. »Was wollen Sie von Frauen?« Ich hatte jeden Einzelnen von ihnen dafür trainiert, seine grundlegenden emotionalen Bedürfnisse zu identifizieren. Sie hatten gelernt, die Frage neu zu beantworten.

»Ich will Geborgenheit von Frauen«, sagte John. »Ich will, dass sie mir das Gefühl geben, etwas wert zu sein.«

»Ich will, dass sie mich für etwas begeistern, denn ich kann Langeweile nicht ertragen«, sagte Andrew.

»Ich will alles von Frauen«, sagte Buddy. »Ich will den Status. Ich will sie ausnutzen. Ich will mich mächtig fühlen. Ich will Zuneigung. Und wenn ich das nicht bekomme, werde ich sauer. Dann suche ich mir eine andere. Diese Leere ist in mir. Ich kann nichts daran ändern.«

»Wie können Sie Ihre Leere füllen, ohne dass eine Frau es tun müsste?«, fragte ich.

»Ich weiß es nicht«, sagte Will.

»Vielleicht, indem wir unser Leben aufregend machen?«, sagte Oscar.

»Wir könnten uns selbst lieben«, sagte Antoine. »Bei mir funktioniert Spiritualität. Ich fühle die Liebe des Schöpfers.«

»Ja, Dankbarkeit. Wertschätzung für das eigene Leben«, sagte Oscar.

»Wie wäre es, anderen Liebe zu geben?«, fragte ich.

»Es ist wie in der Gruppe«, sagte Antoine. »Man gibt sich gegenseitig Unterstützung. Man verzichtet auf ein Urteil, kein Wettbewerb mehr. Stattdessen fühlt man Liebe füreinander, dafür, wie die anderen sind. Mitgefühl.«

Und ich wusste noch etwas über Antoine. Er lernte langsam, das zu tun, was er am nötigsten hatte: Er lernte sich zu bremsen.

Wo wir schon bei langsamen Lernfortschritten sind: Rami kam nach New York, und wir gingen zum Abendessen in ein romantisches Restaurant. Aber die Stimmung war rasch zerstört: Sein altes Verhaltensmuster kam wieder zum Vorschein, und er begann, mit der Kellnerin zu flirten.

Mir reichte es. Ich brach mit der Beziehung, und Rami flog nach Marokko. Obwohl die Entscheidung von mir ausgegangen war, litt ich sehr unter der Trennung. Die Wochen vergingen. Ich kämpfte mich tapfer durch die Arbeitstage, kehrte nach Hause zurück, ließ mich auf den Kissenstapel fallen, den ich als Bett bezeichnete, und zog die Beine an. An manchen Tagen hörte ich wieder und wieder dasselbe traurige Lied von Sarah McLaughlin und sang es laut mit. Keine meiner Mitbewohnerinnen beklagte sich – aber eines Nachmittags, als ich das Lied zum hundertsten Mal spielte, stürmten sie mit Mikrofonen in der Hand in mein Zimmer und sangen den Text im Playback mit. Manche von ihnen wälzten sich sogar unter Gelächter in theatralischer Agonie auf dem Boden. Sie entlockten mir zwar ein Lächeln, aber ich konnte mich doch nicht aufraffen, mit ihnen zu einer Party zu gehen.

Eines Abends brachte meine Zimmergenossin Doreen eine neue Freundin mit. Sie wollten ausgehen, und Doreen begann, ihrer Freundin meine Anziehsachen anzubieten. Ich sprang mit zerzaustem Haar auf und begann zu schreien: »Raus! Raus aus meinem Zimmer!«

Die arme Besucherin war so verängstigt, dass sie aus der Wohnung flüchtete. Doreen sagte: »Brandy, es reicht. Du brauchst eine Dusche. Zieh dich um. Wir gehen aus.«

Wenig später kam ich in einem grünen Pullunder und einem rosa Ballerinarock aus meinem Zimmer heraus.

»Du willst *so* aus dem Haus gehen?«, fragte Doreen.

Ich nickte.

»Bist du dir sicher?«, hakte sie höflich nach.

»Ja.« Ich wollte so verrückt aussehen, wie ich mich fühlte.

Doreens Freundin wollte nach Soho gehen, aber ich bestand auf einem Club im West Village, wo man tanzen konnte. An diesem Abend lernte ich Tariq kennen, einen großen, dunklen und gut aussehenden Ägypter. Ich sprach ihn an. Er war erst vor einer Woche in den Vereinigten Staaten eingetroffen und arbeitete als Pizzabote im Laden seines Bruders. Er war fünfundzwanzig Jahre alt. Er sprach kein Englisch. Und so begann eine stürmische »nonverbale« Beziehung.

Meine Freundinnen, die Rami verehrten und eine Abneigung gegen meine Launen hatten, wollten das anfangs nicht akzeptieren. Ich erinnere mich, wie Doreen fragte: »Wie war noch gleich sein Name?«

»Tariq.«

»Bitte?«

»Tariq.«

»Alles klar. Ich werde ihn Pizza Boy nennen.«

Ich zog mit Tariq durch ganz New York. Es war eine leidenschaftliche, intensive Affäre. Ich strahlte und lächelte unentwegt. Kannte ich ihn überhaupt? Ich glaubte, ihn zu kennen. Ich glaubte, »fühlen« zu können, wie wir mit den Augen, den Berührungen kommunizierten. An meinem Geburtstag schleppte ich eine Gruppe von Freundinnen in einen arabischen Nachtclub.

Am Ende nahm jede von ihnen einen Ägypter mit nach Hause.

Natürlich war die Beziehung nicht von Dauer. Nach ein paar Monaten nahmen Rami und ich wieder Kontakt auf – ich weiß nicht, wer den ersten Schritt tat – und beschlossen, der Beziehung eine weitere Chance zu geben.

Casey

Casey war verschlossen und fühlte sich offensichtlich unwohl auf der Couch. Als er mich anrief, um einen Termin zu vereinbaren, hatte er mir anfangs seinen Namen nicht verraten wollen. Er eröffnete das Gespräch mit der Erklärung, seine Freundin wisse nicht, dass er sich einer Therapie unterziehen wolle. Und dann drückte er sich tiefer in die Couch und rückte widerstrebend mit dem Grund für seinen Besuch heraus. »Ich schaue mir lieber Pornos an, als Sex mit meiner Freundin zu haben«, sagte er. »Was stimmt nicht mit mir?« Caseys peinlich berührter Gesichtsausdruck sprach Bände: Er flehte mich geradezu an, ihm zu helfen. Er suchte verzweifelt nach einem Ausweg aus seiner Notlage.

Ich stellte ihm ein paar einleitende Fragen und erklärte ihm die Ziele der Therapie. Ich spürte, dass er an meinem Tonfall zu erkennen versuchte, ob ich gut zuhören konnte, ob er bei mir in Sicherheit war und ob ich jemand war, zu dem er aufrichtig sein konnte. Aber als ich ihn bat, genauer zu erläutern, was ihm an Pornografie gefiel, bestand er darauf, mir stattdessen von seiner Freundin zu erzählen.

»Ich liebe Amy«, sagte Casey. »Ich bin völlig verrückt nach ihr. Ich bin nicht hier, um mich über meine Beziehung zu beklagen.« Er beschrieb Amy als anspruchsvolle, damenhafte Frau mit einer majestätischen Ausstrahlung. Die beiden hatten eine unschuldige Sommerromanze erlebt, waren nächtelang flirtend und lachend durch Greenwich Village gezogen. »Wenn wir zusammen waren, vergaß ich alle Sorgen.«

Doch als er schließlich aufhörte, über Amy zu sprechen, stellte sich heraus, dass Casey nur wenige Monate nach Beginn ihrer Liebesbeziehung den Großteil seiner Freizeit allein vor dem Computer verbracht und Hardcore-Aufnahmen von Frauen betrachtet hatte, die er nicht einmal attraktiv fand. Insbesondere erregten ihn Frauen, die auf irgendeine Art derangiert waren: mit verworrenem Haar, verschmiertem Make-up, verschwitzt oder mit Sperma besudelt. Wahrlich ein krasser Gegensatz zu Amy, die Casey mit einer perfekten Porzellanpuppe verglich.

»Wahrscheinlich finden Sie das abstoßend oder bizarr«, sagte er, »aber diese Bilder erregen mich.« Casey konnte sich Amy so nicht vorstellen und hatte folglich das Interesse am Sex mit ihr verloren. »Sie will Sex, wenn ich bereit bin, einfach nur mit ihr zu schlafen«, sagte er. »Aber das ist so gewöhnlich und durchschnittlich.«

Ich ertappte mich bei dem möglicherweise ungehörigen Gedanken, dass Casey ja selbst *durchschnittlich* war. Er war ein konventioneller Mittelschichtamerikaner Mitte dreißig in blauem Hemd und grüner Hose. Es war schwer vorstellbar, dass dieser Mann ungewöhnliche Gedanken haben sollte. Aber gerade das machte ihn interessant für mich, denn ich freute mich auf die Gelegenheit, etwas über die Phantasien eines jener ungezählten gesichtslosen Männer zu erfahren, denen ich jeden Morgen auf dem Weg zur Arbeit begegnete.

Casey war sehr besorgt wegen seiner Neigungen. »Ich sitze oben in meinem Büro und masturbiere vor dem Computer«, sagte er, als ich ihn bat, eine typische Situation zu beschreiben, »während Amy, eine *reale Frau*, die ich noch dazu liebe, unten auf mich wartet. Ich halte mich für einen anständigen Menschen, aber im Grunde bin ich nichts als ein Perverser.«

Als er mir mehr über sich erzählte, begann ich zu verstehen, wo die Quelle für seinen Selbsthass lag. Casey war ein Intellektueller, großgezogen von einer feministischen Mutter und ausgebildet an einer Eliteuniversität. Er war stolz darauf, ein Mann zu sein, der die herkömmlichen patriarchalischen Geschlechterrollen überwunden hatte. Er befürwortete die Gleichberechtigung der Frau und fühlte sich unwohl bei dem Gedanken, »Frauen zu Objekten« zu machen. Angesichts seiner intellektuellen Ansprüche und seiner ethischen Grundhaltung – es war eine Art angeborene Rechtschaffenheit, die an moralischen Perfektionismus grenzte – verstand ich, warum er derart unter sexuellen Vorlieben litt, die dem Selbstbild eines höflichen und politisch korrekten Menschen widersprachen.

Seine Verachtung für sich selbst war spürbar, und welche harten Urteile er auch immer von mir befürchtet haben mochte, sie wären hinter seiner negativen Selbsteinschätzung zurückgeblieben. Ich stellte fest, dass ich keinerlei Bedürfnis verspürte, über ihn zu urteilen – meine anfängliche Furcht vor den Geschichten meiner Patienten schwand zusehends. Ich war zu der Überzeugung gelangt, dass jedes sexuelle Verhalten, so dysfunktional es auch sein mochte, Ursachen hatte, die ergründet und verstanden werden konnten, und dass man sich mit der Diagnose einer Pathologie zurückhalten musste.

»Sie machen sich wirklich schwere Vorwürfe deswegen«, sagte ich. »Aber wir sollten davon ausgehen, dass sich hinter Ihrem Hang zur Pornografie etwas verbirgt, was eigentlich gut ist.«

»Was sagen Sie da? Wie sollte dahinter etwas Gutes stecken?«

»Nun, zunächst einmal sieht es so aus, als hätten Sie Ihre Sexualität gespalten. Sie sind liebevoll und emotional in der Beziehung zu Amy, aber Ihre erotische Seite ist in dieser

Beziehung unterdrückt. Vielleicht möchte sich Ihre erotische Seite ebenfalls Ausdruck verschaffen. Ein Teil Ihrer Vitalität kämpft um ihr Leben.«

»Aber warum schaue ich mir dieses kranke Zeug an? Ist *das* meine erotische Natur?«

Casey hatte eine umfassende Frage gestellt, die ich nicht beantworten konnte. Es ist schwierig, die erotische Natur eines Menschen zu entdecken, da sie durch den Konsum von Pornografie sehr verzerrt werden kann. Ich erklärte Casey, dass die Pornografie im Internet falsche Erotik war. Sie war eine geschäftliche Aktivität. Eine solche Website versucht, Einnahmen zu erzielen, indem sie sexuelle Szenarien produziert. Die Betreiber nehmen eine Vielzahl sexueller Akte und fügen einige wenige emotionale Themen hinzu, um mit der Psychologie des Betrachters zu spielen. Die häufigsten dieser Themen sind Machtdemonstrationen und Manifestationen von Wut. Während die männlichen Betrachter komplexe Wesen sind, deren Sexualität nicht auf zwei sexuelle Auslöser beschränkt ist, sprechen diese Themen gezielt ganz grundlegende Emotionen an. Die Pornoindustrie schlägt Kapital daraus. Sie versucht, mit übertriebenen Darstellungen dieser grundlegenden Konflikte Geld zu verdienen. Die Manager dieser Unternehmen scheinen Freud zu lesen.

Aufgrund der Allgegenwärtigkeit von Pornografie kann man leicht zu dem falschen Schluss gelangen, sie zeige, *wie Männer wirklich sind.* Hier ist Vorsicht geboten. *Pornografie verrät uns nicht die Wahrheit über Männer.* Pornografie ist ein Geschäft. Mit Pornografie lassen sich keine generellen Schlüsse über Männer ziehen. Sie ist eine Perversion unserer sadistischen und masochistischen Impulse.

Im Internet findet man verschiedenste originelle und bizarre Hardcore-Bilder, die uns die direkte Befriedigung verschaffen sollen, die wir im wirklichen Leben nicht finden. Die meisten Menschen reagieren körperlich auf solche

Bilder, da sie eine starke Wirkung auf das Gehirn haben. Und dabei wirkt jeder Orgasmus, den ein Mann bei der Betrachtung von Pornografie hat, verstärkend. Dieser Mechanismus hatte schließlich Caseys Erektionen auf Pornografie konditioniert. Aber nichts von alledem verriet ihm etwas über sein erotisches Wesen.

Meine Freundinnen machten oft Scherze über Männer, die sich übermäßig mit Pornografie beschäftigten. Hatte eine von uns einen Mann kennengelernt, der dazu neigte, Phantasieszenarien nachzuspielen, anstatt echtes Interesse an einer erotischen Bindung zu zeigen, so sagte sie: »Ich war gestern mit einem Pornofritzen aus.« Normalerweise war leicht zu erkennen, woher Männer ihre Vorgehensweise im Bett und ihre Haltung gegenüber Frauen hatten. Eine Freundin gestand, sie habe lieber Sex mit Männern, die so alt seien, dass sie nicht mit dem Internet, sondern mit dem *Playboy* aufgewachsen seien. Der Unterschied war gewaltig.

Eine andere Freundin ging ein paarmal mit einem Jungmediziner aus. Nachdem sie schließlich miteinander ins Bett gegangen waren, berichtete sie mir, dass es zunächst eine romantische und sinnliche Erfahrung gewesen sei, bis er sie völlig unvermittelt aufgefordert habe: »Sag mir, dass du eine sexy Nutte bist!«

»Ich war so fassungslos, dass ich wie gelähmt dalag.« Sein Ausbruch war derart willkürlich und passte so wenig zu der Situation und zu den Gefühlen, die sie für den Mann zu entwickeln begann, dass sie sich nie wieder mit ihm traf – obwohl er sie weiter anrief.

Ich hatte einen vierundzwanzigjährigen Patienten gehabt, der wie Casey besorgt gewesen war, übermäßiger Konsum von Pornografie könnte sich auf sein Liebesleben ausgewirkt haben. Das schien eine reife Aussage für einen so jungen Mann zu sein. Dann beging ich den Fehler, ihn um eine Beschreibung seines Sexuallebens *vor* der Begegnung mit der Pornografie zu bitten. »Ich beschäftigte mich ab dem Moment, als meine Sexualität erwachte, mit Pornografie«, gestand er.

Gütiger Himmel! Ich wollte mir gar nicht vorstellen, wie das allgegenwärtige Internet seine sexuellen Wünsche und seine Vorstellung von der sexuellen Rolle der Frau geprägt haben mochte. Jedenfalls stellte ich in der Therapie mit solchen Männern ein schwindendes sexuelles Interesse an der Partnerin fest.

»Casey, anscheinend haben Sie sich derart auf starke visuelle Reize konditioniert, dass Amy kaum noch Erregung bei Ihnen hervorrufen kann.«

Ich fragte ihn, ob er je mit Amy über diese Seite seiner Sexualität gesprochen hatte.

»Ich weiß, dass ihr das nicht gefallen würde.«

»Sie haben also versucht, mit ihr darüber zu sprechen?«

»Sie ist eher romantisch, sie möchte Liebe machen.«

»Sie haben es also nicht versucht.«

Casey wollte nicht über diese Frage sprechen. »Ich habe einen kleinen Vorstoß gewagt. Ich habe ihr ein paar Dinge vorgeschlagen«, sagte er. »Aber Sie müssen wissen: Ich respektiere und bewundere Amy. Ich würde mich nicht wohl dabei fühlen, die Dinge, die ich im Internet sehe, mit ihr zu machen. Verstehen Sie das nicht? Ich liebe Amy und möchte erregt werden, wenn ich mit ihr im Bett liege, aber ich will ehrlich sein: Es langweilt mich. Und deswegen fühle ich mich schlecht.«

»Da Sie Amy nicht in Ihre sexuelle Welt hineinlassen, verlieren Sie schließlich das Interesse an ihr.«

»Genau. Ich sitze in der Falle. Ich will ihre Gefühle nicht verletzen.«

»Was wäre daran schlecht?«

Er warf mir einen Blick zu, der Bände sprach: Wohin soll das führen?

Wir hatten begonnen, einander falsch zu verstehen. Ich wollte ihm klarmachen, dass seine Angst vor Amys Reaktion ein Teil des Problems war. Er machte sich so große Sorgen darüber, was sie von ihm denken würde, dass er seine sexuellen Wünsche unterdrückte, um sie dann mithilfe der Pornografie in sublimierter Form auszuleben. Ich wollte, dass er aufhörte, moralische Urteile über sich zu fällen, damit wir dem eigentlichen Problem auf den Grund gehen konnten.

»Ich will nicht, dass sie weiß, welchen verrückten Schmutz ich mir anschaue. Ist das klar?«

»Natürlich wollen Sie *das meiste* von diesen Dingen nicht mit Ihrer Partnerin nachvollziehen, aber entscheidend ist nicht der Inhalt der Bilder, die Sie sich ansehen, sondern die Tatsache, dass es in Ihrer Beziehung anscheinend an Erotik mangelt. Dass es Ihnen nicht gelingt, eine sexuelle Bindung herzustellen, liegt zumindest teilweise daran, dass Sie Ihre erotische Seite nicht mit Ihrer Partnerin teilen.«

Um die beiden widersprüchlichen Teile seiner Sexualität wieder zusammenfügen zu können, mussten wir zuerst sein Schuldgefühl überwinden. Ich bat Casey, kurz darüber nachzudenken, was er für »verrückt« hielt. Was meinte er damit? »Ich habe schon viele Berichte über sexuelle Phantasien gehört, und ich habe die Erfahrung gemacht, dass das, was Menschen sexuell erregt, normalerweise nicht politisch korrekt ist«, erklärte ich. »Das Abwegige, das Anstößige, Ausbeutung – all das kann erotisch sein. Das ist in jeder Kultur anders. Oft überrascht und verwirrt es uns. Aber Sie scheinen zu hoffen, dass Ihre sexuellen Wünsche nicht wirklich Sie sind – und gleichzeitig befürchten Sie, dass es doch so sein könnte.«

Er musste einsehen, dass Menschen nun mal einfach so gemacht sind, dass sie auf unterschiedlichste sexuelle Bilder reagieren. Er wurde von Bildern erregt. Es gab keinen Grund, darüber in Panik zu geraten.

Casey wurde von pornografischen Inhalten gefesselt, aber es ging nicht um den Inhalt, sondern um seine persönliche Beziehung dazu. Pornografie kann verschiedene psychologische Funktionen erfüllen. Menschen, die sexuellen Kontakt zu realen Menschen durch Pornografie ersetzen, umgehen ihre Angst vor Intimität. Mit der Pornografie fühlen sie sich sicherer. Es besteht keine Gefahr, zurückgewiesen zu werden. Man kann Sex mit jeder Frau haben, die man haben will. Sie steht jederzeit zur Verfügung und tut alles, was man von ihr verlangt. Es gibt keine emotionale Bindung, keine Beurteilung und keinen Leistungsdruck. Und das Beste ist, die Frau im Pornofilm ist immer begeistert darüber, mit dem Mann zusammen zu sein. Doch schlussendlich kann das zu Leere und Bindungslosigkeit führen.

Ich glaube durchaus, dass der Inhalt der sexuellen Phantasien eines Mannes und die Art von Pornografie, die ihn anzieht, einiges über seine Psyche verraten – die ich von seinem »wirklichen sexuellen Wesen« trenne. Manche Männer sehen sich von allem etwas an, andere bevorzugen ein ganz bestimmtes Thema – eine solche Vorliebe ist ein deutlicher Hinweis auf ungelöste emotionale Probleme. Zum Beispiel fixieren sich Männer, die Hass auf Frauen empfinden, oft auf gewalttätige Darstellungen, und Männer, die Probleme mit ihrer Mutter haben, sehen sich am liebsten Bilder von älteren Frauen an. Unter meinen Patienten gab es auch einen Manager aus der Pornoindustrie, der mir erklärte, dass die Unternehmen die emotionalen Probleme von Männern nutzen wie zum Beispiel zwanghafte Fixierungen, die sie dann befriedigen.

Casey glaubte, sein Hang zu Pornografie habe sein Beziehungsproblem verursacht, aber die Gründe lagen tiefer. Er konnte seine wahren Vorlieben nicht von der Pornografie trennen, da er sich nicht mit dieser Facette seines Wesens auseinandersetzte. Ich sah auch, dass Casey, selbst wenn es ihm gelänge, diese sexuelle Seite an sich zu akzeptieren, keine Ahnung haben würde, wie er sich Amy nähern konnte. Und wenn er dazu in der Lage wäre, gab es keine Gewähr dafür, dass sie auch dafür empfänglich sein würde.

Casey musste herausfinden, wer er war, bevor er das Kernproblem der Authentizität und des Ausdrucks seiner Sexualität in Angriff nehmen konnte. Sonst würde er in einem Kreislauf von Unterdrückung und Ausleben gefangen bleiben. Ich wollte ihn nicht drängen, sich Amy zu offenbaren; er sollte lediglich begreifen, dass der Mangel an Kommunikation einer der Gründe für seine gespaltene sexuelle Identität war. Bevor er sich seiner Partnerschaft zuwenden konnte, hatte Casey noch viel an sich selbst zu arbeiten.

Wir beschlossen, seine sexuelle Entwicklung unter die Lupe zu nehmen.

»Ich schaue schon so lange Pornos«, sagte er, »ich hielt das einfach für ein normales männliches Verhalten.« Wenn Caseys Eltern, die beide der Woodstock-Generation angehörten, mit ihm über Sex sprachen, hatten sie stets betont, dass er Frauen respektieren und den Geschlechtsverkehr als heiligen Akt betrachten müsse. »Ich dachte genauso«, sagte er. »Das war mein Ideal. Aber als Teenager hatte ich nicht viel Sex, weshalb ich auf raubkopierte Pornofilme von Freunden zurückgriff.«

»Sie lernten also, sich zur Entladung des Geschlechtstriebs der Pornografie zu bedienen. Was lehrte Sie das über sich selbst?«

Casey lachte. »Dass es mich scharf machte, Dinge zu tun, von denen mir meine Mutter abgeraten hatte?«

Ich musste ebenfalls lachen. Selbstverständlich kann der subversive Akt, gegen die eigenen Ideale zu verstoßen, erregend sein. Aber woher kam Caseys Vorliebe für »derangierte« Frauen? Zweifellos hatten hier weder seine Mutter noch seine Freundin Pate gestanden.

»Im Ernst, Casey. Was haben Sie über sich gelernt?«

»Wenn ich darüber nachdenke ... was mir auffällt ... na ja ... offenbar werde ich von Aggression und Beherrschung, von einem Mangel an Gefühl erregt.« Er hielt inne, um dann fortzufahren: »Es ist schwer, das zuzugeben, weil es allem widerspricht, was mir meine Eltern beigebracht haben.«

Um offen zu sein, es war mir unangenehm, wenn mir Männer, insbesondere die aufgeklärten unter meinen Patienten, von ihrer Erregung beim Anblick von Frauen berichteten, die dem Mann ausgeliefert waren.

Casey war ratlos. »Dabei habe ich absolut keine Machtprobleme mit meinen Eltern. Ich schwöre es. Ich fühle mich in meinem Leben nicht machtlos. Ich fühle mich nicht unsicher in der Beziehung zu Amy. Ich mag diese Dinge einfach.«

Er hatte eine Frage beantwortet, die ich nicht gestellt hatte. Vielleicht erübrigte sich hier eine tief schürfende Analyse. Vielleicht war es nicht mehr als das: Es fühlt sich gut an, Macht zu haben. Und die Pornografie bot Casey und anderen Männern eine Möglichkeit, Dominanz über Frauen zu fühlen und zu genießen. »Das stimmt schon«, sagte ich, »aber wenn diese Neigung aus der Welt der Pornografie in die wirkliche Welt hinüberwandert, geht das normalerweise auf Kosten einer Frau – vor allem wenn es kein Rollenspiel ist, dem beide Partner zustimmen und an dem beide Spaß haben.«

Auch wenn die Pornografie im Internet die Machtdynamik oft auf die Spitze treibt und zu Erniedrigung führt, haben Machtspiele doch etwas an sich, das sowohl Männern als auch Frauen gefällt. Solche Spiele können auf verstörende Art sexy sein, weshalb es schwierig ist, die Grenzen zu finden. Ich glaubte nicht, dass Casey ein Problem mit Macht und Kontrolle hatte; er beschrieb einfach sehr gut, warum Macht für fast alle Menschen verlockend ist.

»Es klingt nach Selbstsucht, wenn Sie sagen, dass es auf Kosten einer Frau geht«, sagte Casey. »Und es klingt nach Feigheit. Aber Männer finden Bestätigung darin, Kontrolle über eine Frau zu haben. Das ist gleichbedeutend mit Status.«

Das stimmte. Trotzdem war es eine schäbige Methode, um sich Wohlbefinden zu verschaffen. Seitdem ich als Mädchen in einem von den Jungen aus der Nachbarschaft gebauten »Fort« einen Stapel von Männermagazinen gefunden hatte, interessierte ich mich dafür, was sich Männer ansahen und warum sie das mit anderen Männern teilten. Ich hielt es für eine Art, Geschichten über Männlichkeit zu erzählen, mit Botschaften, die von einer Generation an die nächste weitergegeben wurden. Wenn das zutraf, war es vielleicht möglich, es umzukehren, und sei es nur bei einem einzigen Mann. Casey, der verzweifelt versuchte, mit sich ins Reine zu kommen, schien offen genug dafür. Ich war dankbar für seine Bereitschaft, ein Thema in Angriff zu nehmen, bei dem die meisten Männer eher abwehrend reagierten. Sie bemühten sich stets, die schädliche Wirkung von Pornografie herunterzuspielen, so als versuchte ich, eine heilige Kuh zu schlachten und ihnen ein unantastbares Recht zu nehmen. Offenbar wollten sie, dass die Frauen Pornografie als harmlose männliche Normalität akzeptierten und keine Fragen dazu stellten.

»Männer übermitteln einander Botschaften, die ihre Vorstellungen davon prägen, was erotisch ist«, sagte ich. »Aber was davon ist Ihre wahre sexuelle Identität?«

»Darüber habe ich nie nachgedacht. Wie finde ich meine Identität?«

»Wie wäre es, damit zu beginnen, andere Quellen als Pornografie im Internet in Erwägung zu ziehen?«

»Als da wären?«

»Erotische Literatur, Tantra, Ihre eigene Phantasie ...«

»Damit könnte ich vielleicht sogar Amy mit ins Boot holen«, sagte er. »Es wäre eher wie Liebe machen …«

Der Kreis hatte sich geschlossen. Casey wollte eine sexuelle Beziehung zu Amy, in der auch Platz für das war, was er erotisch fand. Schön. An Erotik ist nichts Schlechtes. Das Problem war, dass er Liebe und Sex voneinander trennte.

Ich war mir nicht sicher, wohin ihn seine Entdeckungsreise führen würde, und ich besaß noch keinen richtigen Plan. Ich war lediglich davon überzeugt, dass es für Casey und Amy eine Möglichkeit geben musste, miteinander Erotik zu erleben, etwas, das Platz in Caseys Identität, seinen Idealen, seiner Liebe zu Amy und seinen sexuellen Wünschen hatte. Ich konnte mich nicht in Amys Lage versetzen, da ich nur Caseys Standpunkt kannte, aber offenkundig hemmte sie ihn. Er fühlte sich emotional nicht sicher genug, um sich in ihrer Gegenwart mit sich zu beschäftigen. Die Tatsache, dass die Pornografie seine Sexualität zum Vorschein brachte und ihm zeitweilige Befriedigung verschaffte, sorgte lediglich für Verwirrung über seine Wünsche. Ich hoffte, dass es uns gelingen würde, diesen Kreislauf zu unterbrechen und eine Brücke zwischen den beiden Teilen seiner gespaltenen sexuellen Identität zu errichten.

Nach den Therapiesitzungen unternahm ich gern lange Spaziergänge. Ich lebte in der 47. Straße und ging einfach los, normalerweise in Richtung Süden. Ich wanderte stundenlang durch die Straßen und saugte die Impressionen auf. Ich ließ die Persönlichkeit der verschiedenen Stadtviertel, die Architektur und die Blicke der Menschen auf mich wirken. Es ging mir nicht darum, ein bestimmtes Pensum zu absolvieren. Ich genoss es, langsam zu gehen und meine Umgebung wirklich aufzunehmen. Und ich kleidete mich der Gelegenheit entsprechend: Im Sommer schlüpfte ich in farbenfrohe, fließende Kleider und setzte meinen himbeerroten Sonnenhut auf, im Winter zog ich etwas Schwarzes und Elegantes an. Und ich trug immer hochhackige Schuhe. Ich begann meinen Spaziergang meist auf der 47. Straße und ging in Richtung Park Avenue, wobei ich den Times Square mied, der mir nicht besonders gefiel. Dann ging ich durch den faszinierenden Diamantenbezirk, in dem es von exotischen dunkelhäutigen Männern, Juden, Russen und Arabern wimmelte, die auf der Straße standen und in fremden Sprachen Verhandlungen führten, rauchten oder in ihre Handys sprachen. Ich hatte stets das Gefühl, dass dort etwas Subversives vor sich ging. Das gefiel mir. Die Diamanten bemerkte ich überhaupt nicht. Auf dem Weg nach Süden auf der Park Avenue musste ich eine eher unbelebte Gegend durchqueren. Das Viertel hat nicht viel Persönlichkeit, ja nicht einmal einen richtigen Namen.

Sehr gern mochte ich die Gegend um die 14. Straße. Die Geschäfte waren ansprechend, die Menschen bunt gemischt. Der einzige Ort, den ich wirklich nicht ausstehen konnte, war die Gegend um den St. Mark's Place im East Village. Obwohl das Viertel längst gutbürgerlich war und die Künstler und Musiker in Brooklyn eine neue Heimat gefunden hatten, verkauften die Händler immer noch das Image der Boheme. Das East Village wirkte wie eine Karikatur seiner selbst. Was ich dort sah, ließ mich daran denken, wie die Menschen mit der Pornografie umgehen – wie sie idealisierte Bilder konsumieren, anstatt sich mit wirklichem Sex zu beschäftigen.

Auch ich hatte bestimmte Vorstellungen davon, wie erotischer Sex aussehen sollte, und ich musste aufpassen, dass ich Casey nicht meine Idealvorstellungen aufzwang. Mir gefiel es, den Sex zu zelebrieren und den Körper meines Partners zu genießen, wohingegen ich mich über das bestimmende Thema vieler Pornos ärgerte, wenn Penis und das Sperma zu zerstörerischen Waffen werden, während ihre eigentliche Funktion darin bestand, Leben zu spenden.

Ich definierte »das Erotische« als eine fleischliche, animalische, körperliche oder genussbetonte Erfahrung. Es war eine elementare Sinnlichkeit, die nicht von der Liebe zu trennen war, wie Amy möglicherweise dachte. Hingegen war sie sehr wohl von jener romantisch verklärten Liebe zu trennen, die Amy vorzuschweben schien (und früher auch mir vorgeschwebt hatte).

Wenn wir über unsere erotische Natur nachdenken, müssen wir uns den kulturellen Kontext vor Augen halten, in dem wir leben. Es engt unseren Blickwinkel ein, wenn wir uns lediglich das anschauen, was modern ist, und es dann verallgemeinern. Beim Studium der historischen Entwicklung und der kulturellen Vielfalt der sexuellen Ausdrucksformen stellte ich fest, dass unser modernes Verständnis von Sexualität wenig mit früheren Vorstellungen zu tun hat. Taoismus, Tantra und die europäische Kultur vor dem Siegeszug der monotheistischen Religionen bejahten sowohl die männliche als auch die weibliche Sexualität. Der Sex wurde gefeiert und die Männlichkeit und Weiblichkeit verehrt. Im alten China gab es offenbar kaum sadomasochistisches Verhalten und keine pejorativen Darstellungen der männlichen und weiblichen Sexualanatomie. Frauen galten als sexuell ausgesprochen interessiert, und Männern wurde beigebracht, sie zu befriedigen. Tatsächlich tauchte die Vorstellung, der weibliche Sexualtrieb sei weniger ausgeprägt als der männliche, erst vor etwa zweihundert Jahren auf.

Verglich man die Darstellung der Frau in der prähistorischen europäischen Kunst mit jener in der modernen Pornografie, so konnte man feststellen, dass es in den alten Bildern keinen Hinweis auf Obszönität, ja nicht einmal das Konzept der Obszönität gab. Die weibliche Brust war ein Fruchtbarkeitssymbol, und Sex war ein Loblied auf das Leben. Sexualität wurde mit der Schöpfung, mit Überfluss, Potenz und Vitalität gleichgesetzt.

In Europa galten Frauen als sexuell sehr aktiv, bis der Feudalismus dem Kapitalismus wich und sexuell aggressive Frauen als Hexen verbrannt werden konnten. Die viktorianische Vorstellung, Frauen hätten kein Bedürfnis nach Sex, folgte, und Frauen wurden zu passiven Teilnehmerinnen an der Sexualität ihrer Ehemänner erzogen.

Der kulturelle Kontext ist sehr wichtig für das Verständnis des männlichen Sexualverhaltens, da es auch auf die gesellschaftlichen Bedingungen zurückzuführen ist. Heute wird unsere Psyche auf Dominanz, Wettbewerb und Macht gedrillt. Da kann es nicht verwundern, dass Bilder der Unterdrückung eine so wichtige Rolle in der Pornografie spielen.

Wenn es um die reale Allgegenwärtigkeit von Pornografie ging, zog ich es natürlich vor, mich nicht damit zu befassen. Ich wollte in meiner eigenen Wirklichkeit leben, mit meinen eigenen Vorstellungen von der Bedeutung verschiedener sexueller Handlungen. Ich kam nicht auf den Gedanken, dass meine Partner andere Vorstellungen haben könnten. Ich hatte mir eine persönliche sexuelle Schutzzone eingerichtet. Wenigstens wusste ich, dass Rami anders als Casey keine Pornos schaute, während ich im Bett auf ihn wartete. Aber ich fragte mich, ob er sich in meiner Abwesenheit der Pornografie zuwendete – schließlich unterhielten wir eine Beziehung über eine große Entfernung hinweg.

Impulsiv, wie ich bin, entschloss ich mich, ihn anzurufen. »Rami«, fragte ich, »wenn du nicht mit mir zusammen bist, schaust du dir dann Pornos an?«

»Ja«, sagte er, ohne zu zögern.

Ich war vollkommen perplex. Eine Fülle irrationaler Gedanken schoss mir durch den Kopf. Was für ein Treuebruch! Wie konnte er es wagen, eine geheime Welt zu haben, von der ich nichts wusste! Wie war es möglich, dass ich nicht jeden Winkel seiner Lust kannte? In meinem Realitätssinn klaffte eine Lücke. Aber ich riss mich zusammen.

»Was für Pornos?«, fragte ich, wobei ich mich bemühte, vollkommen gelassen zu klingen.

»Ab und zu sehe ich mir einen Erotikfilm im Pay-TV an.«

Softcore, na meinetwegen. »Und im Internet?«

»Ich kann nicht mit dem Computer umgehen.«

»Machst du es dir selbst, während du dir solche Filme ansieht?«

»Manchmal«, sagte er in sachlichem Ton.

Als ich das nächste Mal ein Wochenende bei ihm in Florida verbrachte, erlitt ich eine Paranoiaattacke. Ich machte mich in Ramis Schlafzimmer auf die Suche nach seinem Porno-Vorrat. In einer Schublade wurde ich fündig: selbst gebrannte DVDs mit halb nackten Frauen auf dem Cover. Ich war außer mir. Mit den DVDs in der Hand stellte ich ihn zur Rede. »Yousif hat sie mir gegeben«, sagte er, als ich sie vor ihm auf den Tisch warf. Yousif war einer seiner verheirateten Freunde. Ich hatte ihn schon immer für einen schmierigen Kerl gehalten und konnte ihn nicht ausstehen. »Yousif ist ein Perverser«, sagte Rami. »Er schaut den ganzen Tag im Büro Pornos. Er hat Kopien gemacht und sie mir gegeben. Ich schwöre bei Gott, dass ich sie mir nie angeschaut habe.«

»Warum hast du sie dann nicht weggeworfen?«

Er antwortete nicht, aber er warf sie sofort in den Mülleimer.

Ich hätte hin- und heranalysieren können, warum er die DVDs behalten hatte, aber im Interesse meines Seelenfriedens entschloss ich mich, die Dinge so zu akzeptieren, wie sie waren. Ich nahm mir vor, nicht den Fehler zu begehen, mich für unzulänglich zu halten, weil er Spaß an dem hatte, was er da sah.

Als Casey zur nächsten Sitzung kam, war mir sofort klar, dass etwas geschehen war. Er begann zu sprechen, noch bevor wir das Behandlungszimmer betraten. Er wirkte ganz anders als der beherrschte, kopflastige, schuldbewusste Mann, den ich kennengelernt hatte. Es war, als wäre eine Schleuse geöffnet worden und das Wasser hätte seine Vergangenheit weggespült. Er wirkte, als hätte er sich entschlossen, sich zu befreien, die abgestorbene Haut der Befangenheit abzustreifen und die Lebensfreude zum Vorschein zu bringen, die sich darunter verborgen hatte.

»Jetzt ist mir alles klar!«, sagte er strahlend. Seine Stimme klang selbstsicher, seine Augen leuchteten, seine Haltung drückte Zuversicht aus. »Heute Morgen ging ich durch den Washington Square Park, als mir eine Frau auffiel. Ich sah ihren Körper, wie ich jede attraktive Frau bemerken würde, die vorübergeht. Aber diesmal gehorchte ich einem Impuls, machte kehrt und folgte ihr. Ich tue so etwas nie. Ich ging ihr nach und konnte den Blick nicht von den Rundungen ihres Pos abwenden.«

»Wie fühlten Sie sich dabei?«

»Innerlich erregt. Ich fühlte mich wie ein Tier auf der Jagd, ich wollte sie einfach anspringen und in sie eindringen.« Dann tauchte wieder der Casey auf, den ich kannte: »Ist das verletzend?«

»Ich bin Ihnen dankbar für Ihre Aufrichtigkeit«, sagte ich. »Sie sind authentisch, das ist ein Schritt in die richtige Richtung.« Beeindruckt von seiner Intensität, die den Raum erfüllte wie elektrische Spannung, spürte sogar ich ein wenig Erregung.

»Ich wollte nur meinem Gefühl freien Lauf lassen, ohne Zensur.«

»Was wurde Ihnen dabei klar?«

»Ich fühlte mich, als könnte ich diese Frau verschlingen. Ich wollte sie mir nehmen. Ich hätte sie gegen einen Baum stoßen und in sie eindringen können. Es war keine Wut, nur eine ursprüngliche Kraft, glaube ich. Ich fühlte mich ein bisschen schuldig, aber ich habe diese sanfte und langsame

Routine satt. Ich bin hungrig. Ich will es mit jemandem treiben!« Er knurrte diese Worte fast.

Caseys Heftigkeit war ein wenig beunruhigend, und als ich seinem Blick begegnete, wurde ich mir meiner eigenen Körperlichkeit bewusst. Ich setzte mich zurecht, richtete mich auf und lehnte mich zur Seite. Ich fühlte mich leicht befangen wegen meiner eigenen Kurven. Später fragte ich mich, ob ich mich unbewusst zur Schau gestellt hatte, ob ein ursprüngliches Wesen tief in meinem Inneren auf ihn reagiert hatte.

»Schuldig? Weshalb?«, fragte ich, um uns beide wieder auf Kurs zu bringen.

»Ich dachte, der Sinn der Sache wäre, dass ich meine sanfte Seite finde, damit ich besser zu Amy passe.«

»Nein. Ich möchte, dass Sie Ihr wirkliches Selbst finden. Aggressive Impulse sind nichts Schlechtes, Casey. Sie sind ein Zeichen Ihrer Leidenschaft.«

»Ich dachte: Das ist, was ich will, das ist, was ich bin!«

»Freuen wir uns über dieses menschliche Verlangen. Genau das ist Vitalität. Aber die nächste Frage ist: Können Sie dieses Verlangen auf Amy richten?«

»Normalerweise nicht. Aber ... ich denke, dass ich so weit bin, es zu versuchen.«

Obwohl Casey sich ursprünglich in Amys romantisches Wesen verliebt hatte, litt er unter ihren vorgeblichen sexuellen Beschränkungen, denn sie wollte nur »Liebe machen«. Casey hingegen wollte es mit jemandem treiben. Er erinnerte sich daran, wie er es mit anderen Frauen getan hatte, und wollte mehr davon. Er verspürte eine tiefe Lust, fleischlich zu lieben, vehement einzudringen, aber Amys Sanftmut und seine Furcht davor, sie zu entweihen, hielten ihn davon ab. Doch nun hatte er eine gesunde Aggressivität gezeigt, die etwas ganz anderes war als die pornografische Aggressivität, bei der es sich um eine verderbliche Raserei von Hass, Sadismus und Subversion handelt. Casey bejahte die von einem ursprünglichen körperlichen Magnetismus angefachte Leidenschaft und war bereit, sie auszuleben.

Ich fragte ihn erneut: »Können Sie dieses Verlangen auf Amy richten? Können Sie mit ihr teilen, was Sie erregt?«

»Na ja«, sagte er. »Ich kann es versuchen.«

Casey unterbrach die Therapie für zwei Wochen. Als er das nächste Mal anrief, um einen Termin zu vereinbaren, fragte er mich, ob er die Dame seines Herzens mitbringen könne. Natürlich, sagte ich. Ich war neugierig auf Amy.

Als sie meine Praxis betraten, wurde mir klar, warum er so hingerissen von ihr war. Amy besaß viel Ausstrahlung. Sie bewegte sich mit der würdevollen Geschmeidigkeit einer Balletttänzerin, die Schultern stolz zurückgezogen, den Kopf erhoben. Diese Haltung brachte ihren eleganten, wohlproportionierten Körper richtig zur Geltung.

Amy trug ein modisches Ensemble, das teuer und künstlerisch war, an ihr jedoch vollkommen natürlich wirkte. Sie hatte einen Stil, der eher die Aufmerksamkeit von Frauen als von Männern weckte. Zudem waren ihre Frisur und ihre Hände so sorgfältig gepflegt, dass ihr jegliche unmittelbare Sinnlichkeit fehlte. In Amys Gegenwart fühlte man sich wie in einem makellos eingerichteten Haus, in dem man die asketische Ordnung bewundert, sich aber eigentlich nicht hinsetzen möchte.

Als Casey angekündigt hatte, dass er Amy mitbringen wolle – was ein Fortschritt war, da es bedeutete, dass er ihr sagen würde, dass er sich in eine Therapie begeben habe –, hatte er glücklich gewirkt. Er schien sie unbedingt einbeziehen zu wollen. Aber als er jetzt mit ihr das Behandlungszimmer betrat, schien er sich überhaupt nicht wohlzufühlen. Vielleicht hatten sie vor der Sitzung eine Meinungsverschiedenheit gehabt, möglicherweise war es gerade erst draußen im Wartezimmer passiert.

Die beiden setzten sich möglichst weit voneinander entfernt auf das Sofa. Caseys Körpersprache erzählte von einer Niederlage. Amy wirkte angespannt und verschlossen. Beide vermieden jeden Blickkontakt miteinander. Casey wartete schweigend ab, wobei sein Blick wie auf der Flucht durch den Raum huschte. Amy ergriff sofort das Wort, um deutlich zu machen, was sie von Casey hielt: Er sei »vollkommen verkorkst«. Die Worte kamen abgehackt aus ihrem Mund, und sie verlor an Anmut, während ihre Angst zusehends wuchs.

»Er hat sich verändert«, sagte sie in abfälligem Ton. »Er ist vollkommen sexbesessen, schlägt unentwegt neue Stellungen, neue Orte, Fesselspiele und alles Mögliche vor. Ich verstehe ja, dass er den Reiz erhöhen will, aber um die Wahrheit zu sagen: Ich habe den Eindruck, dass Sex das Einzige ist, was ihn noch interessiert. Ist das der Grund dafür, dass er zu Ihnen in die Therapie gekommen ist? Sagen Sie ihm, dass er diese Dinge tun soll?«

Anstatt zu antworten, fragte ich: »Was empfinden Sie bei diesen Dingen?«

Amy ging über meine Frage hinweg. »Noch schlimmer ist, dass er von mir verlangt hat, ich solle mir Pornos mit ihm anschauen.« Kein Wunder, dass Casey so niedergeschlagen wirkte.

»Ich fühle mich betrogen«, fuhr Amy fort. »Was hat das alles zu bedeuten? Genüge ich ihm nicht mehr?« Sie sah mich an, aber die Frage war an Casey gerichtet. Er wandte sich ab.

»Das klingt so, als würden Sie sich im Augenblick nicht geliebt fühlen.«

»An diesen Dingen ist nichts Liebevolles. Ich habe das Gefühl, benutzt zu werden.«

»Besteht die Möglichkeit, dass er den Reiz erhöhen will, *weil* er Sie liebt?«

»Ach so?«, antwortete sie sarkastisch. »Das ist seine Art, Liebe zu zeigen?«

»Gibt es, abgesehen von seinem Sexualverhalten, in letzter Zeit noch etwas anderes, das Ihren Verdacht weckt, Casey liebe Sie nicht?«

»Nein. Deshalb ist das ja so verwirrend für mich.«

»Wovor haben Sie Angst? Was, glauben Sie, hat das zu bedeuten?«

»Dass er sich *ent*liebt. Dass ich ihm nichts mehr bedeute. Ich glaube, er will mich nur benutzen, um sich zu befriedigen.«

»Das sind harte Worte. Es überrascht mich, dass Sie zu einem solchen Urteil gelangen, obwohl Sie keine anderen Hinweise darauf sehen können, dass Sie ihm nichts mehr bedeuten. Können Sie sich keinen anderen Grund dafür vorstellen, dass sich sein Verhalten im Bett geändert hat?«

Amy sah mich fragend an.

»Könnte es sein, dass Casey seine erotischen Neigungen mit Ihnen teilen möchte, weil er Intimität sucht?«

Von der Scham niedergedrückt, sank Casey in sich zusammen. Amys Wut weckte seine Schuldgefühle und unterband seine Bemühung um Authentizität, an der wir so lange gearbeitet hatten. Ich wünschte, er hätte mir geholfen und das Wort ergriffen, aber angesichts von Amys Wut zog er sich ängstlich zurück.

»Haben Sie miteinander über die Veränderungen in Ihrem Sexualleben gesprochen?«

»Wie's aussieht, nicht«, antwortete Amy.

»Warum nicht?«

»Wenn man einander liebt, klappt es auch mit dem Sex.«

Ich hielt meine Zunge im Zaum und ließ ihre Aussage wirken. Dann antwortete ich: »Amy, das ist ein gefährlicher Mythos. Selbst wenn zwei Menschen sehr verliebt sind, haben sie keineswegs auch zwingend guten Sex.« Die beiden sahen mich an, als hätten sie nie zuvor etwas derart Widersinniges gehört. »Wenn Sie nicht miteinander sprechen, riskieren Sie alle möglichen Fehlinterpretationen. Casey, Sie haben Amy Ihre neuen Ideen aufgezwungen, ohne vorher mit ihr darüber zu sprechen. Sie hat keine Ahnung, warum Sie all das tun. Und Sie, Amy, haben automatisch angenommen, dass sein verändertes Verhalten bedeutet, dass er Sie nicht mehr liebt. Deshalb glauben Sie, dass er sie betrügt.«

Amy nickte zustimmend. Casey saß nur reglos da.

Oft stoßen Männer mit ihren sexuellen Wünschen bei ihren Partnerinnen auf erbitterten Widerstand. Frauen verstehen nicht immer, was der Grund für diese Wünsche ist, und befürchten, »benutzt« oder zu sexuellen Objekten degradiert zu werden. Das ist eine schlimme Vorstellung nicht nur für Frauen, die für die Gleichberechtigung kämpfen, sondern auch für Frauen wie Amy und auch mich, die in einer liebevollen Familie aufgewachsen sind und in der romantischen Verehrung die Bestätigung finden, dass sie etwas Besonderes sind. Es ist eine sehr persönliche Interaktion, eine Form von umgekehrter Verdinglichung, die nicht in erster Linie sexuell ist. Der Mann wird zum »Liebesobjekt«.

Amy beschränkte Sex auf ihre Vorstellung vom »Liebemachen«. Jeden anderen Ausdruck von Sexualität empfand sie als Bedrohung und als Beweis dafür, dass sie nicht geliebt wurde. Ich konnte ihr keinen Vorwurf daraus machen, denn Sex ist missbraucht worden, um Frauen Schaden zuzufügen, ihnen ihre Selbstbestimmung zu stehlen, sie zu demütigen, zu bestrafen und zu erniedrigen. Sexuelle Handlungen wurden in verschiedenen historischen Epochen und Kulturen als Werkzeug zur Unterdrückung der Frau eingesetzt. Über die Geschichte dieser Unterdrückung ist schon viel geschrieben worden, und ich werde mich in diesem Buch nicht eingehend damit beschäftigen. Ich erwähne es jedoch, um zu zeigen, dass es gute Gründe dafür gibt, dass die sexuellen Forderungen von Männern oft große Angst bei Frauen wecken. Auf der anderen Seite bin ich der Meinung, dass Frauen ebenfalls Vergnügen an solchen Handlungen haben könnten. Die Freiheit dazu wurde ihnen genommen, aber sie haben die Wahl, neu zu definieren, was Sex für sie sein soll. Beschränken sie sich darauf, »Liebe zu machen«, so bleiben sie in einer angenehmen Sicherheitszone, in der sie sich jedoch nicht sexuell entfalten können. In dieser Zone stagniert die Sexualität. Am Ende fühlen sich beide Seiten eingeschränkt. Das hat eher etwas von ängstlicher Kontrolle als von Liebe. Im Fall von Amy und Casey war der sexuelle Tanz nicht fließend, es gab keine Kreativität und keine Freiheit, spontane Wünsche miteinander zu teilen.

Ich glaube nicht, dass die Bedürfnisse von Männern und Frauen wirklich unterschiedlich sind. Beide wollen Liebe, und beide wollen Sex. In meinen Augen ist es ein Irrtum, zwischen »Liebemachen« und »es treiben« zu unterscheiden. Es ist eine Frage der Wahrnehmung. Wir müssen uns die Bedeutung ansehen, die wir verschiedenen sexuellen Handlungen beimessen. Zur Erläuterung dieses Wahrnehmungsspektrums möchte ich den Fall eines früheren Patienten beschreiben, den ich Hank nennen möchte. Zur Veranschaulichung werde ich auf meine Notizen aus einigen besonders spannenden Sitzungen zurückgreifen.

Hank hatte sich in eine heftige, manische, wütende Tirade darüber hinreißen lassen, dass seine Frau nicht bereit war, ihn oral zu befriedigen. Er wollte mir unmissverständlich klarmachen, dass seine Wut die Wut eines Mannes war, der einen Anspruch auf das hatte, was er verlangte. Ich ließ ihn gewähren, ohne zu versuchen, das Gespräch zu strukturieren. Ich hörte lediglich aufmerksam zu, machte mir unauffällig Notizen und gab ihm gelegentlich ein wenig Bestätigung. Seine Tirade lieferte wertvolle Informationen über seine psychische Landschaft.

Hank: »Haben Sie den Don-Juan-Film gesehen? Das bin ich. Ich bin ein ausgezeichneter Verführer. Weiß sie überhaupt, wer ich bin? Welche Frauen ich haben kann? Ich habe so viele Frauen gehabt, aber ich habe mich in sie verliebt, ich habe mich für die Monogamie entschieden, und jetzt bin ich ein Hengst, der im Stall eingesperrt worden ist!«

Therapeutin: »Sie sind der Meinung, dass Ihre Frau nicht zu schätzen weiß, dass Sie ein ausgezeichneter Liebhaber sind?«

Hank: »Genau. Ihr ist nicht bewusst, wer ich bin. Bei ihr vergeude ich mein Talent. Ich sollte eine andere finden, eine, die mich zu schätzen weiß. Wissen Sie was? Ich will verführt werden. Meine Frau ist so passiv. Sie erwartet, dass ich immer den Anfang mache. Ich mache es ihr immer mit dem Mund, aber sie gibt es nie zurück! Ich muss sie darum bitten, mir einen zu blasen, und sie kann sich kaum dazu überwinden. Es ist, als täte sie mir einen Gefallen. Sie kapiert es einfach nicht. Es ist so, als hätte ich es mit einem unerfahrenen Teenager zu tun. Sie ist so langweilig. Ich will, dass sie richtig bei der Sache ist. Aber sie benimmt sich, als wäre sie geistesabwesend oder hätte eine lästige Pflicht zu erledigen. Was soll das? Falle ich ihr zur Last? Für alles andere hat sie Zeit – aber ich bin nicht wichtig genug? Ich habe es satt, ignoriert zu werden. Ich habe ihr gesagt, dass ich mich scheiden lasse, wenn sie nicht lernt, es mir mit dem Mund zu machen.«

Therapeutin: »Sie fühlen sich zurückgewiesen.«

Hank: »Sie hat meine Liebe missbraucht. Ich habe alles für sie aufgegeben.«

Therapeutin: »Sie meinen, all die anderen Frauen?«

Hank: »Genau. Ich behandle sie wie einen Diamanten. Ich bete sie an, ich gebe und gebe. Und ich bekomme nichts zurück.«

Therapeutin: »Mit dem Oralsex würde Ihnen Ihre Frau

also beweisen, dass Sie ihr etwas bedeuten. Dass sie Sie anbetet. Dass sie Ihnen etwas gibt.«

Hank: »Ja, genau.«

Therapeutin: »Das klingt, als würden Sie geben, was Sie selbst wollen. Was meinen Sie: Weiß Ihre Frau, dass der Oralverkehr das alles für Sie bedeutet?«

Hank verknüpfte Liebe mit Sex in einer neurotischen Art und Weise. Die Bedeutung, die er dem Oralsex beimaß, verdeutlicht das. Er glaubte, der Sex sei das eigentliche Bedürfnis, aber in Wahrheit war es die Liebe. Er glaubte nicht, dass er bekommen würde, was er brauchte – was natürlich tiefere Wurzeln in seinen Kindheitserfahrungen hatte.

In der folgenden Sitzung schlug er einen anderen Ton an.

Hank: »Ich muss mir etwas von der Seele reden, bevor wir anfangen. Warum sollte ich Ihnen vertrauen? Ich habe Sie studiert, die Art und Weise, wie Sie gehen, sprechen, sich kleiden. Sie sind anmutig und elegant. Ich bezweifle, dass Sie jemals einem Mann einen blasen. Sie masturbieren wahrscheinlich nicht einmal! Alles, was Sie wissen, stammt vermutlich aus Büchern. Aber ich brauche eine Therapeutin mit wirklicher Erfahrung.«

Therapeutin (ich hätte ärgerlich reagieren können, aber es war vermutlich besser, gelassen zu bleiben): »Sie schließen aus meiner Erscheinung, dass ich genauso bin wie Ihre Frau?«

Hank: »Vielleicht wenn Sie aussähen wie diese Schauspielerin aus *CSI* …«

Therapeutin (einen Moment lang war ich unsicher. War ich nicht sexy? Und welche Frau aus *CSI* meinte er?): »Ich verstehe. In unserer ersten Sitzung haben Sie mir viel über sich verraten, und jetzt wollen Sie sicher sein, dass ich Ihnen wirklich helfen kann.«

Hank stimmte widerwillig zu. Das brachte uns zu seinem Problem mit Vertrauen. Er glaubte nicht, dass seine Bedürfnisse erfüllt würden, dass irgendeine Frau in der Lage sein würde, ihn wirklich zu verstehen und zu lieben. Diese Erkenntnis war ein Erfolg. Hank war sehr überrascht, dass es beim Oralsex in Wahrheit um all das ging!

Gerade Oralsex ist befrachtet mit Interpretationen. Er wird oft mit Unterwerfung und manchmal sogar mit Demütigung assoziiert oder gilt als Mittel, um etwas zu bekommen – zumeist von einem Mann, obwohl die Macht auf beiden Seiten liegen kann. Aber kann Oralsex auch ein Akt der Liebe sein? Ein Akt des Gebens?

Wenn sich ein Patient auf seine Frustration in Zusammenhang mit einer bestimmten sexuellen Handlung fixiert, stellt sich oft heraus, dass er ein Problem mit Vertrauen hat: Er glaubt nicht, dass jemand auf Dauer seine Bedürfnisse erfüllen wird.

Verschmilzt ein Mensch ein emotionales Bedürfnis unbewusst mit einem körperlichen, so empfindet er es als massive Zurückweisung, wenn dieses Bedürfnis nicht befriedigt wird.

Hank verknüpfte die sexuellen Erwartungen an seine Frau mit unrealistischen Urteilen: Wenn sie mich oral befriedigt, liebt sie mich, verweigert sie diese sexuelle Handlung, liebt sie mich nicht. Es war ihm nicht bewusst, dass er einer vollkommen verzerrten Vorstellung aufsaß. Viele Männer begehen diesen Fehler: Sie sehen nur die sexuellen Bedürfnisse und machen die Monogamie für Enttäuschungen verantwortlich.

Ein weiterer Patient, dessen Hochzeit unmittelbar bevorstand, sagte zu mir: »Wenn ich nicht mehr mit vielen Frauen schlafen oder zumindest glauben kann, dass ich die Möglichkeit dazu habe, und mich stattdessen entschließe, zu heiraten und den Rest meines Lebens nur mit einer einzigen Frau zu schlafen, dann sollte der Sex aber wirklich gut sein.«

Wenn das nicht bedeutet, eine Frau unter Druck zu setzen! Aber im Ernst: Männer können in einen inneren Konflikt geraten, wenn sie mit den widersprüchlichen Bedürfnissen nach Polygamie und Monogamie konfrontiert werden. Aber dies ist kein Konflikt, in dem eine Seite die Oberhand behält und die andere unterliegt: Es ist nicht so, dass der Wunsch nach Sex mit wechselnden Partnerinnen endgültig besiegt wird und die Monogamie als strahlender Sieger aus dem Kampf hervorgeht. Es ist eher wie ein ewiger Wettlauf. Doch wenn der Wunsch nach Liebe und nach einer Gefährtin den Wettbewerb für sich entscheidet, bleibt das Gefühl, einen Anspruch zu haben, weil man sich für diese eine Frau entschieden hat: Als Gegenleistung für diese in seinen Augen großherzige Entscheidung erwartet der Mann eine befriedigende sexuelle Beziehung.

Doch dieser Gedankengang ist vollkommen irregeleitet. Wenn Männer an den grundlegenden Widerspruch zwischen Monogamie und Sex mit vielen Frauen mit Furcht herangehen, verurteilen sie sich selbst zum Scheitern. Der erwähnte Phantast liebte seine Verlobte aufrichtig und erklärte, die Entscheidung für die Monogamie mit Freuden gefällt zu haben, und glaubte doch, etwas aufzugeben, weshalb er gleichzeitig Druck aufbaute, indem er verlangte, der Sex mit dieser einen Frau müsse besonders gut sein. So zu denken führt zwangsläufig zur Enttäuschung, denn die Erwartung wird irrational hoch gesetzt.

Keine sexuelle Beziehung ist immer gut. Und wenn sich jemand einredet, dass das Singleleben glanzvoller ist, während eine Ehe zu Langeweile führt, so wird er genau das finden. Männer, die ihre Partnerinnen unter Druck setzen, haben oft besonders wenig Talent, eine Frau zu verführen.

Jenen Männern, deren sexuelles Selbstwertgefühl auf der

Anzahl an Frauen beruht, mit denen sie geschlafen haben, fällt es am schwersten, mit der Monogamie zurechtzukommen – ganz abgesehen davon, dass sie ein besonders ausgeprägtes Anspruchsdenken an den Tag legen und falsche Vorstellungen von ihren sexuellen Talenten haben. Ein Patient erzählte mir, dass er eines Abends Lust auf Sex hatte, während seine Frau müde war. Er war so frustriert, dass er wütend sagte: »Weißt du eigentlich, wie viele Frauen mich haben wollen?« In Wahrheit lautete die Antwort auf diese Frage: keine.

Viele Männer befürchten, dass sie, wenn sie eine feste Beziehung eingehen, das Reich der unbegrenzten Möglichkeiten verlassen und auf die eheliche Apokalypse zusteuern: auf eine Ehe ohne Sex. Sie stellen sich eine »Endzeit« vor – nur ohne Glückseligkeit, ohne Erlöser, ohne Paradies. Sie sind weggesperrt worden, während alle anderen, all die alleinstehenden Männer dort draußen, unterwegs sind und es fröhlich weiter treiben.

Und diese Befürchtung ist nachvollziehbar. Die Männer verlieren ihre Lebenskraft. Wie mir ein Freund sagte: »Sex ist Leben.«

Das ist richtig, dachte ich, und zwar in einem grundlegenden Sinn. Aber es geht auch um eine existenzielle Frage. Der Sexualtrieb ist Ausdruck dessen, dass man lebendig, vital und schöpferisch ist. Die männliche Angst vor der Gefangenschaft in einer Ehe ohne Sex hat nichts damit zu tun, dass die Biologie das männliche Geschlecht mit einem stärkeren Sexualtrieb ausgestattet hätte. Das Ende des Sex in der Ehe weckt nicht einfach die Angst vor dem Tod, wie manche Psychologen glauben, es ist ein geistiger Tod, ein Tod der Hoffnung.

In unserer Kultur meinen Männer und Frauen heute selbst bestimmen zu können, was Sex für sie bedeutet. Wenn sich Paare dazu durchringen, über Sex zu sprechen, können sie ihre ganz eigenen Sexualpraktiken entwickeln.

Es hätte Amy vermutlich verblüfft zu erfahren, was ich – zu meiner eigenen Überraschung – bei vielen meiner Patienten entdeckt hatte: Das, worum es den meisten von ihnen in der Therapie ging, war – die Liebe. Wenn auch manchmal nur schwer zu erkennen, da Liebe beim Sex oft mit anderen vorgeblich entgegengesetzten Impulsen wie Aggression vermengt wird, die manchmal in gewalttätigen oder sogar grausamen Handlungen zum Ausdruck kommt. Tatsächlich werden in Beziehungen auf beiden Seiten sadistische und masochistische Impulse geweckt. Sadismus hat zum Teil deshalb einen Reiz, weil er eine symbolische Bewältigung der Furcht vor dem anderen Geschlecht und all dem ermöglicht, was es verkörpert: Werde ich meine Macht, meine Kontrolle verlieren? Ich hasse dieses überwältigende Bedürfnis nach Zustimmung. Ich hasse das Gefühl der Abhängigkeit. Ich hasse es, dass sie Macht über mich hat. Bin ich gut genug für sie? Vergiss es, sie ist Abfall. Und dann ist da die masochistische Seite: Ich will beherrscht und überwältigt werden. Das wird mir ein Gefühl der Sicherheit geben.

Ich hielt das für einen Irrtum und war der Meinung dass es notwendig war, die Vorstellung aufzugeben, dass Männer und Frauen sexuell vollkommen verschieden sind. Sie würden das herausfinden müssen, indem sie lernten, den »Anderen« in sich selbst zu erkennen und ihre Sexualität als Paar zu erkunden.

Ich hatte die unbestimmte Ahnung, dass mich Amy schon bald nach der gemeinsamen Sitzung anrufen würde, und ich täuschte mich nicht. Sie wollte mich alleine sprechen. Sie war niedergeschlagen und von sich enttäuscht. »Ich dachte, ich wäre die perfekte Partnerin«, sagte sie. »Jetzt bin ich mir nicht mehr so sicher.«

Amy ließ sich auf der Couch nieder und eröffnete mir etwas, das mich überraschte: Sie hatte sich an Caseys Computer gesetzt, um die pornografischen Seiten aufzuspüren, die er besuchte. Sie wollte wissen, was ihn so faszinierte und warum sie ihm nicht »genügte«. Sie hätte nie erwartet, was sie dort fand: »Mein erster Impuls war, mich mit diesen Frauen zu vergleichen und sie zu studieren: ihre Gesichter, ihre Körper, ihre Kleidung – sofern sie welche trugen. Aber je mehr ich sah, desto absurder erschien es mir. Ich begann zu lachen. Und dann ... also ... ich wurde erregt ... und schämte mich dafür ... ich wurde erregt von Dingen, die ich verweigert hätte, wenn Casey mich darum gebeten hätte. Und dann masturbierte ich.«

Amy hatte die Welt von Caseys sexuellen Phantasien kennengelernt und war verwirrt. »Die Pornos stießen mich ab, aber sie erregten mich auch.« Ihr Blick drückte völlige Verunsicherung aus. »Ich möchte wissen, was das bedeutet. Ich muss es wissen.«

Ich war nicht allzu überrascht, dass Amy von Pornografie erregt wurde, obwohl sie geistig kein Interesse an dem hatte, was sie auf dem Bildschirm sah. Körper und Geist können bei Frauen getrennte Wege gehen.

Das erinnert mich an eine faszinierende Studie, in der Sexualforscher einer Gruppe von Männern und einer Frauengruppe Aufnahmen von verschiedenen Geschlechtsakten zeigten. Die Versuchspersonen waren an einen Plethysmografen angeschlossen, der den mit sexueller Erregung einhergehenden Blutstrom zu den Genitalien maß. Die Forscher zeigten beiden Gruppen Aufnahmen von heterosexuellem Geschlechtsverkehr, männlichen und weiblichen homosexuellen Handlungen, einem masturbierenden Mann, einer masturbierenden Frau, einem schönen Mann, der an einem Strand spazieren ging, einer Frau, die nackt Gymnastik machte, und einer Paarung von Bonobos (Menschenaffen). Anschließend wurden die Versuchspersonen gefragt, ob sie die Aufnahmen als sexuell erregend empfunden hätten. Ihre

Antworten wurden mit den Messungen des Plethysmografen verglichen.

Die Angaben der männlichen Versuchspersonen deckten sich mit den Messungen ihrer physiologischen Reaktionen: Bei heterosexuellen Männern stieg der Blutstrom zu den Genitalien, wenn sie sexuelle Handlungen von Frauen oder heterosexuellen Paaren sahen. Beim Anblick anderer Männer zeigten sie keine körperliche Reaktion. Homosexuelle Männer reagierten auf Bilder von homosexuellen Akten.

Bei den Frauen sahen die Ergebnisse ganz anders aus. Körperlich wurden sie von allem erregt, sogar von Bildern, die sie nach eigener Aussage nicht im Geringsten erregt hatten. Sie reagierten auf heterosexuellen und männlichen homosexuellen Sex, auf die nackte Turnerin – ja sogar auf die Primaten!

Diese Ergebnisse deuten darauf hin, dass die weibliche Sexualität ungeachtet der Konditionierung unseres Geistes sehr viel expansiver oder, wie die Chinesen sagen, »unerschöpflich« ist. Die berühmten Sexualforscher Masters und Johnson erklärten, die weibliche Fähigkeit zum sexuellen Vergnügen sei für Männer unerreichbar.

Ich wusste, was Amy erregt hatte; also fragte ich sie, was sie abgestoßen hatte. »Die Bilder waren verletzend. Tiere, minderjährige Mädchen, Großmütter, Frauen, die wie Dreck behandelt wurden. Was ist nur los mit den Leuten? Ich kann mir nicht vorstellen, die Dinge zu tun, die ich dort gesehen habe.«

»Was würde das für Sie bedeuten?«

»Ich möchte mich nicht für sein Vergnügen in eine erniedrigende Position begeben«, sagte sie, wobei sie in geringschätzigem Ton von »seinem Vergnügen« sprach.

»Ich verstehe, dass Sie das davon abhalten würde, irgendetwas Erotisches tun zu wollen«, sagte ich.

»Etwas Erotisches? Die Tatsache, dass ihn dieser widerwärtige Schmutz geil macht, macht mich wütend.«

Die Vorstellung, sich selbst in ein Objekt der Entwürdigung zu verwandeln, brachte Amy aus dem Gleichgewicht. Ich konnte das nachempfinden. Sie wollte, dass ihr Partner ihren Körper als etwas Heiliges und ihre Bereitschaft, diesen Körper mit ihm zu teilen, als Geschenk betrachtete. Auch ich wollte das und hatte manchmal Sorge, dass der Sex seine Seele verloren hatte. Genau wie ich war Amy von konservativen Eltern erzogen worden, die nicht offen über Sex sprachen. Beide träumten wir von einer Beziehung, in der ein nie endender Zustand der Euphorie herrschte – trotz allem, was wir gelegentlich mit eigenen Augen sehen mussten.

Amy hatte sich nicht von Casey getrennt. Stattdessen beteiligte sie sich oft an den von ihm eingeleiteten Sexspielen, um die Beziehung zu verbessern. Doch gerade Caseys Versuch, sich in Bezug auf seine Wünsche zu öffnen, bestätigte Amy in ihrer Angst, nur ein »Objekt seines Vergnügens« zu sein. Die Rollenverteilung beim Geben und Empfangen von sexuellem Vergnügen ist oft aussagekräftig. Amy hatte die Wahl, wie sie die Rolle derjenigen, die den anderen befriedigt, auffassen wollte, aber zunächst musste ich verstehen, was das für sie bedeutete.

»Was stört Sie daran?«, sagte ich, wobei ich das wertneutrale Interesse einer Forscherin zeigte.

»Dass er mich respektlos behandeln will«, antwortete sie. Die gerunzelten Augenbrauen und ihr funkelnder Blick verrieten, dass sie unter der Oberfläche der Selbstbeherrschung ihrer Verachtung für sein Verhalten freien Lauf ließ.

»Was ist schlecht daran?«, fragte ich, um sie weiter aus der Defensive zu locken.

Sie sah mich böse an, weil ich weiterfragte, obwohl die Antworten ihrer Meinung nach auf der Hand lagen. Aber es ging mir nur darum, sie zum Ursprung ihrer Wut zu führen.

»Ich will, dass er mich liebt«, sagte sie leise.

»Es ist also wichtig für Sie, geliebt zu werden«, sagte ich. »Und wenn der Sex von dem abweicht, was Sie als Liebe empfinden, fühlen Sie sich bedroht?« In Wahrheit war es der Überschwang von Caseys Liebe zu ihr, der seinen Sexualdrang schwächte.

»Ich mag ›normalen‹ Sex. Ich mag es, wenn er mit mir Liebe machen möchte.«

»Natürlich. Und doch haben einige der pornografischen Bilder Sie erregt...«

»Ja, und ich verstehe nicht, warum.«

»Das bedeutet, dass Sie zwar eine Vorliebe für romantischen Sex haben, es aber vielleicht auch Platz für eine Erweiterung Ihrer Erfahrung gibt.«

»Ich werde nichts tun, was mich erniedrigt«, sagte sie kategorisch.

»Amy, Sie reagieren immer noch auf das, was Sie im Internet gesehen haben. Ich mache Ihnen keinen Vorwurf deshalb. Aber sind Sie bereit, die Möglichkeit in Erwägung zu ziehen, dass das Internet nicht die einzige Quelle für Erotik ist?« Vielleicht wäre auch Amy offen für die Anregung, die ich Casey gegeben hatte.

»Ich weiß es nicht.«

»Versuchen wir es mit der wichtigsten Quelle: mit Ihrem Verstand. Vielleicht gibt es einen Weg, eine neue erotische Erfahrung zu machen, ohne sich erniedrigt zu fühlen.«

»Was meinen Sie damit?«

»Sie wecken Ihre sexuelle Lust, ohne die Beziehung zu Ihrer Liebe zu verlieren. Vieles von dem, was Sie im Internet gesehen haben, ist gezielt obszön und verabscheuenswürdig, denn es soll Aufmerksamkeit erregen. Das meiste davon spricht sehr grundlegende männliche Bedürfnisse an. Ich kann verstehen, warum Sie diese Bilder als verstörend empfinden. Aber erotisch zu sein bedeutet nicht, dass Sie sich entwürdigen lassen müssen, wie Sie aus den Pornos möglicherweise geschlossen haben. Sie könnten doch *Ihr eigenes* sexuelles Drehbuch schreiben, in dem Sie eine Position einnehmen, in der Sie sich mit Ihrer Erotik wohlfühlen.«

»Aber ich empfinde es als erotisch, einfach Liebe zu machen«, hielt sie mir entgegen.

»Ja, *aber das ist nicht die einzige Möglichkeit.*«

Amy fragte, was sie tun solle. »Eine kleine Umprogrammierung«, sagte ich sanft. »Aber lassen wir das für einen Moment beiseite. Glauben Sie, dass Casey Sie liebt?«

»Ja, ich denke schon. Wären da nicht diese ...«

Ich unterbrach sie. »Also ja.«

»Ja.«

»Dann müssen Sie sich zunächst davon lösen, den Sex als Bestätigung dafür zu benutzen, dass Sie geliebt werden. Das können Sie, da Sie ja wissen, dass Sie geliebt werden.«

»Ich denke schon, ja.«

»Es hat also keinen Sinn mehr anzunehmen, dass eine Art von Sex bedeutet, dass er Sie liebt, während die andere Art bedeutet, dass er es nicht tut. Und nun, da Sie wissen, dass die Dinge, die Sie im Internet gesehen haben, für Sie erregend waren – sosehr Sie das überraschen mag –, können Sie langsam Ihre Grenzen erweitern und herausfinden, wobei Sie sich wohlfühlen. Sie können sich sexuell weiterentwickeln und mehr Möglichkeiten in Ihre Sexualität aufnehmen. Andernfalls wird sich nichts an Ihrer Situation ändern, *ganz gleich, mit wem Sie zusammen sind.* Es geht nicht nur um Ihre Beziehung zu Casey, sondern auch um Ihre Beziehung zu sich selbst.«

Amy wirkte immer noch ratlos. Ich fuhr fort: »Damit will ich Folgendes sagen: Vergessen Sie, was die Männer wollen. Sie werden Casey eher erregen, wenn Sie wissen, was für Sie erregend ist. Ich weiß: Für Sie ist es erregend, Liebe zu machen. Aber Sie dachten, dies sei das Einzige, was Sie erregen könnte. Jetzt wissen Sie es besser. Welche Phantasien haben Sie also *außer* der Vorstellung, Liebe zu machen, vor allem da Sie wissen, dass Casey Sie ungeachtet seiner Wünsche nicht einfach benutzt, sondern Sie liebt und respektiert.«

Amy wollte nun auch eine Einzeltherapie bei mir beginnen, und nachdem ich Rücksprache mit Casey gehalten hatte, erklärte ich mich damit einverstanden.

In den folgenden Wochen fand ich mehr über Amy heraus. Sie war achtunddreißig Jahre alt und hatte fünfzehn Jahre lang in einer Wohnung mit Mietpreisbindung in der Upper East Side gelebt. Sie hatte in Dallas Betriebswirtschaft studiert (kaum einer meiner Patienten stammte tatsächlich aus New York), sich dann jedoch entschlossen, nach Manhattan zu ziehen, um Karriere in der Modebranche zu machen. Ihre Eltern waren dagegen, aber Amy begann mit wechselndem Erfolg als Modestylistin für verschiedene Kataloge zu arbeiten. Entgegen meinem ersten Eindruck war sie eine lebensfrohe, gesellige Frau, die unentwegt mit ihrer Garderobe und einer Vielzahl von Avantgarde-Ensembles und Accessoires experimentierte. Jedes Mal, wenn sie meine Praxis betrat, nahm ich mir einen Moment, um die starken visuellen Eindrücke zu verarbeiten, da ich ansonsten während des Gesprächs zu sehr von den kühnen Kontrasten zwischen den Stoffen Ihrer Kleidung oder von den großen, anachronistischen Ohrringen abgelenkt worden wäre, und wir würden wertvolle Gesprächszeit mit gegenseitigen Komplimenten für unsere Sachen verschwenden. Sie hätte ohne Weiteres eine meiner Freundinnen sein können, und ich musste mir immer wieder in Erinnerung rufen, dass sie eine Patientin war.

Amy war mit psychologischen Fragen vertraut und gab zu, von Selbsthilfebüchern besessen zu sein. Casey machte sich gern darüber lustig, dass sie zwar eine ganze Bücherei voller guter Ratschläge habe, diese jedoch nie in die Tat umsetze.

Ihre äußere Erscheinung war offenkundig wichtig für Amy, aber sie putzte sich nicht aus sexuellen Gründen heraus. Sie war eher ein lebendes Kunstwerk, das es zwar genoss, betrachtet zu werden, jedoch nicht mit vulgärer sexueller »Billigkeit« assoziiert werden wollte. Und sie hatte tatsächlich etwas Asexuelles an sich. Meine Aufgabe war es, ihr dabei zu helfen, sich in ein sexuelles Wesen zu verwandeln, das die Grenzen sprengen konnte, die Amy sich selbst und damit automatisch auch Casey auferlegt hatte. Freud spricht viel darüber, wie wir unentwegt unsere sexuellen Instinkte unterdrücken. Also gut, dachte ich: Wenn wir imstande sind, sie zu unterdrücken, dann sollte es uns auch möglich sein, sie zutage zu fördern. Wenn es eine Frage der Wahrnehmung ist, dann haben wir eine Wahl. Vielleicht können wir lernen, alles und jeden zu sexualisieren.

Ich begann mit etwas Grundlegendem: mit der Stimulation der sexuellen Energie. Diese Energie ist allgegenwärtig wie ein mächtiger Strom, der sich durch alles zieht. Er beeinflusst unsere Vorstellung von der Welt. Ich versuchte Amy zu erklären, wie sie diese Energie mit ihren Sinnen wahrnehmen konnte, indem sie die Welt um sich herum anders betrachtete: sinnliche Musik, ein weicher Stoff, Kerzenlicht, ein Gedicht. Für mich waren die wogenden Sanddünen in der marokkanischen Wüste eine Offenbarung gewesen. Ein kleines Motelzimmer im Südwesten, ein inniges Gespräch bei einer Flasche Wein in einem französischen Café, der Cirque du Soleil in Montreal, ein schummriges Jazzlokal oder ein Friedhof in New Orleans. Der Golf von Mexiko in einer heißen Sommernacht, wenn das Wasser fast siebenundzwanzig Grad warm ist. Ein Salsa Club in New York, wo man von namenlosen Lateinamerikanern so schnell herumgewirbelt wird, dass man erst versteht, was mit einem geschehen ist, wenn das Lied vorüber ist – der Kerl sucht sich die nächste Partnerin, und du taumelst benommen lächelnd und mit zerzaustem Haar von der Tanzfläche. Wir lassen unseren Körper im Lauf des Tages so viele Tätigkeiten ausführen, dass wir leicht die Beziehung zu seiner Sinnlichkeit verlieren.

Ich nahm einen halben Riegel Bitterschokolade mit einem Hauch von Zimt und Chili aus meiner Schreibtischschublade. Ich knabberte gern während der Sitzungen daran herum. »Nehmen Sie ein wenig«, sagte ich und reichte Amy ein Stück, um eine grundlegende Übung mit ihr zu machen. »Und jetzt schließen Sie die Augen. Atmen Sie tief durch, und beißen Sie von der Schokolade ab. Aber nicht kauen! Lassen Sie sie im Mund zergehen. Fühlen Sie die Textur, und drücken Sie das Stück mit der Zunge gegen den Gaumen. Schmecken Sie den scharfen Chili? Und jetzt schlucken Sie die Schokolade herunter, und genießen Sie den Nachgeschmack. Achten Sie darauf, wie sich der Zimtgeschmack entfaltet. Atmen Sie den Zimtgeruch ein, und verlagern Sie Ihre Aufmerksamkeit auf Ihre Fähigkeit, jeden Teil Ihres Körpers zum Leben zu erwecken und Vergnügen damit zu empfinden.«

Hätte ich nicht Amy beobachten müssen, so hätte ich mir selbst ein Stück Schokolade genommen und die Übung gemacht. »Bleiben Sie konzentriert«, sagte ich. »Atmen Sie langsam ein und aus. Stellen Sie sich vor, wie das ausgeatmete Aroma in ihre Vagina zieht. Spannen Sie die Vaginalmuskeln leicht an, und stellen Sie sich vor, dass Ihre Genitalien zum Leben erwachen. Noch einmal. Lassen Sie das Gefühl wirken, und entspannen Sie sich. Noch einmal. Jetzt möchte ich, dass Sie sich in Gedanken sagen: ›Ich habe das Recht, Vergnügen zu empfinden. Ich habe das Recht, Vergnügen zu empfinden.‹

Achten Sie darauf, ob und welche Bilder auftauchen. Erlauben Sie Ihrem Geist, sich in jeder Vorstellung von Vergnügen zu verlieren.«

Amys Atem beschleunigte sich ein wenig. »Und jetzt wiederholen Sie im Geist folgende Worte: ›Ich bin ein sexuelles Wesen.‹ Stellen Sie sich vor, Ihre Sexualität anzunehmen und zu genießen. Sie haben das Recht auf sexuelles Vergnügen. Achten Sie darauf, wie das aussieht und wie es sich anfühlt. – In Ordnung, öffnen Sie die Augen.«

Amy hatte feuchte Augen.

»Wie war das?«, fragte ich mit einem aufmunternden Lächeln.

»Ich vergaß meine Wut auf Casey«, sagte sie. »Ich kann nicht glauben, dass ich nie darauf gekommen bin, darüber nachzudenken, was ich will.«

»Gut. Ich möchte, dass Sie sich nicht bedroht, sondern befähigt fühlen.«

Um ihren Groll darüber zu verringern, dass Casey seinen Anspruch auf sexuelles Vergnügen geltend machte, wollte ich Amy dazu bewegen, sich ihres eigenen Anspruchs bewusst zu werden. Aber das musste sie sich zuerst selbst zugestehen. Wenn es ihr gelang, sich beim Nehmen wohlzufühlen, würde sie nicht mehr das Gefühl haben, Macht aufzugeben, wenn sie Casey etwas gab. Sie würde spüren, dass auch sie Sex gestalten konnte.

Eine Methode, um ihr das zu ermöglichen, bestand darin, sie dazu zu bewegen, ihre Gedanken und Vorstellungen zur Beeinflussung ihrer sexuellen Empfindungen einzusetzen. Manchmal stelle ich einer Frau folgende Frage: Wie oft am Tag denkt der Mann in Ihrem Leben Ihrer Meinung nach an Sex? Und dann frage ich sie, wie oft sie daran denkt. Normalerweise denken die Menschen über andere Dinge nach, aber wenn man sich entschließt, ein paar sexuelle Gedanken in seinen Tagesablauf aufzunehmen – was die meisten von uns taten, als sie zum ersten Mal mit jemandem ausgingen –, wird man eine Veränderung bemerken. Deshalb zählt die Visualisierung zu meinen bevorzugten psychotherapeutischen Interventionen. Ich liebe es, meinen Patienten dabei zuzusehen, wie sie lernen, Empfindungen heraufzubeschwören, und ich setze diese Technik oft ein, um wünschenswerte innere Zustände herbeizuführen – von größerem Selbstbewusstsein bis zu einer stärkeren sexuellen Lust. In Ermangelung einer spontanen Erotisierung kann man die Fähigkeit entwickeln, lüstern zu werden, sich selbst sexueller zu betrachten, den Partner oder die Partnerin zu sexualisieren und sogar die Welt in einem sexuellen Licht zu betrachten.

»Wie oft am Tag denken Sie an Sex?«, fragte ich Amy eines Nachmittags.

»Was? Nie.« Interessant, dachte ich. Wie war es möglich, dass Sex vollständig aus ihrem Alltag verbannt war?

»Wie wäre es mit einem Experiment?«

»Sagen Sie mir erst, worum es geht.«

»Sie sollen dreimal täglich mindestens drei Minuten lang gezielt an Sex denken. Das können Sie überall tun – in der U-Bahn, auf der Straße –. Ich möchte, dass Sie sich der sexuellen Energie bewusst werden, von der Sie überall umgeben sind.«

»Lebensmittel im Supermarkt können sehr erotisch sein«, scherzte sie.

»Ja. Alles kann sexy sein. Lassen Sie zu, dass sich in Ihrer Phantasie sexuelle Szenarien entwickeln. Urteilen Sie nicht darüber, sondern achten Sie nur auf das, was Ihnen in den Sinn kommt. Der Zweck dieser Übung ist, den Kontakt zwischen Ihnen und Ihrer sexuellen Vorstellungskraft herzustellen.«

Sie war bereit, es zu versuchen.

Auch Casey kam weiter zur Einzeltherapie. Er war nicht in der Lage gewesen, gemeinsam mit Amy weiterzumachen, weil er ihre Zustimmung brauchte. Obwohl ihm die Episode im Washington Square Park, als er jener Frau gefolgt war, dabei geholfen hatte, sich sein Recht auf sexuelle Lust bewusst zu machen, hatte Casey immer noch viel Arbeit vor sich.

Ich hatte ihn aufgefordert, sich Gedanken darüber zu machen, warum Amys Zustimmung so viel wichtiger für ihn war als seine Bedürfnisse. In einer Partnerschaft geht es nicht darum, sich immer die Zustimmung des Partners zu sichern. Manchmal ist man unterschiedlicher Meinung, und der eine heißt das Verhalten des anderen nicht gut, was jedoch nichts daran ändert, dass man sich liebt.

Beim Sex sind wir verwundbar. Wir reagieren empfindlich, wenn jemand »Igitt« oder »Das ist eklig« sagt. Wir wollen nicht, dass man uns für pervers hält, weshalb wir manche Wünsche lieber für uns behalten. Aber wir sollten bereit sein, solche Reaktionen zu ertragen, denn offen zu sein ist wichtiger für unsere Integrität. Ich frage meine Patienten nicht nur: »Was wollen *Sie*?« Ich sage ihnen auch, dass sie der Mensch sein sollten, der wirklich in ihnen steckt. Ich bin davon überzeugt, dass wir zunächst lernen müssen, unsere eigenen sexuellen Bedürfnisse zu akzeptieren und selbst angesichts von Ablehnung vollkommen authentisch zu sein. Tun wir das nicht, so zeichnen wir ein falsches Bild von uns, und irgendwann wird die Lüge entlarvt werden.

Und wenn ein Mensch er selbst sein will, muss er auch das authentische Wesen seines Partners oder seiner Partnerin akzeptieren. Das gilt insbesondere beim Thema Sex. Man muss imstande sein, dem anderen Menschen zu sagen: »Das ist meine Sexualität. Das ist, was mich erregt. Das ist, was ich mag.« Jeder sollte sagen, was er mag, und dann sollte man versuchen, die Wünsche miteinander in Einklang zu bringen. Dabei kann die Sexualtherapie helfen. Ich habe vielen Paaren dabei geholfen, ihre Phantasien miteinander zu teilen und gemeinsam neue zu entwickeln.

Casey und Amy waren von gegensätzlichen Standpunkten ausgegangen: Für Amy war Sex vor allem ein Ausdruck von Liebe, Casey hingegen suchte sexuelles Vergnügen in der Pornografie. Ein außenstehender Betrachter hätte diese Positionen für unvereinbar halten können, aber sie hatten eine wichtige Gemeinsamkeit: Sie waren beide das Ergebnis sozialer Zwänge.

Ich hatte versucht, ihnen Klarheit zu verschaffen über die gesellschaftlichen Normen, die persönliche Symbolik und ihre emotionale Bedeutung. Dabei hatte ich mit Amy allein arbeiten müssen, da sie in Caseys Gegenwart zu heftig reagierte. Es gelang mir, sie dazu zu bewegen, sich nicht auf ihn, sondern auf sich selbst zu konzentrieren, wobei ich darauf achtete, ihr das Gefühl zu geben, sie entwickele sich eigenständig und ohne mein Zutun. Mein Ziel war es, Casey und Amy am Ende ihrer Reise, die fast ein Jahr dauerte, wieder zusammenzuführen.

Und sie bemühten sich sehr. Sie stießen immer wieder auf Hindernisse, aber sie waren bereit, die Herausforderung anzunehmen, weil sie einander liebten.

»Haben Sie ein sexuelles Szenario entwickelt?«, fragte ich Amy eines Tages.

»Ja. Anfangs war es wie eine Pflichtübung für mich, ein Auftrag, über etwas nachzudenken. Aber am Ende hat es Spaß gemacht. Ich machte die Übung dreimal täglich, und zwar länger als drei Minuten. Ich fühlte mich, als hätte ich eine neue Welt entdeckt. Ich beäugte Männer im Fitnesscenter und stellte mir vor, wie sie wohl ohne Shirt aussahen. Ich meldete mich zu einem Judokurs an – die Rangeleien sind sehr sexy. Beim Gang durch eine Galerie stellte ich fest, dass einige der wilden, abstrakten Gemälde, in denen die Farben miteinander kämpften, mit sexueller Spannung aufgeladen waren. Ich flirtete sogar mit dem Kassierer im Supermarkt.

Und ich habe beim Sex mit Casey die Initiative übernommen – was ich früher nie tat. Ich hatte immer gewartet, bis er es tun wollte.«

»Wie hat Casey darauf reagiert?«

»Er freut sich. Ich verlange auch von ihm, mich zu befriedigen, und sage ihm offen, was ich will. Das gefällt ihm, und in den letzten Wochen habe ich bemerkt, dass er seine Zuneigung wieder deutlicher zeigt.«

Casey hatte mir schon vorher berichtet, wie er Amys neues Verhalten empfunden hatte. Ihre Bereitschaft, ihr sexuelles Wesen anzunehmen, half ihm, seine liebevolle Seite zu zeigen.

»Sie machen das großartig, Amy«, sagte ich. »Und Sie scheinen sehr zufrieden zu sein mit Ihrer sexuellen Entwicklung.«

»Das bin ich auch.«

Die Frau, von der Casey in der ersten Sitzung geschwärmt hatte, war zum Vorschein gekommen. Sie war intelligent, begeisterungsfähig und voller Engagement. Es machte mir großen Spaß mit ihr.

Indem sie sich mit ihren Phantasien auseinandersetzte, fand Amy eine neue Vitalität. Sie konnte ihr Sexualleben selbst gestalten und die Beziehung zu Casey vertiefen. Die beiden waren zu einer gemeinsamen erotischen Reise aufgebrochen. Amy öffnete sich, und Casey empfand größere Zuneigung zu ihr als je zuvor. Und mehr Lust auf sie.

Für Pornografie interessierte er sich kaum noch.

Mark

Manchmal gerät eine Therapie ins Stocken, weil mein Patient von einer bestimmten Vorstellung von Männlichkeit blockiert wird. Dann muss ich abbrechen und eine wichtige klärende Frage stellen: »Was bedeutet es für Sie, ein Mann zu sein?«

Das kann ein peinlicher Moment sein, weil ich ja augenscheinlich kein Mann bin. Allerdings bin ich jemand, der regelmäßig mit Patienten an der Definition ihrer Männlichkeit arbeitet, daher sehe ich mich als eine Art Anthropologin für Männer – eine »Mannthropologin«, wenn man so will –, die ungewöhnliche Verhaltensweisen beobachtet, notiert und kategorisiert.

Ich frage nach der Definition von Männlichkeit, weil die gängige Vorstellung, die meine Patienten normalerweise mitbringen, unweigerlich ihre emotionalen Ausdrucksmöglichkeiten hemmt, die jedoch Voraussetzung für eine erfolgreiche Therapie sind. Nach meiner Frage kann das Gespräch zum Erliegen kommen; ich sehe einen verkrampften Kiefer oder ein angezogenes Knie und warte in drückender Stille ab, während der Patient meinem Blick ausweicht. Ich weiß, dass der Mann auf meiner Couch etwas fühlt, damit aber hinterm Berg hält, und sein Körper im wahrsten Sinne des Wortes dagegen ankämpft, seine Empfindungen preiszugeben. Der Mann wechselt das Thema, erklärt, es gehe ihm »gut«, wird wütend, kommt nicht mehr zu den Sitzungen oder hockt einfach da und lässt alles regungslos über sich ergehen. In dem Fall kann ich mit der Therapie erst weitermachen, wenn ich frage, was es für meinen Patienten bedeutet, Gefühle zu haben und, noch wichtiger, sie mir zu zeigen.

Als Antwort erhalte ich normalerweise folgende Erklärung in verschiedenen Variationen: »Schwäche«. Alle wollen so sein wie der Marlboro Man. Sie halten Gefühle für ein Zeichen von Schwäche und kämpfen bei mir die ganze Zeit dagegen an. Nur einer meiner Patienten war anders: ein auffallend junger Banker, der mit einem versteinerten Gesichtsausdruck in meine Praxis kam und mit fast roboterhafter Stimme sagte: »Ich will lernen, Gefühle zu empfinden. Können Sie mir das beibringen?« und »Bringen Sie mich zum Weinen.« Aber das war wirklich die absolute Ausnahme.

David sagte einmal: »Was machen Sie da mit mir? Frauen wollen keine netten Typen.« Paul sagte: »Meine Frau würde es nicht verkraften, wenn ich ihr zeigen würde, wie sehr ich sie liebe. Ich würde viel zu weich erscheinen.«

Wenn ich andeute, dass man in einer Position der Stärke Gefühle zulassen und zum Ausdruck bringen kann, sehen mich die Patienten manchmal an, als ob ich einen an der Waffel hätte (wie mein Bruder sagen würde) und sie auffordern würde, sich wie ein Mädchen zu benehmen. »Was ist denn dabei, sich seine Gefühle einzugestehen?«, fordere ich sie oft heraus. »Das ist doch ganz natürlich. Gefühle sind Teil der menschlichen Erfahrung. Sie vermitteln damit Informationen über sich; nehmen Sie das doch einfach zur Kenntnis.« Manche Männer versuchen das beiseitezuschieben, denn schließlich muss eine *Frau* natürlich den Wert von Gefühlen hervorheben – aber tief im Innern wissen sie, dass ich recht habe.

Gefühle erfordern Mut, erkläre ich. Keine Schwäche. Und dann arbeiten wir uns durch die kulturellen Gepflogenheiten und negativen Botschaften hindurch, bevor wir in der Therapie wirklich etwas erreichen können.

Diese dumme Idee von Gefühl als Schwäche betrifft nicht

nur das Weinen oder Trauern, sondern auch Unsicherheit, Angst und sogar Liebe. Manche Männer zeigen ihre Liebe nicht, weil sie fürchten, dann weich, schwächlich oder unmännlich zu wirken. Die Unterdrückung der Gefühle kann dazu führen, dass die unausgesprochenen Emotionen und uneingestandenen Bedürfnisse durch Sex kompensiert werden. Solche Männer suchen ihre Männlichkeit durch Sex zu beweisen, anstatt beim Sex ihre Männlichkeit zum Ausdruck zu bringen.

Wenn ich meinen Patienten Sicherheit vermittele und sie ermuntere, sich ihre Gefühle von der Seele zu reden, brechen häufig alle Dämme, und dann erzählt mir ein Cowboy aus dem Mittleren Westen, er »spüre jetzt eine bessere Verbindung zu sich selbst«, oder ein Arbeitertyp aus Brooklyn erklärt, er sei heute ein bisschen traurig. Ich sage dann: »Das ist wunderbar. Meinen Glückwunsch. Sie sind ein Mensch. Sie haben Gefühle, Sie können lieben – und das auch sagen. Kein Grund, nervös zu werden. Das sollten Sie feiern.«

Wenn ich einen Patienten frage, was es für ihn heißt, ein Mann zu sein, formuliere ich das nicht in dem Sinn, dass etwas mit ihm *nicht stimmt*. In der Therapie neigt man dazu, sich auf die Pathologie zu konzentrieren, nach Störungen zu suchen und zu diagnostizieren. Aber das schafft auch Probleme. Arzt und Patient fangen dann an, alles durch die pathologische Brille zu betrachten und nur das Negative zu sehen. Aber ein Patient muss auch das Gute wahrnehmen, muss seine Stärken erkennen.

Um den Patienten zu helfen, ihre Männlichkeit neu zu definieren, frage ich: »Was für ein Mann wären Sie gern?«

»Würden Sie Ihre Frau oder Freundin dann anders behandeln?«

Männer fürchten, wie gesagt, Gefühle auch deshalb, weil sie glauben, dass sie Konsequenzen haben. Sie könnten den Respekt einer Frau verlieren oder, schlimmer noch, die ganze

Beziehung aufs Spiel setzen. Darin steckt eine gewisse Wahrheit, vor allem in sexueller Hinsicht. Eine sonst sehr liebe, feminine Freundin sagte mir einmal in einem aggressiven Ton, den ich sonst gar nicht bei ihr kenne: »Manchmal möchte ich einfach grob behandelt werden. Ich möchte, dass er über mich herfällt.«

Das heißt, sie möchte heißen Sex mit einem Mann, der die Kontrolle hat – nicht in ihrem Leben, sondern in dem Moment beim Liebesakt. Ich glaube, Frauen sehnen sich danach, die Maskulinität eines Mannes zu genießen. Sie wollen seine Kraft spüren, sowohl seinen Bizeps als auch seine innere Stärke. Wenn ein Mann sich zu sehr darauf konzentriert zu gefallen und angespannt ist, weil er meint, etwas leisten zu müssen, wirkt er oft unterwürfig – Sie wissen schon, dieses »Ist das gut so?« oder »Was soll ich machen?« oder »Habe ich dir wehgetan?«.

Das klingt nicht nach einem Mann, der weiß, was er tut. Er überlässt der Frau in einem Moment die Kontrolle, in dem sie keine Kontrolle will.

Abgestoßen von diesem Mangel an Selbstbewusstsein, suchen viele Frauen nach dem Alphamännchen und landen bei einem Macho, der nur nimmt und nichts zurückgibt, der sie ausnutzt und vielleicht sogar verletzt. Aber auch das ist nicht die Art von Männlichkeit, die Frauen wollen.

Ein kluger Mann sagte mir einmal, dass es zwei Arten von Männern gibt: die Gladiatoren und die Gärtner. Entweder bekommt man den körperlich starken, aggressiven Macho, der toll im Bett ist, aber außerhalb des Schlafzimmers keinen guten Partner abgibt. Oder man bekommt den Gärtner, den sensiblen, poetischen Typ. Er kämmt der Frau die Haare und bringt ihr Eis, wenn sie ihr Prämenstruelles Syndrom hat, ist aber nicht gerade der Bringer im Schlafzimmer. Er schläft mit seiner Partnerin, aber nicht mit der Kraft und Stärke, die seine Männlichkeit beweisen würde.

Ich persönlich will weder den einen noch den anderen Typ. Der reine Gladiator ist stark, aber zerstörerisch. Der reine Gärtnertyp wird mit der Zeit träge und impotent. Aber wenn sich die besten Eigenschaften beider mischen, hat man einen Mann, der auf seine ganz eigene Art Stärke und Zärtlichkeit verbindet.

Einer meiner vielen Patienten, die mir unvergesslich bleiben, war Mark. Ein freundlicher Typ aus dem Mittleren Westen, den es nach New York verschlagen hatte, aufrichtig und gutmütig, kurz: jemand, den man sofort mochte. Vielleicht lag es an seiner fröhlichen Art oder dem ungezwungenen Lächeln auf seinen Wangen, das ihm ein jungenhaftes Aussehen verlieh, obwohl er bereits Mitte dreißig war. Er war Single und arbeitete in der Kreativabteilung einer Werbeagentur. Bei unserer ersten Sitzung begann er ein oberflächliches Gespräch über die Eigenheiten der New Yorker und den neuesten Roman der Popliteratur, den er dabeihatte. Mir war klar, dass er mit seinem nervösen Geplauder den Beginn der Therapie hinauszögern wollte.

Als ich schließlich nach dem Grund fragte, der ihn in meine Praxis geführt hatte – erektile Dysfunktion –, unterbrach mich Mark und sagte hastig, dass da »noch etwas« sei.

»Okay.«

»Es ist nämlich so ... also, ich hätte gern eine Beziehung, aber wenn ich einer Frau sage, wie ich *wirklich* bin, habe ich keine Chance.« Ich wartete, weil ich ihn nicht unterbrechen wollte. Mark schien mir unbedingt etwas sagen zu wollen; er hatte aber auch Angst davor. Ich konnte mir nicht vorstellen, was er zu verbergen hatte.

»Das ist in Ordnung«, sagte ich. »Hier können Sie alles sagen. Ich fände es gut, wenn Sie es mir sagen würden.«

Urplötzlich brach es aus Mark heraus. »Ich bin ein Sadist. Ich muss eine Frau schlagen, um erregt zu sein.«

Ich musste diese Aussage erst einmal verarbeiten, denn seine sexuellen Neigungen schienen unvereinbar mit seinem nachgiebigen Auftreten. Ich saß da und musterte diesen Mann vom Typ Peter Pan, der nervös an seiner Büchertasche herumfingerte. Er trug ein bedrucktes T-Shirt und Converse-Schuhe, die Art von Outfit, die signalisiert: ›Ich bin nicht fest angestellt, ich muss nicht jeden Tag ins Büro, deshalb muss ich mich auch nicht wie ein Erwachsener kleiden.‹ Nicht unbedingt ein Mann, der die Autorität verströmt, die man braucht, um seine sadistischen Phantasien auszuleben.

»Ich gehöre zur heimlichen SM-Szene hier in der Stadt«, erklärte er. Er sagte, er habe eine umfangreiche Sammlung an Paddles und Rohrstöcken und sei Stammkunde in einem Sexclub, der nur ein paar Straßen von den Touristenattraktionen am Times Square entfernt liege. »Dort treffe ich die Frauen. Wir reden nie über Persönliches. Ich weiß nicht, wo sie wohnen oder was sie beruflich machen. Normalerweise kenne ich nicht einmal ihren richtigen Namen. Ich erfahre nur ihre sexuellen Grenzen und Vorlieben und das ›Kennwort‹, mit dem sie mir sagen, wann ich aufhören soll.

Aber außerhalb des Clubs bin ich schüchtern und kann mich Frauen nicht nähern«, ergänzte er verlegen.

Vielleicht sollte ich hier kurz meine Haltung zu Sadomasochismus im Allgemeinen deutlich machen. Bei SM geht es um Erwachsene, die ihr sexuelles Verhalten unter Kontrolle haben, ihre Grenzen definieren, Spaß daran haben, sich jemand anderem auszuliefern, und die Endorphine genießen, die der Körper bei Schmerzen ausschüttet. Das unterscheidet sich deutlich von jenen Männern, die eine Frau dominieren wollen, weil sie sie wirklich für unterlegen halten, und ihr deshalb auch keinerlei Kontrolle einräumen oder Entscheidungen überlassen wollen.

Ich war fasziniert von diesem zwiespältigen Wesen, das wie der freundliche Junge von nebenan wirkte; ein unauffälliger Kollege oder ein Bekannter, mit dem man sich wohl kaum ein zweites Mal verabredet, weil er zu nett ist. Um wirklich zu verstehen, was diesen Mann antrieb, musste ich wissen, was ihn anmachte. Seine sexuellen Phantasien würden mir Hinweise auf seine psychischen Bedürfnisse und die ungelösten emotionalen Konflikte geben. Ich sah, dass er sich hier unbehaglich fühlte und zurückhielt, daher war ich bewusst neutral, aber trotzdem direkt.

Ich bat ihn, mir genau zu erzählen, was im Club vor sich ging und ob er dort unter Anspannung stehe. »Nein, gar nicht, ganz im Gegenteil«, sagte er. »Das sind strukturierte Abläufe. Ich kann mich im Rollenspiel verstecken und verlieren. Ich kann jemand anderes sein.«

»Welche Rollenspiele gefallen Ihnen?«

»Ich mag es, wenn die Frau gefesselt vor mir kniet. Dann gehe ich langsam um sie herum und mustere sie. Ich schlage willkürlich mit einem Rohrstock auf ihren Rücken, ihre Pobacken oder Brüste. Ich sehe gern, wie sich ihr Fleisch rötet, wie sich Gänsehaut bildet oder wie ihr Tränen in die Augen schießen.«

Mark richtete sich auf. »Ich mag den Ausdruck von Angst in ihrem Gesicht, wenn sie bettelt, sie nicht noch einmal zu schlagen. Sie verspricht mir, sie würde es mir schon recht machen, wenn ich aufhöre. Sie sagt, sie würde alles tun, was ich will. Ich ignoriere sie und mache vor jedem Schlag eine kleine Pause, damit sich die Angst vor dem nächsten Schlag aufbauen kann. Ich mag es wirklich, wenn sie mich anfleht aufzuhören. Aber es ist natürlich alles nur ein Spiel, sie will es natürlich auch.«

»Sie lösen gern Angst aus.«

»Ja.«

»Und sie ist diejenige, die Angst hat, nicht Sie.«

»Ja.«

»Was gefällt Ihnen daran zu sehen, dass sie Schmerzen hat?«

»Das zwingt sie zur Gefügigkeit.«

»Wie fühlen Sie sich dabei?«

»Selbstsicher, souverän, als derjenige, der die Kontrolle hat, stark.«

»Und dann haben Sie Sex?«

»Selten«, murmelte Mark. »Ich weiß, ich weiß. Das ist seltsam. Aber obwohl ich beim Vorspiel einen Steifen kriege, verliert sich die Erektion immer.«

Dass er dann keine Erektion mehr hatte, war interessant, aber ich entschied mich, das einstweilen auf sich beruhen zu lassen. »Okay, da haben wir jetzt also einige Informationen darüber, wie Sie sich gern in Gesellschaft von Frauen fühlen möchten. Mal sehen, wie sich das mit Ihren Beziehungen in Verbindung bringen lässt ...«

»Außerhalb des Clubs halte ich mich für sensibel und sogar romantisch; ich glaube auch, dass ich Frauen einschüchternd finde«, sagte er leicht verlegen.

»In welcher Hinsicht?«

»Es ist so schwer, es ihnen recht zu machen. Kathy, meine letzte Freundin, war sehr dominant. Ich habe so viel für sie getan, und sie war wirklich undankbar, und je mehr ich für sie tat, desto fordernder wurde sie.«

»Was haben Sie für sie getan?«

Er verdrehte die Augen, als ob er sagen wollte, ›Fragen Sie lieber, was ich nicht für sie getan habe‹. »Hier ist ein Beispiel. Sie hatte einen Hund, einen furchtbaren kleinen Chihuahua namens Rudy. Er war so nervös, dass er ständig überall hinpinkelte. Kathy legte ihm eine Damenbinde an, mit einer rosa Schleife. Einmal lief Rudy damit weg, und ich musste ihm die ganze Houston Street hinterherjagen.«

Ich unterdrückte ein Lachen.

»Hören Sie, ich weiß, ich bin jemand, der den anderen immer gefallen will«, sagte Mark in einem Ton, als ob er mögliche Kritik abwehren wollte. »Ich bin auch bei der Arbeit so. Meine Chefin macht einem das Leben so richtig schwer, und ich hänge ständig Überstunden dran und übernehme zusätzliche Aufgaben von ihr. Ich beklage mich nie. Ich bin wie das Pferd in *Farm der Tiere,* ein Arbeitstier, das alles für den Chef tut.«

Ich hatte jetzt eine vage Vorstellung von mindestens zwei Seiten in Marks Leben – aber es konnte noch mehr geben. Und wie vermischten sich die beiden Seiten? »Wie war der Sex mit Kathy?«, fragte ich. »Wusste sie von ...«

Mark unterbrach mich. »Sie hatte keine Ahnung, dass ich in der SM-Szene aktiv bin.«

»Aber Sie kannten sich nicht nur flüchtig. Sie hatten eine Beziehung.«

»Ich wusste, dass ihr das nicht gefallen würde, deshalb habe ich es nie vorgeschlagen.«

Wie oft hatte ich das schon von Männern gehört.

»Wir machten also meistens das, was sie wollte. *Wir machten Liebe.*«

Wieder so ein bekannter Satz, normalerweise voller Groll über die nach Ansicht meiner Patienten eng definierten Grenzen ihrer Partnerinnen von »gutem« oder akzeptablem Sex.

»Wie lief das für Sie?«

»Eigentlich war es ziemlich gut«, sagte Mark widerwillig, »aber sehr oft hatte ich dann kurz vor dem Sex keine Erektion mehr.«

Daher hatte er also »erektile Dysfunktion« bei der Anmeldung als Grund für die Therapie angegeben – und das klang für mich nicht »ziemlich gut«. Mit dieser Eröffnung hätte ich gleich auf Marks Erektionsstörungen zu sprechen kommen können, aber ich wollte zuerst mehr über sein Doppelleben erfahren. »Sie haben also einen wichtigen Teil von sich vor ihr verborgen?«

»Ich nehme an, ja.« Er hielt inne, versuchte, sich zu erinnern. »Aber wir hatten so eine Putzmann-Geschichte, die uns beiden gefiel. Ich lief in Unterwäsche durch Kathys Wohnung, und sie gab mir Anweisungen, das Geschirr zu spülen oder den Boden zu wischen. Sie redete wie ein Feldwebel, und wenn ich ihre Befehle ausführte, lenkte sie mich bei meiner Arbeit ab, indem sie mich sanft streichelte und mit weicher Stimme ›Braver Junge‹ sagte.«

Ob im SM-Club oder in der normalen Welt, in Marks Sexualleben ging es um Gehorsam. Bei anonymen Frauen hatte er das Kommando. Bei Kathy hatte sie das Sagen. Obwohl sich Mark außerhalb des SM-Clubs machtlos fühlte, hatte er seine Machtlosigkeit erotisiert. Aber irgendetwas ergab keinen Sinn.

»Wenn Kathy das Putzmann-Spiel gefallen hat, warum haben Sie ihr dann nicht von Ihren Phantasien erzählt? Nur weil Sie annahmen, dass es ihr nicht gefallen würde?«

»Sie war immer so voreingenommen. Ich wollte sie nicht verärgern.«

»Wie war es für Sie, wenn Kathy verärgert war?«

»Sie wurde wütend und beleidigend, und dann redete sie nicht mehr mit mir«, sagte er, und ich spürte, dass er nicht mehr dazu sagen wollte. »Also habe ich es vermieden, sie zu verärgern.« Je ungeduldiger Mark wurde, desto stärker verkrampfte sich sein Kiefer.

»Ich spüre da einen gewissen Groll.«

»Oh nein. Nein nein. Überhaupt nicht.«

Mark hatte mir gerade Gelegenheit gegeben, über seine Antwort nachzudenken. »Oh, Sie sind also *gern* derjenige, der sich für andere aufopfert?«

Plötzlich wusste Mark keine Antwort mehr. »Das klingt, als ob Kathy in Ihrer Beziehung den Ton angegeben hätte«, drängte ich ihn.

»Na ja, ich bin kein Egoist«, sagte er abwehrend. »Ich bin stolz darauf, viel zu arbeiten und ein großzügiger Mensch zu sein. Ich war immer der Meinung, dass das wichtige Grundsätze sind. Ich habe einen sehr ausgeprägten Gerechtigkeitssinn …«

Mark dozierte weiter über die Tugend, anderen zu dienen. Ich war auf eine Mauer gestoßen; er machte dicht, hatte dabei aber das Gefühl, überlegen zu sein. Ich wusste zwar noch nicht, was es war, aber seine Rechtfertigungsversuche deuteten darauf hin, dass er sich vor bestimmten Emotionen schützte. Vielleicht vor der Wut, die ich hinter seinem Lächeln spürte und die sich auf mich übertrug, da seine Passivität meine Neigung zum Vorschein brachte, die Kontrolle zu übernehmen. Möglicherweise lauerte hinter Marks überaus höflicher und selbstgerechter Fassade jemand, der am liebsten auf andere losgehen würde.

Nachdem wir uns verabschiedet hatten, musste ich feststellen, dass mir die Sitzung mit Mark gefallen hatte, auch wenn ich gegen Ende hin gereizt gewesen war. Mark interessierte mich. Er verfügte über einen aufrichtigen, gutmütigen Charme und hatte Witz, außerdem wirkte er wie der typische nette Junge von nebenan. Ironischerweise war das wahrscheinlich auch Teil seines Problems und seiner Erektionsstörungen, dachte ich. In eine Frau einzudringen erfordert Aggression. Vielleicht stand Mark in einem unbewussten Konflikt mit Aggressivität, der ihn im wahren Leben in eine passive Rolle drängte.

Während ich über Marks Passivität nachdachte, fiel mir ein, was mir eine Freundin einmal bei einem Spaziergang im Central Park erzählt hatte. Sie hatte gerade einen neuen Freund und war sehr aufgeregt und frisch verliebt. Er war einer jener Typen, die auf den ersten Blick perfekt wirken: gut aussehend, erfolgreich, intelligent, interessant, höflich … alles, was man sich so wünscht. Aber er hatte einen Fehler, zumindest erschien ihr das so. Er konnte keine eigene Entscheidung treffen. Sie erzählte mir, dass es schon unheimlich anstrengend war, ein Treffen mit ihm zu vereinbaren.

»Er will wissen, was ich gerne esse, welche Restaurants mich interessieren, welcher Stadtteil am besten ist. Dann ruft er noch mal an, um zu fragen, ob mir der Zeitpunkt passt, an dem er den Tisch reserviert hat – obwohl ich ihm bereits gesagt habe, dass ich den ganzen Abend für ihn vorgemerkt habe.

Warum sagt er nicht einfach: ›Ich habe einen Tisch im Restaurant reserviert und hole dich um acht ab?‹«, beklagte sie sich. »Er soll einfach die Initiative ergreifen!«

»Wie ist er im Bett?«, fragte ich scherzhaft. Der Ausdruck auf ihrem Gesicht sagte mir, dass sie noch nicht so weit gekommen waren – und sie sich das jetzt vielleicht auch fragte?

»Was soll ich tun? Wenn ich ihm sage, dass ich gerne ihm die Entscheidung überlasse, wird er irgendwie sauer.«

Rami war auch manchmal so. »Einmal waren Rami und ich in der Lower East Side unterwegs und suchten ein Restaurant«, erzählte ich, »und er sagte dauernd: ›Egal, was immer dir gefällt.‹ Ich dachte, wenn er das noch einmal sagt, schreie ich. Ich sagte: ›Rami, sag mir einfach, was *du* willst!‹, und er sagte: ›Ganz egal, was immer *du* möchtest.‹«

»Und was hast du dann gemacht?«

»Ich sprach aus, was mir gerade in den Kopf kam. Ich schrie: ›Entweder du entscheidest dich jetzt sofort, oder ich gebe dir hier auf der Stelle den Laufpass!‹, und marschierte einfach los.«

»Und er?«

»Er packte mich am Ellbogen und zog mich in ein mexikanisches Restaurant zwei Türen weiter. Das Essen schmeckte furchtbar, aber ich war glücklich.«

Als ich an jenem Wochenende mit dem Taxi zum Flughafen fuhr, um zu Rami zu fliegen, rutschte ich auf dem Sitz nach vorn und schaute durch die Plexiglasscheibe auf die Taxilizenz des Fahrers. »Hey, Mohammed, sind Sie verheiratet?«

»Ja.«

»Und wer hat in Ihrer Beziehung das Sagen? Sie oder Ihre Frau?«

Er lachte. »Meine Frau kontrolliert alles. *Um krone.*«

»*Um krone*? Was bedeutet das?«

»Eine Frau mit einem Horn. So sagen wir zu einer Frau, die in einer Beziehung den Ton angibt.«

»Ist das ein Schimpfwort oder ein Kompliment?«

»Oh, das ist ein ganz schlimmes Schimpfwort.«

»Das müssen Sie mir erklären! Na, kommen Sie schon. Was ist so schlimm daran, wenn eine Frau das Sagen hat?«, forderte ich ihn heraus.

»Es ist nie gut, wenn jemand die völlige Kontrolle hat«, sagte er. »Es gibt ein altes arabisches Sprichwort: Nenn jemanden deinen Herrn, und er verkauft dich auf dem Sklavenmarkt.«

Für mich klang es nicht allzu schlimm, eine Frau mit einem Horn zu sein. Aber mein Mann sollte auch ein Horn haben – das Wortspiel ist durchaus beabsichtigt. Die Energie sollte zwischen beiden hin- und herwechseln, beide Partner sollten an ihrer eigenen Vorstellung von persönlicher Macht festhalten; die Auseinandersetzung zwischen ihnen schafft genau die richtige Spannung für sexuelle Leidenschaft.

Auch bei der nächsten Sitzung begann Mark wieder mit dem üblichen ziellosen Smalltalk, während er es sich in einer Ecke der Couch bequem machte und ein Kissen schützend auf den Schoß legte. Er sah mich erwartungsvoll an. Ich lächelte ein bisschen, sagte aber nichts. Er auch nicht. Ich konnte sein Unbehagen spüren, hielt aber weiter den Mund, während wir beide dem Blick des anderen auswichen, uns aber weiter gegenseitig beobachteten.

»Wussten Sie, dass direkt über Ihrem Schreibtisch ein Loch in der Wand ist?«, fragte er schließlich.

»Mmh-hm«, sagte ich und schaute nicht einmal hin.

»Sie sind heute sehr schweigsam, Doc.«

»Ich warte nur darauf, dass Sie anfangen zu reden«, erwiderte ich.

»Ist das nicht *Ihre* Aufgabe?«

»Sie wollen, dass *ich* entscheide, worüber wir reden?«

»Ich dachte, dafür würde ich Sie bezahlen«, sagte er mit einem verkniffenen Lächeln.

»Sie bezahlen dafür, dass jemand Ihnen sagt, was Sie tun sollen?«

»Mir fällt nichts ein, worüber wir heute reden könnten.«

»Okay, ich kann warten«, sagte ich. Ich legte eine Hand in den Schoß und wickelte mir mit der anderen beiläufig eine Haarsträhne um den Finger, ohne den Blick von Mark zu wenden.

»Ich glaube nicht, dass mir das etwas bringt«, sagte Mark schließlich. Verärgert griff er nach seiner Schultertasche; eine Drohung, dass er gleich gehen würde.

»Anscheinend habe ich Sie verärgert«, sagte ich und sprach bewusst das Offensichtliche aus.

»Hier herumzusitzen und einander anzustarren hilft mir auch nicht weiter«, sagte er mürrisch.

»Nun, Sie zahlen viel Geld dafür, an *sich* zu arbeiten«, sagte ich. »Ich hätte gedacht, Sie wären ein bisschen aktiver.«

»Ich habe das Gefühl festzusitzen«, sagte er.

Und das tat er. Ich wollte, dass er sich löste. Deshalb hatte ich ihn provoziert; eine Taktik, die ich häufiger anwende, wenn Patienten meinen, sie seien von autoritären oder kontrollsüchtigen Menschen umgeben, und sich darüber ärgern. Ich weigere mich dann einfach, die Sitzung zu steuern, und lasse zu, dass sie zuerst angespannt und dann richtig wütend auf mich werden. Ich erteile ihnen eine In-vivo-Lektion und mache meinen Standpunkt nachdrücklich deutlich. Damit will ich ihnen zeigen, dass sie anderen die Kontrolle überlassen wollen und sich selbst weigern, Verantwortung zu übernehmen. Gegen diese Erkenntnis können sie sich kaum wehren.

Auch für mich ist das ein unangenehmes Manöver, weil ich Schweigen und Untätigkeit hasse. In mir steigen dann selbst Ängste auf, wie jene, inkompetent zu wirken oder nicht zu wissen, was ich sagen oder tun soll. Das ist für Therapeuten keine ungewöhnliche Erfahrung, und manchmal trifft mich das richtig heftig. Natürlich wollte ich auch nicht wirklich, dass meine Patienten wütend auf mich wurden, aber die Taktik funktionierte meistens sehr gut.

»Ich verstehe«, sagte ich zu Mark. »Sie sind daran gewöhnt, dass Ihnen die Frauen in Ihrem Leben sagen, was Sie tun sollen. Dabei dachte ich, dass Sie das nicht mögen.«

»Das stimmt.«

»Warum fordern Sie mich dann auf, Ihnen zu sagen, was Sie tun sollen? Merken Sie, dass Sie wütend auf mich sind, weil ich Ihnen keine Anweisungen gebe? In gewisser Weise *wollen* Sie, dass andere die Führung übernehmen. Wenn ich das für Sie tue, was lernen Sie dann von mir?«

Ich ließ Mark darüber nachdenken. Währenddessen überlegte ich, ob sein Wunsch, dass andere die Verantwortung übernahmen, auf ein Ereignis in seiner Kindheit zurückzuführen war. Ich fragte nach, und da ich ihm damit endlich eine Anweisung erteilt hatte, erzählte er, dass sein Vater überraschend an einem Herzinfarkt gestorben war, als er zwölf Jahre alt war. Seine Mutter hatte den Schicksalsschlag nicht verkraftet. Sie bekam Depressionen und konnte kaum noch arbeiten, geschweige denn ihre beiden Söhne großziehen.

Mark war der Ältere und spürte schmerzlich, wie schlecht

es seiner Mutter ging. Er wollte nichts tun, was sie noch mehr verstört hätte. »Ich wollte sie einfach nur glücklich machen«, sagte er. Also half er im Haushalt und hielt sich aus Schwierigkeiten heraus. Außerdem kümmerte er sich um seinen kleinen Bruder und sorgte dafür, dass er der Mutter keinen Kummer bereitete. Wenn doch, bestrafte ihn Mark.

»Sie haben also die Rolle des braven Jungen übernommen?«, fragte ich und wählte meine Worte sorgfältig.

»Ja.«

»Hatten Sie die Chance, auch eine rebellische Phase durchzumachen?«

»Nein, das konnte ich nicht, ich war so darauf bedacht, dass meine Mom glücklich war. Ich wollte mich nicht mit ihr streiten oder ihr nicht gehorchen, das ging einfach nicht.«

»Was wäre passiert?«

»Sie war so empfindsam und angespannt. Ich konnte es nicht ertragen, sie so zu sehen. Ich hätte mich so schuldig gefühlt. Mein Bruder war derjenige, der rebellierte, und ich hasste ihn dafür.«

Marks Bruder also hatte rebelliert, und Mark »hasste« ihn dafür und ärgerte sich, dass er in seiner Rolle als großes Vorbild gefangen war. »Es gab keine andere Möglichkeit«, seufzte er. »Also akzeptierte ich meine Situation und wurde der beste Sohn, der ich sein konnte. Darauf war ich stolz.«

»Das klingt, als ob Sie bei Frauen immer noch diese Rolle hätten.«

»Ja, bei meiner Exfreundin und bei der Arbeit.«

»Was kostet Sie das?«

»Wie meinen Sie das?«

»Wie sind Sie, weil Sie diese Rolle spielen müssen? Was hat das mit Ihnen gemacht?«

»Ich sage nicht, was ich will?«, fragte er. »Ich ... ich lasse zu, dass Frauen über mich bestimmen?«

Mark hatte es ausgesprochen. »Sie sind nicht bereit, ungehorsam zu sein, wütend zu werden, hinaus in die Welt zu treten und etwas Verrücktes zu tun.«

»Ja, genau«, sagte er und starrte mit leerem Blick auf einen Punkt irgendwo hinter meiner Schulter.

»Sind Sie wirklich meiner Meinung, oder sind Sie einfach nur wieder der folgsame Junge?« Ich musste es wissen, auch wenn ich ihn damit herausforderte.

»Nein. Ehrlich, das klingt einleuchtend.«

Ironischerweise konnte Marks Problem nicht mit den klassischen Methoden der Sexualtherapie gelöst werden, weil die Ursache nicht sexueller Natur war. Durch die Situation in Marks Kindheit hatte seine Persönlichkeit einen Bruch erlitten. Sein Wunsch, Verantwortung zu übernehmen, war überentwickelt, während sein Wunsch nach Unabhängigkeit im Schatten lauerte und nur zum Vorschein kam, wenn er seine Sexualität als Stütze verwendete. Seine Phantasiewelt kompensierte das, was er Tag für Tag vermisste, stand ihm aber auch im Weg bei dem, was er in einer Partnerschaft wirklich suchte.

Ich wollte beides integrieren. Doch dafür musste ich mich nicht auf sein Sexualverhalten konzentrieren, sondern darauf, dass er die Wut auf seine Mutter freisetzte. Vielleicht konnte er dann ein beständigeres Gefühl der persönlichen Stärke anstelle der vorgegebenen Stärke im Rollenspiel entwickeln, die er im SM-Club auslebte. Mark hatte eine schnelle Auffassungsgabe, und als ich es ihm erklärte, verstand er, dass bestimmte Aspekte seiner Persönlichkeit nur beim Sex zum Ausdruck kamen. Er hatte keine Schwierigkeiten zu sagen, was er wollte, wenn die Frau ihm nichts bedeutete. Doch in einer Beziehung war er so darauf bedacht, seine Freundin glücklich zu machen, dass er seine eigenen Wünsche unterdrückte.

Mark war nun so weit, dass ich den richtigen Moment für gekommen hielt, die andere Seite zu betrachten. »Wenn Sie also nicht bekommen, was Sie wollen, und schon gar nicht darum bitten, geben Sie der Frau die Schuld und sind wütend auf sie.«

»Meistens merke ich gar nicht, dass ich wütend bin. Ich bin nur gereizt und deprimiert. Aber das zeige ich ihr nie, bis ich, wie bei Kathy, entscheide, dass ich Schluss machen will. Das war vor zwei Jahren, und ich fühle mich immer noch schuldig. Sie wirkte so verletzt. Sie liebte mich immer noch.« Mark schwieg kurz. »Warum habe ich das gemacht?«

»Sie brauchten Freiraum, weil Sie nicht Sie selbst sein konnten. Wut und andere spontane Gefühle zu unterdrücken führt zu Gereiztheit und Niedergeschlagenheit.«

»Vielleicht fühlte ich mich deshalb so frei. Ich hatte definitiv kein gebrochenes Herz. Aber die Schuldgefühle sind immer noch da.«

»Jetzt wissen wir, warum es Ihnen so schwerfällt, wütend zu werden. Schuld ist das Gefühl, das Sie blockiert. Sie sind immer noch besessen davon zu meinen, Ihre labile Mutter beschützen zu müssen.«

Marks Gesicht leuchtete auf, er schien sich an etwas zu erinnern und erzählte mir eine Geschichte. »Sie saß am Küchentisch, sagte kein Wort, starrte nur auf einen Stapel Rechnungen. Einmal fiel mein Bruder vom Fahrrad und hatte eine tiefe Wunde quer über die Wange. Meine Mutter sah das und fing an zu weinen, dann wurde sie wütend. Sie packte ihn. Sie hatte so einen Ausdruck in den Augen, als ob sie die Kontrolle verloren hätte und völlig durchgedreht wäre. Ich bekam Panik und ging dazwischen. Aber diesen Ausdruck werde ich nie vergessen.«

Sich so verantwortlich für die Gefühlslage seiner Mutter zu fühlen war für Mark eine schwere Bürde. »Wer war Ihr Fels in der Brandung?«, fragte ich. Mark zuckte mit den

Schultern. »Ich hatte keinen. Trost zog ich daraus, dass ich versuchte, sie glücklich zu machen. Das Haus sauber halten. Meinen kleinen Bruder auf Linie halten. Wenn sie aufhörte zu weinen, lächelte sie, und dann war alles wieder gut, und ich war beruhigt.«

»Ihr Gefühl für Stabilität basierte nur darauf, sie glücklich zu machen. Bedeutete das, dass Sie nicht die Möglichkeit hatten, Ihre eigenen Gefühle auszuleben?«

Ich war überzeugt, dass die Wut, die Marks Passivität zugrunde lag, der Schlüssel war, jener Moment in der Therapie, der die Türen öffnet und dem Patienten einen persönlichen Paradigmenwechsel erlaubt und Zugang zu seiner Stärke ermöglicht. Viele denken, Wut sei eine negative Emotion, die man aus naheliegenden Gründen besser vermeidet, aber für mich ist sie eine meiner Lieblingsemotionen, denn wenn man sie produktiv nutzt, kann sie den Weg zu einem Selbstempfinden weisen. Ärger signalisiert, dass Rechte und Grenzen verletzt wurden, die eigentlich respektiert werden müssten. Mark war blockiert, und ich musste ihm die Möglichkeit geben, an seiner Liebe zu seiner Mutter festzuhalten und gleichzeitig Zugang zu seinem Selbstempfinden zu finden.

Mithilfe der berühmten Technik des »Leeren Stuhls« aus der Gestalttherapie taten wir so, als ob seine Mutter hier bei mir in der Praxis sitzen würde. Ich forderte ihn auf, sie anzusprechen und ihr alles zu sagen, was er als Teenager empfunden hatte. Ich zog mich aus seinem Blickfeld zurück und meldete mich nur gelegentlich zu Wort, um ihm sanft Rückmeldung darüber zu geben, was er empfand. Wie immer versuchte ich, seine Emotionen zu intensivieren und ihn ein bisschen anzustacheln. »Nennen Sie ihr all die Ursachen für Ihre Wut«, wies ich ihn an. Mark hatte zunächst Mühe, überhaupt etwas zu sagen, und seine ersten Worte kamen leer und flach herüber. »Kommen Sie. Sagen Sie ihr, was *Sie* gebraucht hätten«, drängte ich.

Plötzlich brach es aus Mark heraus. »Ich hätte gewollt, dass du endlich mit dem verdammten Heulen aufhörst und dich um mich kümmerst«, schrie er. Danach schreckte er ein wenig zusammen, vielleicht versuchte er, eine Welle von Emotionen zurückzuhalten, die aus ihm herauszubrechen drohten. Aber es war zu spät.

»Sagen Sie ihr, was Sie noch gebraucht hätten«, sagte ich leise.

»Du hättest mich sehen sollen, aber du warst zu sehr mit deinem eigenen Kummer beschäftigt. Warum konntest du dich nicht zusammenreißen?«, rief er.

»Sie waren so wütend auf sie«, soufflierte ich.

»Ich hatte das Gefühl, es würde mich gar nicht geben. Du hast uns vergessen. Du warst nicht da.« Mit rotem Gesicht beugte er sich zitternd zu dem Stuhl, auf dem er sich seine Mutter vorstellte. »An mir blieb *alles* hängen. Ich musste den Vater ersetzen.« Mark ballte die Fäuste. »Ich saß in der Falle. In der verdammten Falle.«

Ich sagte, dass ich Wut mag, aber wenn ich in einem Raum mit einem Mann sitze, der seiner rohen Wut freien Lauf lässt, macht mir das, offen gesagt, Angst. Je aufgewühlter Mark wurde, desto mehr hoffte ich, dass er nicht völlig ausrastete. Andererseits *brauchte* er diese Wut, daher wäre das Schlimmste, was ich tun könnte, seinen Wutausbruch zu unterdrücken, wie er selbst es jahrelang getan hatte. Mehr noch, da er so auf seine Mutter fixiert war, brauchte er eine *Frau* – mich –, die ihm die Erlaubnis gab, sich gehen zu lassen.

Marks Brust hob und senkte sich. »Dad ist gestorben ... und du hast mich auch im Stich gelassen.«

Marks Trauer hatte schließlich die Oberhand über die Wut gewonnen und trat nun offen zutage. Er schlug die Hände vors Gesicht und wandte sich von mir ab. Ich konnte nur noch sehen, wie seine Schultern beim Schluchzen zuckten, als er seinen Tränen endlich freien Lauf ließ. Nach einer Weile gab ich Mark ein Kissen und sagte ihm, er solle es gut festhalten. Jemand trauern zu sehen ist unglaublich berührend. Ich wollte nicht mit Mark zusammen weinen, aber ich sah keine Möglichkeit, mich dem zu entziehen. Ich spürte, wie mir die Tränen die Kehle zuschnürten.

Nun, da Mark endlich seine Wut und seinen Kummer zuließ, stellte sich die Frage, was er mit dieser aufwühlenden Erfahrung anfangen würde. Würde er seine Schuldgefühle überwinden und Kummer und Wut konstruktiv nutzen, oder würde er sich wieder verschließen und zu altbekannten Mustern zurückkehren? War er in der Lage, seine eigene Stimme zu finden? Konnte er die Gelegenheit nutzen und seine Entwicklung zum Mann abschließen?

Ich hatte an jenem Nachmittag noch einen Termin, danach machte ich einen Spaziergang im Bryant Park. Ich hoffte, ich würde auf ein Schachspiel stoßen, das gerade im Gange war. Ich dachte darüber nach, meine Beziehung zu Rami – wieder einmal – zu beenden, dieses Mal jedoch endgültig. Das große Finale. Ich hatte bereits begonnen, mich mental darauf vorzubereiten, hatte einen Sicherheitsplan entworfen und Vorkehrungen für die anstehende Katastrophe getroffen. Als ich Rami das letzte Mal gesehen hatte, wirkte er leer. Er saß mir am Restauranttisch gegenüber, schweigend, den Blick auf einen Punkt irgendwo hinter mir gerichtet. Er zeigte fast kein Interesse an dem, was ich über Reisen, Politik, meine Arbeit und sein Leben sagte. Als ob ich mit einer Karotte sprechen würde. Ich fragte mich, ob ich ihn einfach nur langweilte. Kannte er meine Geschichten inzwischen so gut, dass er nicht einmal mehr Interesse heucheln konnte? Ich kam mir vor wie ein altes Lieblingskleid, das es schon so lange gab, dass seine Schönheit trotz seiner zeitlosen Qualität nicht mehr erkannt wurde.

Später fand ich heraus, dass Rami Stress hatte und mit den Gedanken woanders war. Es wäre einfacher gewesen, wenn er es mir gesagt hätte, aber das war nicht seine Art. Die Wirtschaft steckte tief in der Krise, und er verlor mit seinem Unternehmen sehr viel Geld. Er hatte sich in seine eigene Welt zurückgezogen und versucht, seine Probleme zu lösen, denn als wahrer Macho wollte er nicht, dass ich etwas von seiner Verzweiflung mitbekam.

Als ich nun im Park unterwegs war und sah, wie die Leute spazieren gingen oder allein oder mit ihren Familien auf dem Rasen lagen, erkannte ich, dass es im Leben viel mehr gab als die abgeschiedene Welt meiner Praxis, die Konflikte meiner Patienten und meinen eigenen Liebeskummer. Auch die anderen Menschen suchten nach Liebe; sie alle hatten ihre eigenen Dramen, wurden zurückgewiesen oder betrogen, erlebten Verluste, Freude und Glück.

Einen Augenblick lang vermisste ich Rami, aber neben meiner Einsamkeit bedrückte mich noch etwas anderes. Mich quälte vor allem der Verlust der Phantasiewelt, die ich mir geschaffen hatte. Vielleicht war die Erinnerung an diese Phantasien alles, woran ich mich noch klammerte, vielleicht waren aber auch diese Phantasien der Grund für das Scheitern unserer Beziehung.

Ein paar Monate zuvor war Rami nach einer unserer vielen Trennungen überraschend nach New York geflogen und hatte mich von einem kleinen spanischen Restaurant im East Village aus angerufen. Er fragte mich, ob ich nicht kommen wolle. Mein Herz raste vor Aufregung und Anspannung, denn ich kannte ihn gut genug, um zu wissen, dass seine Lässigkeit nur gespielt war und er mich wirklich sehen wollte. Und das bedeutete, dass er nicht loslassen wollte.

Ich kam ins Restaurant, war aber fest entschlossen, mich

nicht auf eine Fortsetzung unserer Beziehung einzulassen, ich wollte nur reden, gemeinsam mit ihm essen und Wein trinken. Selbst wenn er nicht loslassen konnte, selbst wenn er glaubte, sein Anruf sei ein kleiner Sieg gewesen, musste ich stark bleiben. Tja, nach einer halben Flasche Wein fühlten wir uns dank unseres gemeinsamen Traums von dem Leben, das wir zusammen führen wollten, einander wieder ganz nah. Er nahm meine Hände in seine und sagte: »Haibibi, du musst nicht arbeiten. Du musst dir um nichts Gedanken machen. Ich werde mich um dein Studiendarlehen kümmern, um alles. Wir werden reisen, wohin es uns gefällt, du kannst schreiben oder sonst etwas tun, was dich glücklich macht.«

Was für ein Angebot! Ich spürte wieder die vertraute Euphorie. Wir hielten Händchen. Ich war nie davon ausgegangen, dass ich einmal nicht arbeiten müsste oder jemand für mein Studiendarlehen aufkommen würde – eine große Belastung für jeden Studenten. Ich komme aus der Mittelschicht und hatte immer damit gerechnet, einmal hart zu arbeiten. Auch hatte ich nie wirklich geglaubt, dass Ramis Lebensstil eines Tages auch für mich gelten könnte, allerdings sprach sein Angebot meine tiefsten Wünsche an, von diesem gut aussehenden, älteren, fürsorglichen Mann gerettet und geborgen zu werden, von einer Vaterfigur, die sich um mich kümmerte. Zusammen würden wir in sorgloser Freude leben.

»Ich möchte dir auch mit deinem Arabisch helfen, für den Fall, dass wir auch mal in unserem Haus in Al-Bireh leben wollen«, sagte er.

Ich war wie berauscht von der Vorstellung, konnte praktisch nur noch sprachlos keuchen angesichts des Traumlebens, das wie ein Schmuckstück vor mir baumelte, zum Greifen nah. Vor meinem geistigen Auge sah ich Wasserpfeifen und arabischen Jasmin und all die Orte und Länder, die ich bereisen wollte. Ich wollte den Nahen Osten sehen, Tunesien, den Libanon, Jordanien. Ja, ich wollte eine moderne Freya Stark werden, die berühmte Reiseschriftstellerin, die als eine der ersten weiblichen Forschungsreisenden den Nahen Osten erkundet hatte. Überallhin und jederzeit reisen und ganz seinen kreativen Neigungen nachgehen – wer würde eine solche Gelegenheit ausschlagen? Ich dachte an gemeinnützige Projekte, an ein Buch, einen Dokumentarfilm. Ich wollte nach Brasilien und Tansania und Griechenland. Damals hatte es mir eine Stadt in Zentralmexiko besonders angetan, Guanajuato, die ihre Blüte mit dem Silberhandel in der Kolonialzeit erlebt hatte und berühmt für ihre romantische Atmosphäre war.

Ich wollte das exotische, außergewöhnliche Leben, das mir mein gut aussehender Liebhaber in Aussicht stellte. Vielleicht schafften wir es ja, dass unsere Beziehung funktionierte. Irgendwie.

»Unser Stützpunkt wird unser Haus in Florida sein«, sagte Rami.

Mein Magen krampfte sich zusammen. Das alte Thema. Eine Aussage, die es in sich hatte. Rami erkannte den Ausdruck in meinem Gesicht.

»Rami«, sagte ich, »du *weißt,* dass ich nicht in Florida leben will!«

Rami lachte. »Mach dir keine Gedanken. Wir werden nie zu Hause sein.«

New York verlassen? Das machte mir Angst. Auf gar keinen Fall! Es war durchaus möglich, dass ich New York mehr liebte als Rami. Ich wollte kein Haus in Florida. Ich wollte meine Freunde und meine Karriere nicht aufgeben. Ich war glücklich und zufrieden. Ich erkannte, dass sein Angebot einen hohen Preis hatte. Alles, was ich jetzt hatte. Wenn ich annahm, würde ich alles gewinnen oder alles verlieren?

Ich wusste, dass ich bald loslassen musste, bald, wenn

nicht gleich. Als ich an jenem Abend wieder allein in meiner Wohnung war, ging mir auf, dass der Verlust von Träumen beängstigender sein kann als der Verlust eines Mannes.

Alles, was ich tun musste, war herauszufinden, ob ich mir das Leben, das ich mir erträumte, auch allein schaffen konnte.

Eines Tages kam Mark sehr deprimiert zur Therapie. Eigentlich eine willkommene Abwechslung zu seiner sonstigen stets heiteren Fassade. Als ich ihn fragte, wie er sich fühle, sagte er: »Es ist hart. Aber es ist auch gut, der echte Mark zu sein. Ich habe auch bei der Arbeit aufgemuckt, das ist so befreiend.«

»Das ist ein großer Fortschritt!« Ich war stolz auf ihn. Mark hatte sich in den letzten Monaten tatsächlich behauptet. Ich wollte das unterstützen und sagte es ihm. »Es ist einfacher, sich verbunden mit Ihnen zu fühlen. Man fühlt sich Ihnen näher. Das wird Ihnen auch in einer Beziehung helfen.«

»Wo wir gerade beim Thema sind, da ist etwas, das ich Ihnen sagen möchte«, sagte er und wirkte mit einem Mal aufgeregt. »Ich habe mich in Sie verliebt.«

Ohne groß nachzudenken, antwortete ich: »Oh, tatsächlich?« Ich war bestürzt und ein bisschen vor den Kopf geschlagen, aber nicht völlig überrascht. Ich hatte so etwas gespürt, und ehrlich gesagt, hatte ich mich auch ein bisschen in ihn verliebt. Er kam seit einigen Monaten zu mir in die Therapie, und ich freute mich auf die Sitzungen. Einmal hatte ich mich dabei erwischt, dass ich vorher mein Make-up überprüfte.

Habe ich das ausgelöst?, fragte ich mich. Mein Gott, hoffentlich habe ich ihn nicht irgendwie ermutigt. Habe ich subtil mit ihm geflirtet? Ich durchforstete mein Gedächtnis auf der Suche nach Situationen, in denen ich ein bisschen mit ihm geschäkert hatte. Etwa wenn ich manchmal über seine witzigen Bemerkungen gekichert hatte? Ich fühlte mich ihm näher als den meisten anderen Patienten; gelegentlich hatten wir uns eher unterhalten, anstatt ein therapeutisches Gespräch zu führen. Ich beschloss, mich weiter auf ihn anstatt auf mich zu konzentrieren.

»Erzählen Sie mir mehr von Ihren Gefühlen.«

»Ich habe das Gefühl, dass Sie mich verstehen.«

In meinem Magen flatterten unwillkürlich ein paar Schmetterlinge. »Das klingt wie eine neue Erfahrung für Sie. Wie ist das für Sie, wenn Sie jemanden haben, der wirklich versucht, Sie zu verstehen?«, fragte ich.

»Ich habe mich noch nie so erkannt und umsorgt gefühlt. Ich hatte noch nie so eine Beziehung zu einer Frau. Nicht einmal zu meiner Mutter.«

Ich war für Mark eine starke weibliche Figur, die seiner Wut mit ruhiger, leitender Hand Bahn brechen konnte – wozu seine Mutter wegen ihres eigenen Kummers nicht in der Lage gewesen war. Ich hatte den Rat eines früheren Mentors befolgt: »Lassen Sie den Patienten immer die Kraft Ihrer Muskeln spüren; Ihre innere Stärke ist es, die die Intervention möglich macht. Menschen reagieren instinktiv darauf. Sie gibt ihnen das Gefühl von Sicherheit.« Ich hatte für Mark einen geschützten Ort geschaffen, wo er sich von seiner Rolle als pflichtbewusster Sohn lösen und sich als Mensch entfalten konnte.

»Ja, das ist eine starke Beziehung«, erklärte ich. »Ihnen gefällt, dass jemand Ihr wahres Ich erkennt. Und ich akzeptiere Sie bedingungslos. Das ist das, was Sie im Leben suchen. Aber so wunderbar das ist, es bedeutet auch nicht mehr.«

Ich hoffte, Mark würde verstehen, dass seine Verliebtheit in unserer erfolgreichen therapeutischen Beziehung gründete: dass ich sein innerstes Wesen kannte und akzeptierte.

Mich verblüfft immer wieder, wie sehr sich Menschen danach sehnen, so gehört zu werden. Das war mein Beruf, sagte aber nichts über *mich* als Person aus. Mark hatte keine Ahnung, wie ich außerhalb der Praxis war oder welche Beziehungsprobleme ich selbst hatte.

»Ich komme mir wie ein Idiot vor, dass ich Ihnen das gesagt habe«, sagte er und wandte den Blick ab. Seine Verlegenheit war mir unangenehm.

»Sie wollten ehrlich sein und hatten den Mut dazu«, sagte ich. »Das respektiere ich.«

»Ich wünschte, ich könnte bei anderen Frauen auch so sein«, fuhr Mark fort. »Ich war am Wochenende mit Kollegen weg und kam mit einem Mädchen ins Gespräch. Ich habe sie sogar angesprochen, was neu für mich ist. Sie war wirklich klug und interessant, wir haben den ganzen Abend geredet und sind zusammen gegangen. Ich habe sie zu ihrer Wohnung begleitet, und an der Tür haben wir uns geküsst. Und dann – das hat mich überrascht – begann sie, meinen Schwanz zu streicheln, und bat mich, mit ihr nach oben zu kommen. Aber ich sagte Nein, weil ich wusste, dass ich meine Erektion nicht anhalten würde.«

Ich spürte einen Stich von Eifersucht. Dann Erleichterung, dass er das Thema gewechselt hatte und von einer anderen Frau sprach. Das war genau das, was er brauchte, er musste sich mit Frauen in einem normalen gesellschaftlichen Umfeld treffen. Ich musste professionell bleiben, fast mechanisch handeln und gegen meine ungewöhnliche persönliche Reaktion ankämpfen. »Das Gute ist, dass Sie Kontakt zu jemandem aufgenommen haben und die Initiative von Ihnen ausging. Als Sex ins Spiel kam, hat sich Ihre Angst eingeschaltet, schauen wir uns die also einmal genauer an.«

»Mir gefiel, dass sie gleich aufs Ganze ging. Das gefiel mir von Anfang an bei ihr.«

»Warum?«

»Das nimmt mir den Druck.«

Ich sagte Mark, dass er sich meiner Meinung nach dem Druck stellen müsse, anstatt ihm auszuweichen.

»Okay, gut. Ich hatte sexuelle Phantasien von Ihnen«, sagte er abrupt.

Oh nein, da waren wir wieder bei mir. Stellte er sich vor, wie er mich schlug? Ob es mir unangenehm war oder nicht, ich musste erfahren, was das für Phantasien waren, um sie für die Therapie zu nutzen.

»Na schön. Erzählen Sie mir davon.«

»Ich weiß nicht ...«

»Sie wollen mir doch etwas mitteilen«, sagte ich, ein bisschen aus der Bahn geworfen, ja sogar nervös, weil er mir gegenüber plötzlich so selbstbewusst wirkte.

»Sie müssen mir keine Details nennen. Gab es ein Thema?«

»Wärme, sanfte Berührungen, wilde Küsse. Ich habe Sie mir in meiner Wohnung vorgestellt, wie Sie auf meinem Bett liegen, unsere Körper eng umschlungen.«

»Wie fühlten Sie sich bei dieser Phantasie?«

»Meine Zärtlichkeit für Sie hat mich erregt.«

»Ich möchte, dass Sie darüber nachdenken, was dieses Verlangen darüber aussagt, was Sie jetzt in Ihrem Leben benötigen.« Zu meiner Freude schaffte Mark den Transfer.

»Dass ich jetzt in der Lage zu liebevollen Gefühlen bin und gleichzeitig erregt sein kann?«

Das war ein echter Fortschritt. In Marks Phantasiewelt war die Liebe eingezogen, außerdem war er im täglichen Leben selbstbewusster und bestimmter geworden. Mit diesem neuen Selbstvertrauen wirkte er weniger wütend. Die Atmosphäre im Raum war nicht mehr so drückend. Sein Lächeln war nicht mehr nur eine Fassade, hinter der sich seine schwelende Wut verbarg. Mark war zu Recht deutlich zufriedener.

Als Mark am Ende der Sitzung aufstand, ging er langsamer als sonst zur Tür und blieb kurz neben mir stehen, als ob er über etwas nachdenken würde. Ich lächelte und sagte nichts. Aber meine Wangen röteten sich, und ich stellte mir vor, wie er mich an die Tür drängen und küssen würde. Schnell stellte ich mich hinter meinen Stuhl, suchte unbewusst Schutz vor meinen eigenen Phantasien – und davor, dass er mich, Gott behüte, durchschaute. Eine sehr ungewöhnliche Situation. Ich hatte noch nie zuvor so für einen Patienten empfunden, dabei hatten schon viele attraktive und interessante Männer auf meiner Couch Platz genommen, von denen einige das Flirten nicht lassen konnten. Und doch hatte ich mich nie zu ihnen hingezogen gefühlt.

Mark warf mir im Vorbeigehen einen intensiven Blick zu und ließ mich dann allein in meiner Praxis zurück, wo ich verwirrt umherstolperte und mich derangiert und ratlos fühlte – und schuldig, als ob ich gerade einen schweren Fehler gemacht hätte.

Als ich über die Sitzung nachdachte, erkannte ich, dass ich gerade etwas erlebt hatte, was über das verliebte Schwärmen hinausging, zu dem es in jeder therapeutischen Beziehung kommen kann. Ich begriff, dass Mark in der Beziehung zu mir eine wichtige Entwicklung seiner Persönlichkeit auslebte. Er veränderte sich vom gespaltenen, passiv-aggressiven Mann zu einem selbstbewussten, mutigen und starken Menschen. Er war weder Gladiator noch Gärtner, er entwickelte eine integrierte Persönlichkeit.

Mark ging ein Risiko ein, als er mir seine Gefühle mitteilte, doch seine Offenheit inspirierte mich. Mut, dachte ich, ist notwendig für eine dauerhafte Beziehung. Mark zeigte eine Eigenschaft, die ich in meinem eigenen Leben nicht richtig aufbringen konnte. Ich machte furchtbar gern Schluss mit Rami oder malte mir zumindest aus, wie ich unsere Beziehung beendete, anstatt mich unseren Problemen offen zu stellen. Meine Patienten jedoch hätte ich nie im Stich lassen können. Ich musste bei ihnen bleiben und ihnen bedingungslose Akzeptanz vermitteln; und genau dieser Vorgang setzte bei mir Kräfte frei, die ich in der Partnerschaft mit einem Mann noch nie erlebt hatte. Ich rede nicht davon, dem Mann bedingungslos zur Seite zu stehen, und auch nicht von einer wechselseitigen Abhängigkeit; mir geht es darum, den Mut zum aktiven Handeln aufzubringen, anstatt sich mit feiger Selbstzufriedenheit abzufinden, die einem das Gefühl von Sicherheit vorgaukelt. Es ist leicht, sich für eine Partnerschaft zu entscheiden, weil man Gesellschaft braucht oder geliebt werden will, aber Liebe zu geben erfordert Risikobereitschaft und die Fähigkeit, Unsicherheit zu tolerieren.

Nähe erfordert Mut. Mark gestattete mir Einblick in sein Verlangen, obwohl er wahrscheinlich wusste, dass er zurückgewiesen werden würde. Ich wünschte, ich könnte ihm dafür eine Art Tapferkeitsmedaille verleihen. Viele meiner Patienten können in ihrem Sexualleben keine wirklichen Veränderungen umsetzen, weil sie Probleme haben, ihre erotischen Wünsche offenzulegen. Warum? Weil damit Selbstzweifel verbunden sind, die Angst vor Zurückweisung und die Furcht, als anders oder seltsam eingestuft zu werden. Deshalb geht es bei der Sexualtherapie oft um Selbstvertrauen, weil man für Intimität Selbstvertrauen braucht. Marks Geständnis war ein Schritt in Richtung Selbstakzeptanz und damit auch in Richtung Beziehungsfähigkeit.

Wenn ich über die Ideale nachdenke, die mit Männlichkeit verknüpft sind, sind es im Grunde dieselben Ideale, die jede erfolgreiche Beziehung benötigt. Mit Männern darüber zu sprechen, welche Art von Mann sie in einer Beziehung sein *wollten,* half mir, die Fragen zu erkennen, die sich Frauen auf der Suche nach einem Mann stellen sollten. Wie geht er mit Emotionen um? Kann er Wut und Trauer handhaben, oder geht er in die Luft oder frisst alles in sich hinein? Handelt er und geht zum Angriff über, oder zieht er sich zurück? Wie geht er mit Stress um, denn im Leben gibt es jede Menge Stress, und Frauen sollten wissen, ob es der Mann, mit dem sie ihr Leben teilen wollen, an ihrer Seite aushält. Kommt er mit Liebe zurecht, mit dem Geben *und* Nehmen? Gibt es gegenseitige Unterstützung, ist der eine für den anderen ein Fels in der Brandung? Bleibt seine Liebe auch bestehen, wenn sie ihn frustriert oder wenn es Schwierigkeiten zwischen den beiden gibt? Ist ihre Liebe weniger der Ort, wo die beiden sich und ihre Individualität verlieren, sondern bietet sie ihnen vielmehr die Möglichkeit, zu sich selbst zu finden?

Ich weiß noch, dass ich kurz nach der Eröffnung meiner Praxis Zweifel bekam, ob ich meine ursprüngliche Idee, Frauen zu helfen, aus den Augen verloren hatte, denn der Großteil meiner Patienten waren Männer. Ich dachte lange darüber nach, welchen Einfluss ich auf die Beziehungen meiner Patienten zu Frauen hatte. Selbst bei scheinbar sanftmütigen Männern stieß ich häufig auf Varianten der kulturellen Konditionierung von Männlichkeit im Gladiatorenstil, die meiner Meinung nach ein echtes Hindernis für ihre individuelle Entwicklung darstellten. Ich war entschlossen, an einer neuen Definition des Begriffs Männlichkeit mitzuwirken. Danach ist ein Mann mitfühlend und besitzt innere Stärke. Er bleibt auch angesichts der Unsicherheiten der Liebe standhaft und lässt sich von einer schreienden, Geschirr werfenden Frau, die droht, ihn zu verlassen, nicht aus der Ruhe bringen. Sein Bedürfnis nach Macht stillt er auf faire Weise; er nutzt seine Kraft produktiv und schöpferisch. Seine Stärke zieht er nicht daraus, dass er von anderen nimmt (vor allem von Frauen), sondern daraus, dass er etwas gibt und mit anderen teilt; daraus, dass er in der Welt etwas bewirkt. Er tut dies mit Größe und dem Ziel, andere zu unterstützen, vor allem seine Frau. Er hat höchsten Respekt vor sich und den

Menschen, die er liebt. Er sieht den Erfolg anderer nicht als Bedrohung, weil er in sich ruht und seinen eigenen Wert kennt. Er muss die Verletzlichkeit anderer nicht ausnutzen.

Meine Patienten und mich selbst dazu zu bringen, diese Ideale umzusetzen, war nicht einfach. Und wieder war es meine Mutter, die mir in Momenten des Zweifels Hilfe gab. Einmal riet sie mir, den 1. Korintherbrief 13 aus der Bibel zu lesen. »Lies Vers 4, die erste Zeile.« Das tat ich. Da stand: »Die Liebe ist langmütig.« Langweilig, dachte ich. Weiter. Aber genau das war mein Problem. Ich kämpfte mit meiner Fähigkeit zu lieben. Liebe war nicht einfach, ganz anders als in einem Roman. Liebe war nicht nur ein warmes Gefühl; Liebe erforderte eine gewisse Härte, eine innere Stärke. Ich hatte die Erfahrung gemacht, dass Männer frustrierend und unvollkommen sind. Sie leben ihr Leben nicht so, wie wir es wollen – und wenn sie es täten, würden wir sie wahrscheinlich dafür hassen. In Wahrheit war es so, dass kein Mann mein Erlöser sein konnte, mein Jesus, mein Buddha oder meine Mama. Ein Mann war eben nur ein Mann.

Wenn es um Nähe und Intimität geht, haben wir alle unsere eigene Vorstellung davon, wie viel von unserer Intimsphäre wir in einer Beziehung preisgeben wollen. Rami und ich kannten die Grenzen der Intimsphäre des jeweils anderen nicht. Wenn ich ihm nahekam, zog er sich zurück. Wenn ich mich zurückzog, kam er näher. Keiner war gern derjenige, der auf den anderen zuging. Wir wollten beide derjenige sein, um den sich der andere bemühte. Er öffnete sich mir gegenüber und fing dann an zu streiten. Ich fühlte mich verletzt und fing an zu streiten. Dahinter stand keine Leidenschaft, sondern Unsicherheit. Keiner von uns beiden war mutig oder stark.

Während meiner Affäre mit Rami schrieb ich oft in mein Tagebuch, meistens wirre Listen und unzählige Seiten mit dem Versuch, mir über meine und seine Gefühle klar zu werden. Im Grunde kreisten meine Grübeleien ständig um die Frage: »Liebt er mich wirklich?«

Dabei hätte ich mich fragen sollen: »Bin ich fähig zu lieben?«

Diese Frage hatte auch David mir gestellt.

Geduld, Mut, Toleranz. Diese Eigenschaften sind maßgeblich für die Antwort. Weil ich immer wieder danach fragte, lernte ich, was die Fähigkeit zu lieben wirklich bedeutet. Es waren die häufig übersehenen, wenig glamourösen Seite der Liebe, auf die es ankam.

Mark berichtete, dass er in letzter Zeit seltener in den SM-Club ging und mehr Zeit mit weiblichen Bekannten verbrachte. Seine Besuche im »Kerker« zu reduzieren war nicht das Ziel der Therapie gewesen, weil ich nicht versuche, die sexuellen Gewohnheiten meiner Patienten zu ändern, solange diese ihnen keine Probleme verursachen. Aber die Therapie hatte Mark geholfen, auch außerhalb des Clubs selbstsicher aufzutreten, und dadurch waren offenbar auch seine Bedürfnisse wieder ins Gleichgewicht gekommen. Je stärker er sich fühlte, desto geringer wurde sein Interesse, Frauen mit dem Rohrstock zu schlagen – obwohl er zugab, dass ihn das immer noch sexuell erregte. Aber vorerst wollte er nur eine liebevolle Partnerin finden.

Ich wünschte, ich hätte ihn weiter dabei begleiten können, aber unsere darauffolgenden Sitzungen waren unproduktiv und mehr mit belanglosem Geplauder ohne emotionalen Tiefgang gefüllt. Keiner von uns beiden erwähnte, was zwischen uns passiert war. Ich hätte ihn auffordern können, direkt über diesen toten Punkt in der Therapie zu sprechen; ich wusste, was zu tun war, wenn ich auf Widerstand stieß. Aber ich entschied mich dagegen. Ich wollte dem Gespräch aus dem Weg gehen, weil ich tief im Innern wusste, dass wir uns danach nicht mehr wiedersehen würden. Schließlich brach Mark das Schweigen.

»Ich habe echte Gefühle für Sie«, sagte er überzeugt. »Das ist nicht so, dass ich irgendeine Phantasie auf Sie projiziere. Glauben Sie mir. Deshalb habe ich eine Frage, die Sie mir bitte ohne psychologische Deutung beantworten. Seien Sie einen Moment lang nicht die Therapeutin, sondern einfach Sie selbst.«

»Was für eine Frage?«

»Fühlen Sie es auch?«

Ich wollte Nein sagen, wollte lügen, aber andererseits wollte ich ihn nicht um die Wahrheit betrügen. Ich hatte bei ihm Authentizität gefordert; und die Wahrheit lautete nun einmal, dass ich auch etwas für ihn empfand und nicht wollte, dass er seine Intuition infrage stellte.

»Ja, aber ...«, stammelte ich. Ich musste aus unserem Gespräch wieder eine Therapiesitzung machen. »Das ist eine einseitige Beziehung, Mark. Glauben Sie, dass Sie mich *wirklich* kennen? Das ist unmöglich.«

»So ein Quatsch. Ich kenne Sie *wirklich,* Brandy. Ich weiß vielleicht nicht, wo Sie wohnen oder wo Sie herkommen. Sie erzählen nichts von sich, aber ich kenne den Ausdruck in Ihren Augen und die Art, wie Sie lächeln, und Ihre Wärme und Intelligenz. Die kenne ich gut. Ich kenne Sie jetzt seit einem Jahr. Sie können sich nicht verstecken.«

Ich fühlte mich überrumpelt. Er hatte recht. Ich empfand etwas für ihn. Was war das? Ich war mir nicht sicher. Vielleicht war ich geschmeichelt, wahrscheinlich sprach er meine eigene tiefe Sehnsucht an, vom anderen wahrgenommen zu werden. Meine Patienten versuchten selten, mich kennenzulernen; wenn sie sich nach mir erkundigten, dann normalerweise, um mehr über meine Qualifikation zu erfahren und einschätzen zu können, ob ich ihnen helfen konnte. Doch das meiste, was sie über mich zu wissen glaubten, basierte auf ihren eigenen Projektionen. Ich hatte das Gefühl, dass mein wahres Ich, die Frau hinter der Psychotherapeutin, allmählich verschwand. Während ich meine Patienten ermunterte, authentisch zu sein, ging meine eigene Authentizität verloren, indem ich beflissen meine Launen und meine wahren Gedanken verbarg. Vielleicht war ich gelangweilt, müde, besorgt oder voll überschwänglicher Freude und konnte mir nur mühsam ein Lächeln verkneifen, um die ungetrübte ernsthafte Aufmerksamkeit vorzutäuschen, die erforderlich ist, damit sich meine Patienten gut aufgehoben fühlen und ihren Tränen, Ängsten und ihrer Verzweiflung freien Lauf lassen können. Sorgfältig registrierte ich jede kleinste Gefühlsregung, die sie per Körpersprache übermittelten, erschloss aufmerksam die Nuancen in ihrem Redeschwall, den Ton, die Wortwahl, suchte nach dem Kern der Aussage und gab Rückmeldung über das, was nicht einmal sie in sich sahen, während meine eigene Ausstrahlung in den Schatten gestellt wurde, in meiner kleinen dunklen Praxis.

Ich sehnte mich nach einem Spaziergang in der Sonne, danach, meine Geschichten zu erzählen, etwas von mir preiszugeben. Manchmal wagte ich es: erzählte von der U-Bahn-Fahrt am Morgen, vom Theaterstück am Vorabend, von einem Buch, das ich gerade las – aber nur, wenn es aus therapeutischen Gründen sinnvoll war. Wenn ich es tat, erhielt ich oft ein Lächeln als Reaktion, eine hastige Beschwichtigung, die Botschaft, dass Psychologen nicht die bezahlte Zeit ihrer Patienten mit Geschichten über sich selbst füllen sollten.

Die Beziehung zwischen Therapeut und Patient ist in der Regel parasitär. Manchmal war ich ausgelaugt und verbittert. Mark wollte *mich* kennenlernen, er wollte hinter die Fassade blicken, und seine Aufmerksamkeit gab mir Energie. Sein Interesse für mich war wie Wasser für eine durstige Pflanze. So etwas war mir noch nie passiert. Ich wollte mich ihm anvertrauen, hatte aber gleichzeitig Schuldgefühle deswegen.

Das ließ sich nicht so einfach weginterpretieren, wie es bei anderen Patienten gelang, etwa bei David oder Bill, die sich allen Frauen gegenüber so verhielten. Bei ihnen wandte ich eine bewährte Strategie an und spiegelte ihr Verhalten gegenüber Frauen zurück. Für Mark war das alles neu. Er ging ein echtes Wagnis ein und meinte es aufrichtig. Ich wollte seine Gefühle auf keinen Fall verletzen.

»Ja, Mark«, sagte ich schließlich. »Auch ich empfinde romantische Gefühle für Sie, aber ich darf diesen Gefühlen nicht nachgeben.«

»Das ist doch lächerlich«, sagte er. »Man kann sich doch überall kennenlernen, bei uns war es eben zufällig die Therapie. Wollen Sie damit sagen, wenn ich Sie woanders getroffen hätte, wäre alles anders?«

»Manchmal fühlen wir uns zu jemandem hingezogen, zu dem wir keine Beziehung haben dürfen.«

»Ich habe in den Vorschriften für Psychologen nachgelesen«, entgegnete Mark. »Nach zwei Jahren dürften wir zusammen sein.«

»Mark, ich würde nie eine Beziehung mit Ihnen in Betracht ziehen. Die Arbeit mit Ihnen hat mir sehr viel bedeutet, das wissen Sie, aber meine Rolle in Ihrem Leben war die, Ihnen bei Ihrer persönlichen Entwicklung zu helfen. Doch diese Rolle ist nur von kurzer Dauer.«

Das war meine letzte Sitzung mit Mark. Wir einigten uns darauf, dass eine Fortsetzung der Therapie nicht sinnvoll sei. Ich riet ihm, zu einem anderen Therapeuten zu gehen, wenn er sich weiter behandeln lassen wollte, und empfahl ihm einen männlichen Kollegen in der Lower East Side. Ich wusste, dass das die moralisch korrekte Vorgehensweise war; ich hatte mir nur nie vorgestellt, dass ich mich einmal selbst in dieser Lage befinden würde.

Dabei ist es tatsächlich so, dass Marks Verliebtheit in gewisser Weise ein Erfolg für ihn war. Seine Fähigkeit, seine Wahrheiten auszusprechen, war bewundernswert, in seiner Verletzlichkeit lag Mut, und seine Entschlossenheit angesichts meiner Zurückweisung war sexy. In seinem Blick lag Beharrlichkeit. Ich sah einen neuen Mann vor mir. Er wirkte kraftvoll und stark. Ich hatte ihn sozialisiert und ihm den Weg zu der Art von Mann gezeigt, die ich bewunderte, der Art von Mann, die ich wirklich wollte.

Ich dachte über meine Reaktion auf Mark nach. Nach der schwierigen Anfangsphase waren unsere Gespräche oft mühelos verlaufen – selbst wenn sie emotional aufgeladen waren –, und ich hatte die Zeit mit diesem netten, stets lächelnden Cowboy aus dem Mittleren Westen genossen. Ich sah in ihm eine Art Alter Ego und hatte eine gewisse Ungezwungenheit im Umgang mit einer verwandten Seele gespürt. Ich fühlte mich in seiner Gegenwart lockerer und leichter, als ob ich, obwohl ich die Sitzungen leiten und immer daran denken musste, dass ich seine Therapeutin war, irgendwie mehr ich selbst sein konnte.

Mark war alles andere als exotisch. Er war mehr so vom Typ Salz der Erde, ein klassischer Amerikaner aus dem Mittleren Westen, ein Mittelschichtstyp mit durchschnittlichem Aussehen, durchschnittlichem Vermögen und durchschnittlicher Intelligenz. Er bot keinen Raum für Projektionen, keine funkelnden Phantasien, keine Versprechungen auf exotische Abenteuer. Der Austausch mit ihm fühlte sich sauber an, gesund, rein in seiner Verbundenheit. Ich sah ihn als wirklichen Menschen, und die Zeit mit ihm war ein echtes Vergnügen gewesen. Das ist der Stoff, aus dem haltbare Verbindungen entstehen. Sicher, es gibt immer Enttäuschungen, aber Mark brachte mir etwas Wichtiges über das bei, nach dem ich suchte: eine Beziehung, die auf dem realen Menschen basiert und nicht nur auf dem, was ich von ihm brauchte, nicht auf dem, wie ich ihn haben wollte, oder darauf, dass ich dachte, ich könnte ihn entsprechend ändern. Das Ideal waren einfach zwei Menschen, die sich an dem erfreuten, wie der andere wirklich war.

Obwohl ich mich zu Mark hingezogen fühlte, verstörte mich doch, wie ähnlich er mir war. So wie ich meinen Patienten den Spiegel vorhielt, so war Mark unweigerlich – aber sehr bezeichnend – mein Spiegel. In ihm sah ich mich selbst und auch den Teil, den ich gern verleugnete: das einfache Mädchen aus einer Kleinstadt in Florida, mit einem mittelmäßigen, faden und öden Leben, dem ich immer entfliehen wollte. Doch in Mark sah ich eine Schönheit, die mir half, meine fehlerhafte Wahrnehmung zu korrigieren und die Realität anzunehmen.

Ein paar Wochen später rief Rami an. »Ich habe uns einen Flug nach Mexiko gebucht«, sagte er. »In die Stadt, von der du erzählt hast, nach Guanajuato.«

Bill

Viele Patienten sind zurückhaltend, wenn sie zum ersten Mal zur Therapie kommen; ich war daran gewöhnt, dass sie mich anfangs auf die Probe stellten. Mir ging es ähnlich, wie wenn man die erste Verabredung mit einem Mann hat: Man sitzt einander in einem romantischen Restaurant gegenüber, und beide fragen sich: »Gibt es eine Verbindung? Passen wir zueinander? Könnten wir eine gute Beziehung führen?«

Bill jedoch wartete nicht ab. »Bevor wir anfangen, muss ich wissen, wie Sie so sind«, sagte er, verschränkte die Arme und lehnte sich zurück. Das Gericht tagte, und er war bereit, sein Urteil zu fällen.

»Sie fragen sich, ob ich Ihnen helfen kann?«, fragte ich, zog eine Augenbraue hoch und lächelte.

»Richtig.«

Viele Fragen von Patienten zielen darauf ab herauszufinden, ob ich wirklich eine Hilfe sein kann. Ich habe Fragen nach meiner beruflichen Laufbahn gehört, nach meiner Ausbildung oder ob ich persönliche Erfahrung mit dem jeweiligen Problem hätte. Da meine Antworten nicht unbedingt immer dem entsprächen, was meine Patienten hören wollen, habe ich gelernt, schlagfertig zu sein. »Ich bin Single, aber ich habe schon erfolgreich verheiratete Paare therapiert. Ich habe keine Kinder, aber ich habe Mütter behandelt. Ich behandle Männer mit Erektionsstörungen, obwohl ich keinen Penis habe. Ich bin vielleicht nicht in der Lage, mich persönlich mit Ihren Lebensumständen zu identifizieren, aber Sie bezahlen mich für meine therapeutische Fachkenntnis, nicht für irgendwelche Ähnlichkeiten.«

In seltenen Fällen wurde ich sogar beurteilt, noch bevor ich etwas gesagt hatte. Eine Frau mittleren Alters kam eines Tages in mein Wartezimmer marschiert. Als ich die Tür öffnete, um sie zu begrüßen, warf sie nur einen kurzen Blick auf mich, sagte »Oh nein« und machte auf dem Absatz kehrt. Ich folgte ihr auf den Gang und fragte, ob sie nicht hereinkommen und mir sagen wolle, was los sei. Sie war einverstanden und sagte, sie glaube nicht, dass jemand, der so jung aussehe wie ich, ihr helfen könne.

Zum Glück ließ sie sich dann doch auf ein Gespräch ein, und als ich ein bisschen nachfragte, stellte sich heraus, dass sie sich schämte, eine solch junge Frau um Hilfe zu bitten. Am Ende arbeitete sie mit mir als Therapeutin zusammen, und nachdem sie ihren anfänglichen Widerstand überwunden hatte, lief alles gut.

Aber bei diesem Typen, bei Bill, war die Skepsis deutlich größer als üblich, als ob er von vornherein davon ausgehen würde, dass ich ihm keine Hilfe sein könnte oder nicht ausreichend verfügbar wäre. Er wirkte wie jemand, der zwar Hilfe braucht, aber von niemandem erwartet, dass er ihm helfen kann. Ich wurde in die Defensive gedrängt, noch bevor wir überhaupt angefangen hatten.

»Sagen Sie mir, was Sie von einem Therapeuten erwarten«, sagte ich.

»Ich will niemanden, der einfach nur dasitzt und eine Stunde mit dem Kopf nickt«, sagte Bill. Bill konnte es nicht wissen, aber ich war noch nie sonderlich gut darin gewesen, nach dem Freud'schen Modell der »gleichschwebenden Aufmerksamkeit« einfach nur zuzuhören. Ich sitze nicht hinter dem Patienten und sage »Mmm-hmmm«, sondern bringe mich bewusst ein, sodass der Schwerpunkt weniger auf stiller Kontemplation als vielmehr auf dem Austausch und der Herausforderung liegt. Ich sage den Patienten auch gern etwas direkt ins Gesicht, wenn ich es für angebracht halte – und manchmal auch, wenn nicht. Ich liefere mir Blickduelle mit ihnen, wenn sie vor sich selbst weglaufen wollen, oder weine mit ihnen, wenn ich ihre Trauer spüre. Ich kann auch streitlustig sein und aus der Hüfte schießen, wenn sie mich nerven.

Einmal behandelte ich einen Mann, der so mit seinem Reichtum und seinem guten Aussehen prahlte, dass ich ihn aufforderte, es offen auszusprechen: »Ich möchte, dass Sie mir *laut und deutlich* sagen, dass Sie besser sind als andere Leute, weil Sie reich sind und gut aussehen.« Ich wollte, dass er die Absurdität seiner eigenen Arroganz hörte.

Ich stachle meine Patienten gern an, stelle direkte Fragen und biete ihnen einen sicheren Ort, wo sie aussprechen können, was sie ihren Eltern, besten Freunden oder den Frauen in ihrem Leben nicht zu sagen wagen. »Sie wollen also konkrete Führung«, sagte ich zu Bill.

»Ja, aber ich bin mir mit Ihnen immer noch nicht sicher.« Bill musterte mich kritisch und sagte dann: »Vielleicht hätte ich zu einem männlichen Therapeuten gehen sollen. Möglicherweise lenken Sie mich zu sehr ab.«

»Andererseits bin ich vielleicht genau das, was Sie brauchen«, antwortete ich, erfreut, dass ich eine direkte Reaktion ausgelöst hatte.

»Ja, vielleicht«, entgegnete Bill und lachte ein bisschen. »Sie sind sowieso nicht mein Typ. Okay. Ich brauche viel Hilfe. Vielleicht sollte ich jeden Tag kommen.«

Noch ein Test: dieses Mal, ob ich immer verfügbar war. Ich gab seine Frage zurück.

»Es ist Ihnen wirklich dringend mit der Hilfe, die Sie brauchen.«

»Also, ich bin sexsüchtig. Wissen Sie, was Sexsucht wirklich bedeutet?«

Natürlich wusste ich das. Seine Fragen und Unterstellungen begannen mich zu ärgern, aber ich ermahnte mich zur Geduld. »Warum erzählen Sie mir nicht, wie es für Sie ist?«, erwiderte ich.

Bill nahm sich zusammen und erklärte es mir. »Also, für mich ist es so ... Ich bringe meine Kinder wirklich gern ins Bett. Sehe ihnen zu, wie sie friedlich einschlafen, während ich ihnen etwas vorlese. Und trotzdem ist diese tiefe Liebe schon mit der Vorfreude darauf vermischt, was ich tun werde, sobald sie tief und fest schlafen. Man sollte meinen, ich hätte deswegen Schuldgefühle, aber die habe ich nicht. Die kommen erst hinterher. In dem Moment kann ich nur an das denken, was ich will.«

»Und das ist?«

»An den Rausch, wenn man jemanden zum ersten Mal trifft. Ich liebe das Gefühl, wenn ich meinen Stadtteil hinter mir lasse, all die ruhigen Vororthäuser, und Richtung Bronx fahre. Das fühlt sich gefährlich und abenteuerlich an.«

»Sie suchen den Rausch.«

»Ich weiß nie, was passieren wird. Ich fühle mich wie früher als Teenager, wenn ich mit Freunden freitagabends durch die Stadt fuhr und wir nach irgendeinem Kick suchten. Vielleicht nahmen wir ein paar Mädchen mit oder gerieten in eine Schlägerei oder schafften es, in einen exklusiven Club reinzukommen. Ja, ich mag das Hochgefühl. Die Vorfreude. Aber manchmal ist das Ritual, alles vorzubereiten, aufregender als die eigentliche Handlung.«

»Wie fühlen Sie sich dann?«

»Enttäuscht. Das ist ein Absturz. Also suche ich nach mehr, bis ich bekomme, was ich will.«

»Mehr wovon?«, fragte ich und ging damit der eigentlichen Frage aus dem Weg.

»Mehr Frauen. Ich habe in einer Nacht vier oder fünf. Der Rekord waren zehn in einer Nacht.«

»Das ist schwer zu glauben.«

»Verurteilen Sie mich?«

»Nein. Ich bin nur überrascht. Die Zahl klingt kaum machbar. So etwas ist möglich?« Ich lächelte.

Ich war ein bisschen verblüfft, dass ich keine Verachtung empfand, keine Ablehnung und auch nicht den Wunsch, seine schwache Abwehr ins Wanken zu bringen. Ich war ruhig, aber nicht betäubt. Ich sah, dass ich Bills Geschichte tolerierte, dass ich konzentriert und bei der Sache bleiben und mitfühlend zuhören konnte, ohne mich in meinen eigenen Gedanken zu verlieren. Ich war hier mit Bill und spürte diese Mischung aus Freundlichkeit und meiner eigenen inneren Stärke. In diesem Zustand sollte ich mich eigentlich immer befinden, das war mir klar, aber erst jetzt fühlte ich ihn wirklich.

»Oh ja. Aber ich habe nicht zwangsläufig Sex mit ihnen«, erklärte Bill. »Wenn eine mir gefällt, bleibe ich bei ihr. Sie müssen schon begreifen, dass ich ziemlich dünnhäutig bin, was Ihre Meinung dazu angeht. Verstehen Sie mich nicht falsch: Ich habe alles. Ich habe geschäftlich richtig Glück. Ich habe eine schöne Frau, und ich liebe meine Kinder über alles. Aber ich fühle mich rastlos und unruhig. So in der Art: War es das? Ist da nicht noch mehr?«

Bill war ein Immobilieninvestor Anfang fünfzig, der sich aus dem aktiven Geschäft zurückgezogen hatte, nachdem er auf dem Höhepunkt der Immobilienblase seine Investitionen zu Geld gemacht hatte. Er lebte in Connecticut und arbeitete in Manhattan, wenn er Lust dazu hatte. Zum Zeitvertreib spielte er Golf und chattete im Internet mit Prostituierten. Er trug stets Pullover von Ralph Lauren in grellem Pink, Rot oder Kanariengelb. Sein ganzes Verhalten wirkte irgendwie lustlos, nur seine knallbunten Pullover deuteten auf ein gewisses inneres Leuchten. Bill kannte Vergnügungen, aber sonst nicht viel, und ich vermutete, dass er überrascht festgestellt hatte, dass ihn das gute Leben, das er immer angestrebt hatte und das all seine Bedürfnisse befriedigen sollte, nicht glücklich machte. Ich hatte das schon bei anderen Patienten erlebt und sah in diesem Zustand das Dilemma des Mannes, der nicht arbeiten muss. Es gibt keine Herausforderungen mehr, nichts zu erobern, nichts, was man erschaffen muss. Stattdessen gab ihm sein unstrukturierter Tagesablauf jede Menge Freiheit, warf aber auch die damit verbundenen Sinnfragen auf. Bill fehlten im Ruhestand seine Träume und Ziele. Er hatte keinen Grund, morgens aufzustehen. Nichts, das ihn begeisterte; er hatte keine Leidenschaft, keinen Antrieb und keine Aufgabe.

Dann stieß er auf ein unerwartetes Problem. Sein Buchhalter sagte ihm, dass er die Hälfte seines Einkommens vom Vorjahr für seine außerehelichen Abenteuer ausgegeben hatte. In Panik suchte Bill nach Rat, und ein Freund empfahl mich.

»Diese Geldgeschichte ist wirklich außer Kontrolle geraten«, sagte Bill. »Früher hatte ich das im Griff, aber jetzt nicht mehr. Wie kann ich das vor meiner Frau geheim halten?«

»Wie viel haben Sie ausgegeben?«

»Zweihunderttausend. Sehen Sie, was ich meine?«

Ein paar Abende später erzählte ich meinen Freundinnen beim Essen, dass ich einen neuen Patienten hätte: einen Sexsüchtigen. Vielleicht lag es am Wein, auf jeden Fall prusteten sie ungläubig los. »Ach komm«, sagte Margaret. »Ist das dein Ernst? Männer machen das seit der Steinzeit, und plötzlich ist das eine psychische Störung? Wird da nicht ein normales männliches Verhalten zur Krankheit stilisiert?«

»Genau. Das ist nur eine Ausrede fürs Herumvögeln«, sagte Jane. »Eine neue Modediagnose der Pop-Psychologie, damit die Mistkerle fein raus sind. Jetzt müssen wir auch noch Mitleid mit ihnen haben. Die armen Männer; jetzt haben sie also eine unglückliche Störung, bei der sie ihren Penis nicht in der Hose behalten können!«

»Moment. Womöglich bin *ich* etwa auch sexsüchtig?«, sagte Tammy.

»Vielleicht hast du recht«, antwortete ich. »Denk an das letzte Wochenende, als du einen Kerl aus dem Club mit nach Hause genommen und erst nach seinem Namen gefragt hast, als ihr schon im Taxi wart.«

»Tun sie dir ernsthaft leid, Brandy?«, fragte Margaret. Sie war vor Kurzem von ihrem Freund betrogen worden.

»Na ja, in dem Fall hält sich meine Empathie in Grenzen«, sagte ich.

»Vielleicht solltest du eine Hilfsorganisation für die armen herumstreunenden Jungs gründen«, sagte sie.

»Ich sage ja nicht, dass ihr Männer mit Sexsucht bemitleiden oder ihr Verhalten entschuldigen sollt. Oder es rechtfertigen. Oder ihnen den Schaden vergeben, den sie angerichtet haben, wenn ihr euch dazu nicht überwinden könnt. Ich sage nur, dass sie krank sind, fehlbar, und Mitleid verdienen – zumindest in meiner Praxis.«

Mich überraschte die Reaktion meiner Freundinnen nicht. Sexsucht befand sich als Forschungsthema noch im Anfangsstadium. Über die Diagnose – nicht offiziell im Handbuch der Psychologischen Diagnostik aufgeführt – und die Abgrenzung zur sexuellen Zwangsstörung wird unter Fachleuten immer noch heiß diskutiert.

Allerdings besteht ein großer Unterschied zwischen einem Schürzenjäger und einem Sexsüchtigen. Ein Schürzenjäger sucht Bestätigung für sein Ego; er fühlt sich phantastisch und glaubt, dass er alles unter Kontrolle hat. Sexsüchtige schämen sich normalerweise für ihr Unvermögen, ihr Verhalten zu kontrollieren. Sie fühlen sich schlecht und werden schließlich depressiv.

Sexsüchtige verlieren jeden Maßstab und müssen zwanghaft Sex haben, auch wenn sie damit ihr Leben zerstören, etwa wenn sie ihr Konto überziehen, um für Sexdienste zu bezahlen, masturbieren, bis sie bluten, oder ihre Arbeit verlieren, weil sie ständig auf Firmenkosten Pornoseiten im Internet besuchen. Sie leiden unter den Konsequenzen – und können trotzdem nicht aufhören. Mit der Zeit kann sich daraus eine psychische Störung entwickeln, mit denselben neurologischen Veränderungen im Gehirn wie bei einem Drogenabhängigen. Wie bei jedem Süchtigen verwandelt sich das Verstärkungs- und Belohnungssystem im Gehirn, und das Gehirn stumpft ab, wird »taub« für freudige Erfahrungen. Die Schwelle für das positive Empfinden ist schließlich so hoch, dass der Süchtige immer mehr Sex braucht, um Befriedigung zu verspüren. Zu den emotionalen Ursachen kommt dann noch das physische Bedürfnis, das die Sucht zusätzlich verstärkt.

Ich versuche Patienten mit Sexsucht zu helfen, indem ich ihnen die wahre Natur ihres Verlangens aufzeige. Ich möchte, dass ihnen ihre Motivation bewusst wird. Vor allem Männer werden von einer ganzen Reihe emotionaler Sehnsüchte beeinflusst, selbst wenn sie es nicht wissen oder nicht zugeben wollen.

Bill bestätigte mir, dass er immer mehr sexuelle Eroberungen benötigte, um den gleichen Rausch zu erleben. Sein Verlangen beherrschte tagsüber seine Gedanken und lenkte ihn ab, wenn er abends Zeit mit seiner Frau und den Kindern verbrachte. Wenn er zu Hause am Computer saß, las er E-Mails von Frauen, die er im Internet kennengelernt hatte. »Ich muss die Mails öffnen«, sagte er hilflos. »Wenn ich sie ignoriere, werden sie zur Obsession. Also chatte ich und masturbiere vielleicht dabei. Dann verabrede ich mich für den späten Abend – wenn ich glaube, dass sie tun wird, was ich will.«

»Und was ist das?«, fragte ich, um Bills Hinweis aufzugreifen.

»Ich habe sie gern dominant, aber gleichzeitig warmherzig und liebevoll. Das ist eine besondere Mischung, die man bei einer Prostituierten nur schwer findet.«

»Das kann ich mir vorstellen«, sagte ich. Sein Dilemma kam mir doch sehr bekannt vor.

»Ich möchte, dass sie die Kontrolle übernimmt und weiß, was ich will; weiß, wie sie meinen Kopf auf ihren Busen legen muss, meine Stirn küsst, wenn sie meinen Schwanz streichelt. Ich will, dass sie mir beruhigend zuflüstert, mir sagt, ich solle mich entspannen, dass sie sich um mich kümmern wird.« Bills Stimme zitterte vor Verlegenheit. »Viele dieser Frauen wollen das nicht tun. Sie schauen mich an, als ob ich ein ... Widerling wäre.«

Man konnte über Bills Zustand sagen, was man wollte, aber ich fand es nicht widerlich, dass er diesen Aspekt der Weiblichkeit erfahren wollte, selbst wenn dabei Sex und Prostituierte im Spiel waren. Im Grunde war dieses Bedürfnis etwas Schönes.

»Bei Prostituierten geht es immer nur um den Akt«, beklagte sich Bill. »Es gibt keine richtige Verführung. Sie kapieren es nicht. Sie wollen das Geld im Voraus, wollen keine Küsse und keine Zuneigung. Die muss ich aussortieren. Manchmal finde ich, was ich will, gegen Bezahlung. Trotzdem fühlt es sich mechanisch an. In einer Nacht unternehme ich oft mehrere Versuche.«

»Und das befriedigt Sie? Fühlen Sie sich erfüllt?«

»Nicht wirklich. Es hört auf, wenn ich müde werde. Eine Prostituierte dazu zu bringen, liebevoll zu sein, ist ähnlich, wie wenn man versucht, Blut aus einem Radieschen zu quetschen. Normalerweise bin ich irgendwann sauer, weil ich so viel Geld ausgebe. Ich komme mir wegen dieser verdammten Huren wie ein Versager vor!«

Bills zorniger Unterton beunruhigte mich, aber ich schob das vorerst beiseite, weil ich nicht von dem ablenken wollte, was er mir mit viel Überwindung erzählte. Stattdessen spiegelte ich seine Frustration. »Sie suchen also nach liebevollem Verkehr mit Frauen, die ihnen diese Zuwendung einfach nicht geben wollen.«

»Ich denke, ja. Ich suche nach Wärme ... ja, genau das ist es. Ich habe noch nie eine Bezeichnung dafür gesucht, aber das ist es. Ich wusste nie, wie Wärme sich anfühlt, deshalb habe ich nicht einmal erkannt, wonach ich suche.«

In dem Moment erschien mir dieser zwanzig Jahre ältere Mann wie ein verhungernder Säugling, den ich im übertragenen Sinne an die Brust legen und stillen wollte. Das überraschte mich mehr als alles andere; mein Wunsch, bedingungslos zu geben, nachdem ich gehört hatte, wie er seine Frau mit Prostituierten betrog – ein Thema, das bei mir normalerweise Abneigung auslöste, die ich nur schwer verbergen konnte. Ich forderte ihn auf, mir mehr zu erzählen.

»Sie sind entwaffnend«, sagte er, als ob er etwas zum ersten Mal erkannt hätte.

»Warum sagen Sie das?«

»Ich kann nicht glauben, dass ich Ihnen das alles erzähle.«

»Ich fühle mich geehrt, Bill.« Und das meinte ich auch so.

»Ich fühle mich ... entblößt.«

»Das *sind* Sie. Was ist das für ein Gefühl?«

»Unangenehm, aber trotzdem fühle ich mich bei Ihnen entspannt.«

»Das freut mich. Und ich bin froh, dass Sie sich mir öffnen, obwohl Sie sich unbehaglich dabei fühlen. *Das* erfordert Mut, Bill.«

Auch nachdem Bill gegangen war, hielt mein Mitgefühl für ihn an. Ein Mann suchte Wärme, und ich hatte mit Wärme reagiert. Ein gutes Gefühl. Ich zog die Polster der Couch zurecht, spülte meine Teetasse und schloss die Praxis ab. So ähnlich musste sich der Weg zur Reife anfühlen.

Bei einer späteren Sitzung fragte ich Bill, ob er, ein Einzelkind, über seine Mutter reden wolle. Er beschrieb sie als »selbstsüchtige Alkoholikerin. Sie feierte Partys und hatte ihre Liebhaber und sah dann immer glamourös und glücklich aus, und ich hatte das Gefühl, ihr im Weg zu sein. Am nächsten Tag war sie total verkatert und schleppte sich im Nachthemd durchs Haus und wurde böse, wenn ich sie störte.« Wenn Bill sich richtig schlecht fühlte, ging er zu ihrem Schrank, nahm ein langes Satinnachthemd heraus und tröstete sich damit.

Bills Mutter kümmerte sich um seine täglichen Bedürfnisse, beschränkte den Kontakt aber auf ein Minimum. »Keine wirkliche Zärtlichkeit, keine Orientierung, Wärme oder ...« Bill brach abrupt ab, vielleicht aus Gewohnheit, ähnlich wie früher, wenn seine Bedürfnisse unerwidert blieben und er wusste, dass es sinnlos war, seine Mutter dazu zu bringen, auf ihn einzugehen. Stattdessen erzählte er mir, dass er vor Kurzem das Haus besucht hatte, wo er seine Kindheit verbracht hatte. Er war durch das leere Haus gewandert, und all die alten Gefühle waren wieder an die Oberfläche gekommen. Die Einsamkeit. Das Gefühl, ausgeschlossen zu sein und von außen zuzusehen.

Ich hatte Bill noch nicht nach seiner Frau gefragt, doch jetzt schien der passende Moment gekommen.

»Die Chemie zwischen uns stimmt, und intellektuell passt es auch«, sagte er. »Aber auch sie ist keine besonders warmherzige Frau.« Bill fiel in sich zusammen, als er seine eigenen Worte hörte. »Sie ist Russin«, fügte er hinzu, als ob das etwas erklären würde.

»Wie ist der Sex mit Ihrer Frau?«

»Eigentlich richtig toll. Wahrscheinlich dränge ich sie zu

oft dazu, aber wir schlafen mindestens vier- bis fünfmal die Woche miteinander. Der Sex ist sehr körperlich, nicht emotional. Früher beschwerte ich mich und wollte mehr Sex, aber jetzt lasse ich sie einfach in Ruhe.«

»Sieht nach einem Muster aus.«

»Dass ich mir Frauen aussuche, die so kalt wie meine Mutter sind?«

»Dass Sie versuchen, eine emotional für sie unzugängliche Frau zu überzeugen, Ihnen Liebe zu geben.«

»Wie versuche ich ...«

»Sie bezahlen Prostituierte dafür, ihnen etwas zu geben, was die meisten Ihnen nicht geben wollen, und das macht Sie wütend.«

»Nun ja, zumindest den dominanten Teil machen sie richtig.«

»Sie sagen ihnen genau, wie sie Sie dominieren sollen, und das heißt, dass Sie die Kontrolle behalten. Was gefällt Ihnen am meisten an dem Gefühl, dominiert zu werden?«

»Ich will einfach, dass jemand anderes die Führung übernimmt und mir sagt, was ich tun soll. Aber sanft.«

»Hätten Sie das auch von Ihrer Mutter benötigt?«

»Ja.«

»Sie haben also dieses unerfüllte Bedürfnis nach Mutterliebe.«

Bills Wunsch nach Unterwerfung war nicht masochistisch; er wollte eine elterliche Leitfigur. Aber nicht im wörtlichen Sinn. Er wollte die *Essenz* einer Mutter, die weiblichen Eigenschaften, die beide Geschlechter besitzen, die wir aber größtenteils mit einer Mutter assoziieren: fürsorglich sein, nährend und bestätigend, gepaart mit innerer Stärke. Obwohl Bill so viel Geld verdiente, dass er nicht mehr arbeiten musste, war er, was Beziehungen anging, obdachlos und zahlungsunfähig. Es machte mich traurig, dass er ein so grundlegendes menschliches Bedürfnis nicht befriedigen konnte.

Ohne die weibliche Zuwendung haben wir alle keinen Zufluchtsort in dieser Welt.

»Ich brauche diese Liebe. Sie ist intensiv. Ich kann nicht genug davon bekommen«, sagte Bill. »Vielleicht habe ich deshalb meine Frau so oft zum Sex gedrängt.«

Wir waren nun an einem Punkt, wo sich seine Botschaften vermischten. Warum wollte er sein Bedürfnis nach Liebe mit Sex stillen? Wenn man Durst hat, isst man dann ein Sandwich? Wenn man müde ist, trinkt man dann ein Glas Wasser? Ein weiteres Beispiel dafür, wie Männer lernen, dass Emotionen bei einem Mann *nicht* akzeptiert werden, Sex jedoch schon. Deshalb werden Bedürfnisse und die Hoffnung auf ihre Erfüllung häufig über Sex kommuniziert.

Das macht die Sache deutlich komplizierter. Anstatt in der Sexualität die Liebe, das Leben und die Erotik frei zum Ausdruck kommen zu lassen, wird sie mit anderen Erwartungen überfrachtet. Bills Bindung von Liebe an Sex war neurotisch geworden. Hinter der Erklärung einer »enormen Libido« oder der Begründung »ich liebe einfach Sex«, die viele Sexsüchtige abgeben, verbirgt sich eine Abhängigkeit, die als Verlangen getarnt ist. Es geht einfach um emotionale Bedürfnisse, um die Bestätigung, dass man geliebt wird. Das ist, wie wenn man sagt: »Liebst du mich? Liebst du mich wirklich? Ganz ehrlich? Ich glaube dir nicht. Sag es mir noch einmal.«

Sexsucht wird oft mit einer Nähe-Distanz-Störung in Verbindung gebracht. Ich habe Forschungsberichte gelesen, denen zufolge achtundsiebzig Prozent der Sexsüchtigen aus Familien stammen, die als »stark zerrüttet« beschrieben wurden, was nichts anderes heißt, als dass die Familie in Auflösung begriffen ist und sich die Mitglieder völlig entfremdet haben. Die Betroffenen sind wie Bussarde, Harpyien oder Geier, die in den Resten nach Essbarem suchen. Sie fressen alles. Frauen fühlen sich von dieser Bedürftigkeit angezogen und werden abgewiesen. Prostituierte und Pornoproduzenten verdienen damit gutes Geld.

Leider ist diese alles verschlingende Verunsicherung in einer Ehe selten erotisch. Manche Frauen finden sich damit ab und haben aus einer Art Pflichtgefühl heraus oder aufgrund gegenseitiger Abhängigkeit trotzdem Sex mit ihrem Partner. Bei Bills Frau war das auch so. Sie dachte, wenn sie seinen sexuellen Wünschen und seiner unersättlichen Gier nachgab, würde er sie nicht betrügen. Sie wusste natürlich nicht, dass diese Strategie bei einem Sexsüchtigen nicht aufging.

Ich machte Urlaub. In Guanajuato. Ja, wir flogen wirklich dorthin. Vielleicht, weil es die romantischste Stadt Mexikos war, eine Stadt, die von Romantik so besessen ist, dass abends Balladensänger durch die schmalen Gassen ziehen und Liebeslieder zum Besten geben, gefolgt von Besuchern, die Wein trinken und mitsingen, bis man in der »Gasse der Küsse« landet, wo das Küssen regelrecht zelebriert wird. Das war eine Stadt nach meinem Geschmack. Wenn es eine Seelenverwandtschaft zwischen Menschen und Städten gäbe, wäre Guanajuato meine Seelenverwandte. Ich wollte in der prächtigen spanischen Kirche aus der Kolonialzeit mit der rosafarbenen Kuppel heiraten. In dieser Stadt konnte ich alles vergessen. Es war ein wunderbarer Urlaub und gleichzeitig der Beginn der ruhigsten und stabilsten Phase unserer Beziehung.

Rami hatte sogar die Scheidung beantragt, ganz von sich aus. Ich war verblüfft. Ich hatte akzeptiert, dass die Einigung mit seiner Frau, auf eine Scheidung zu verzichten und sich nur zu trennen, aus finanziellen Gründen notwendig war. Die Scheidung würde einen großen finanziellen Verlust für ihn nach sich ziehen, und ich wusste, was das für ihn bedeutete, da er sehr hart gearbeitet hatte, um das aufzubauen, was er heute hatte. Es war eine dieser phantastischen Geschichten vom Einwanderer, der den amerikanischen Traum verwirklicht. Rami wuchs in einem Flüchtlingslager auf und kam mit einem Flugticket in die USA, das er sich auf Pump gekauft hatte. Er brauchte ein Jahr, um das Geld zurückzuzahlen. Bei seiner Ankunft in New York hatte er siebenundsechzig Dollar in der Tasche und zog zusammen mit acht Mitbewohnern in eine Zweizimmerwohnung in Bay Ridge in Brooklyn. Er schuftete als Angestellter in einem Delikatessengeschäft in Manhattan und sparte, bis er sich zusammen mit einem Kollegen selbstständig machen konnte. Sie kauften einen Eckladen an der Kreuzung Christopher und Hudson Street, richteten ihn her und machten schließlich mehr Geld, als Rami je in seinem Leben gesehen hatte. Jahre später besaß er zahlreiche Geschäfte und Häuser. Er musste nicht mehr arbeiten, trug aber immer noch eine Geldbörse mit siebenundsechzig Dollar bei sich, die ihn, wie er sagt, daran erinnern sollen, dass er im schlimmsten Fall ohne Gewinn oder Verlust herauskommt – eine gute Taktik, wenn man bedenkt, dass er noch impulsiver ist als ich. Ich verstand die Tragweite seiner Entscheidung und respektierte sein Opfer, das Eingeständnis seiner Niederlage und seine Großzügigkeit. Für ihn war die Scheidung ein wichtiger Schritt und ein Beweis für sein Vertrauen in unsere Beziehung.

Ein paar Wochen später erzählte mir Bill, dass seine Frau den Verdacht habe, er würde sie betrügen, und dass sie bei einer unserer Sitzungen dabei sein wolle. Er warnte mich, dass sie Psychotherapeuten für Scharlatane halte, die aus den Sorgen anderer Leute Profit schlügen. »Ich glaube, sie will sich vergewissern, dass ich wirklich zur Therapie gehe«, sagte er, »und mich nicht mit einer anderen Frau treffe.«

Manchmal ermunterte ich meine Patienten, ihre Partner in die Therapie einzubeziehen. Ich wollte auch, dass meine

Patienten ehrlich waren, aber Bill hatte sich die Wahrheit bereits zu sehr zurechtgebogen. Er hatte Natascha erzählt, er sei in Therapie, um eine leichte Depression zu behandeln. Ein Treffen mit der Ehefrau ist selten einfach, doch ungleich schwerer, wenn sie nicht weiß, was wirklich vor sich geht. Natascha erwies sich als Frau mittleren Alters, die ihre Nervosität hinter einem würdevollen Auftreten verbarg. Sie trug eine einfache, gestärkte Bluse mit Button-down-Kragen und eine bequeme Hose. Die Haare waren zu einem blonden Bob geschnitten. Schon auf dem Flur, von dem Türen zu meiner Praxis und zu verschiedenen Büros abgingen, legte sie eine Wachsamkeit an den Tag, als ob sie bei einem Hexensabbat gelandet wäre. Es war deutlich zu sehen, dass sie sich hier fehl am Platz fühlte.

Natascha zwang sich zu einem Lächeln und einem schwachen Händedruck, während sie meine Praxis gründlich inspizierte und sich dann auf die Kante der Couch setzte.

Obwohl Bills Frau bezüglich der Therapie ihre Zweifel hatte, spürte ich bei ihr, als ihre Wachsamkeit etwas nachließ, eine Wärme, die nicht zu Bills Einschätzung passte. Tatsächlich wirkte ihr rosiges, frisches Gesicht freundlich.

In den ersten Minuten sagte Natascha nicht viel, ließ mich aber nicht aus den Augen. Wenn ich sie ansah, wandte sie den Blick schnell zu Bill. Manchmal sah sie uns beide von oben herab an, zog sich dann aber zurück, mit leerem Blick und in Gedanken verloren. »Sagst du mir, worüber du hier redest?«, fragte sie Bill leise.

»Über Depressionen.«

»Hilft dir das?«

»Ja.«

»Du bist zu Hause so abwesend, selbst wenn du da bist. Du bist so oft weg. Hast du deine Kinder vergessen?« Natascha brach plötzlich in Tränen aus. Ich schob die Box mit Papiertaschentüchern in ihre Richtung.

»Ich bin jeden Abend da und bringe sie ins Bett«, sagte Bill.

»Und dann gehst du.« Sie hatte die Hand auf seine gelegt, als ob sie seine Hand halten wollte, aber er reagierte nicht. Sie sah ihn an, mit einem Blick, der fast alles sagte, dem Blick einer Frau, die Bescheid weiß – und darum bettelt, die Wahrheit zu erfahren, ein Blick voll verzweifelter Angst. Sie bemühte sich um einen freundlichen Ausdruck, um Bill dazu zu bewegen, sich ihr zu öffnen.

Bills Blick wanderte unruhig durch den Raum. »Ich treffe Freunde. Ich will meinen Ruhestand genießen. Ich habe hart gearbeitet. Gönn mir doch diese Zeit.«

»Ich habe kein gutes Gefühl dabei«, sagte sie.

Die beiden waren an einem toten Punkt angelangt und schwiegen. Bill bot seiner Frau nur ausweichende Antworten und reagierte nicht auf ihre Versuche, ihn zu erreichen. Dieser Moment war auch für mich schwierig. Die Intuition, diese Gottesgabe der Frauen, war angesichts von Bills hartnäckigen Lügen zur Qual geworden. Natascha war verwirrt, weil ihr innerer Kompass ihr etwas anderes sagte als das, was ihr hier vermittelt wurde. Sie sah mich bittend und leicht verächtlich an, als ob sie ahnte, dass ich etwas wusste. Warum erzählte er mir, einer Fremden, einer jungen Frau, einer Therapeutin, etwas so Wichtiges, das über ihr Schicksal entschied? Es war kaum zu ertragen. Ich wollte Natascha alles sagen. Aber ich konnte nicht. Ich war wütend auf Bill, der mit seiner Sehnsucht nach Wärme so großen Schaden anrichtete. Ich hatte das Gefühl mitzuerleben, wie das Selbstvertrauen einer Frau in sich zusammenfiel, wie sich ihre Wahrnehmung eintrübte, wie sich die Wahrheit verzerrte.

Normalerweise ermutige ich meine Patienten dazu, ehrlich zu ihrem Partner zu sein. Ich ermutige sie auch, den Partner in den Therapieprozess einzubeziehen, obwohl es schwer für mich ist, auf eine Ehefrau zu treffen, die nicht wirklich weiß, was vor sich geht. Manche Therapeuten arbeiten aus diesem Grund nicht mit beiden Partnern; der Patient fühlt sich nicht verantwortlich, wenn er weiß, dass der Therapeut sein Geheimnis bewahrt. Trotzdem bleibe ich dabei, dass mir ein Patient, wenn er allein zu mir kommt, erzählen kann, was er will, es sei denn, er hat jemanden missbraucht oder getötet. Ich verurteile ihn nicht, gebe die Informationen nicht weiter und fordere ihn auch nicht auf, es anderen zu erzählen, wenn er noch nicht so weit ist.

Wie andere Patienten, die ihre Frau betrogen hatten, zeigte Bill Schuldgefühle und Reue und besaß auch die Einsicht und Ehrlichkeit, sich einzugestehen, dass er gegen sein eigenes Wertesystem verstieß. Aber das hielt ihn nicht davon ab, sich weiter so zu verhalten.

Ich fragte mich, wie es passieren kann, dass ganz normale Menschen korrupt werden. Ein schleichender, heimtückischer Prozess, der knapp außerhalb des eigenen Bewusstseins einsetzt; gedämpfte, ferne Forderungen, eine verhaltene Stimme, die man zunächst ignoriert, doch still und leise schwillt sie an, bis sie zu einer gewaltigen Macht wird, die sich in der Persönlichkeit einnistet wie ein Krebsgeschwür. Die Besatzermacht bringt einen Menschen dazu, entgegen seiner Ideale, Moral und Verpflichtungen zu handeln. Gleichzeitig nimmt die Loyalität gegenüber dem Partner ab. Die Stimme wird immer lauter und schreit schließlich: »Ich muss geliebt werden« und »Ich will liebenswert sein«, wird aber zur Obsession, die einen blind für alles andere macht. Manche Menschen werden von Gier korrumpiert, andere von Einsamkeit, Neid, Selbsthass oder Eifersucht.

Bei Bill war es das Bedürfnis nach Liebe.

Ich wusste nie, was mich bei einer Sitzung mit Bill erwartete, doch mit der Bombe, die er einige Wochen später platzen ließ, hatte ich nun wirklich nicht gerechnet.

»Ich glaube, ich könnte mich verlieben«, sagte er. »Ich habe auf eine Kleinanzeige im Internet geantwortet und bin zu einem Treffen in einer Bar in der Bronx gegangen. Und dann spazierte dieses wunderschöne Latinomädchen herein.«

»Wow«, sagte ich.

»Es kommt noch besser«, ergänzte Bill.

Man konnte nur spekulieren. War sie das Mädchen, das endlich bereit war, ihn gleichzeitig zu dominieren und zu bemuttern?

»Ich ging mit ihr in ein schäbiges Motel in Yonkers«, fuhr Bill fort. »Auf dem Zimmer sagte sie mir dann, dass sie ein Kerl sei. Ist das nicht unglaublich?«

Ich war, was selten vorkommt, sprachlos und ließ Bill einfach weiterreden. Er war schon so lange bei mir, dass er automatisch all die »Und wie fühlten Sie sich dabei«-Fragen beantwortete, die ich sonst stellte.

»Sie war so wunderschön, ich kann es gar nicht beschreiben. Eigentlich hätte ich sauer sein müssen, aber sie hatte etwas so Bezauberndes. Irgendwie hat es zwischen uns gefunkt. Wir saßen auf dem Bett und redeten stundenlang. Sie erzählte mir, dass sie nur als Prostituierte arbeitet, bis sie genug Geld für die Geschlechtsumwandlung verdient hat. Ich ermutigte sie, aufs College zu gehen. Seitdem haben wir viel Zeit miteinander verbracht: mit Sex oder manchmal auch einfach nur so. Ich fahre sie sogar zu ihren anderen Freiern, damit ich länger mit ihr zusammen sein kann.«

Bills Gesicht strahlte.

»Was ist bei ihr anders?«, fragte ich.

»Carla behandelt mich, als ob ich ihr wirklich etwas bedeuten würde. Sie hört mir zu und sieht mich ganz anders als die anderen Frauen, wahrscheinlich anders als jede Frau in meinem Leben. Gestern sagte sie mir, ich würde einsam und verloren wirken. Das war mir gar nicht klar, aber wahrscheinlich hat sie recht. Da rede ich mit diesem Mädchen/

Kerl, gerade einmal zwanzig Jahre alt, erzähle von meiner Angst vor der Leere, und sie versteht es. Mir ist es sogar egal, dass sie ein Kerl ist.«

»Sie hat wirklich Ihr spezifisches Bedürfnis erkannt«, sagte ich. Was für ein brillantes Manöver. Die Prostituierte hatte verstanden, dass Bill gar nicht so sehr auf Sex aus war.

»Ich halte sie für sehr intelligent. Ich frage mich, ob sie, wenn sie in Connecticut und nicht in der Bronx geboren wäre, sich dann auch Gedanken machen müsste, dass die Jungs in der Nachbarschaft ihr das Leben schwer machen, weil sie schwul ist. Ich frage mich, wie ihr Leben aussehen würde, wenn sie die Chance auf eine bessere Schulbildung gehabt hätte oder die Möglichkeit zu reisen. Stellen Sie sich vor, Carla weiß nicht, wer Nietzsche, Steinbeck oder Proust waren. Sie hat noch nie von Präsident Roosevelt gehört, nicht einmal von Trujillo, weiß nichts über die Geschichte des Landes, aus dem ihre Eltern stammen, aus der Dominikanischen Republik. Sie ist noch nie aus New York rausgekommen, aber ich kann Ihnen sagen, sie ist so clever, so klug, dass ich ihre Meinung mehr schätze als die meiner Freunde. Wenn ihre Intelligenz nur irgendwie gefördert worden wäre, sähe ihr Leben heute vielleicht anders aus.«

Bill wusste nicht, ob er von Carla als Mann oder als Frau sprechen sollte, ob ihr Verhalten echt oder nur aufgesetzt war. Er wusste nur, dass er jemanden kennengelernt hatte, von dem er glaubte, dass derjenige ihn so *wahrnahm*, wie er war, und dass er ihn zum Leben erweckt hatte. Außerdem zog sich so eine Art roter Faden durch seine Carla-Geschichten: Er verwandte viel Zeit darauf, sie zu überzeugen, aufs College zu gehen. Er konnte nicht glauben, dass sie nie die Möglichkeit eines Studiums in Betracht gezogen hatte. Er kaufte ihr Bücher über Geschichte, Literatur und Lyrik. Er bezahlte sie für einen Tag und ging mit ihr in Cafés, um dort zu lesen. Offenbar hatte Bill in Carla einen Lebenszweck gefunden, der ihn aus seiner Sinnkrise holte. Ich hatte monatelang versucht, ihn aus seiner Welt zu lösen, in der er sich verloren und nutzlos fühlte, gelangweilt und uninspiriert. Unsere esoterischen oder philosophischen Diskussionen hatten nichts gebracht. Er brauchte jemanden wie Carla, um glücklich zu werden.

Bill hatte vor, Carlas Geschlechtsumwandlung zu bezahlen und ein Konto fürs College für sie anzulegen. Ich war mir nicht sicher, wie er das angesichts seiner finanziellen Probleme bewerkstelligen wollte, ganz zu schweigen von Natascha und den Kindern. Vielleicht war die ganze Sache auch nur ein weiterer Ausdruck seiner Sucht, die ihn ursprünglich zu mir geführt hatte, aber ich hatte das Gefühl, dass sich Bills zentrale Beweggründe geändert hatten.

Wenn Carla Bill von ihren Erfahrungen berichtete, holte sie ihn aus seinem Loch der eigenen Sehnsüchte und Enttäuschungen. Bill hörte auf, um sich selbst zu kreisen, und sah die Welt jenseits von Connecticut, von Golf, Country Clubs und Reisen auf die Bermudainseln. Die Erzählungen aus einer ihm unbekannten Welt ließen Bill die Dinge in einem größeren Zusammenhang sehen, und obwohl ihn Carlas Probleme bekümmerten, wollte er doch nicht die Augen vor der unschönen Wahrheit verschließen, von der sie ihm erzählte. Im Gegenteil, er fühlte sich dadurch belebt, und schon bald steckte er voller Lösungen und Ideen. Er wollte am Leben teilhaben. Etwas bewirken. Sich nützlich fühlen. Und zufällig war dabei auch sein Sexualtrieb deutlich zurückgegangen.

Jetzt war es sein Geist, der potent und hellwach war.

Leider kam Bills Begeisterung, Carlas Leben zu verändern, abrupt zum Stillstand. Panisch erschien er eines Tages bei mir in der Praxis.

»Natascha hat meine SMS-Nachrichten durchgesehen und herausgefunden, dass ich nicht dort war, wo ich ihr gesagt hatte. Dann durchwühlte sie meinen Schreibtisch und fand mein geheimes Handy und Kreditkartenabrechnungen für Motels, Pornowebseiten und Geschenke. Wir hatten einen Riesenkrach, und sie hat gedroht, mich zu verlassen und die Kinder mitzunehmen.«

Ich wollte nicht gefühllos wirken, aber mein erster Gedanke war: Sie hat nur gedroht?

»Haben Sie ihr gesagt, was mit Ihnen los ist?«

»Ich kann ihr auf keinen Fall die Wahrheit sagen«, stammelte Bill völlig aufgelöst. »Ich war so durcheinander, dass ich aus dem Haus stürmte und die drei Stunden zum Haus meiner Mutter fuhr. Ich fühlte mich, als hätte ich einen Nervenzusammenbruch. Aber als ich dort ankam, war sie nicht da.«

Bill hatte die Arme vor der Brust verschränkt und die Hände verzweifelt in seine Oberarme verkrallt; durch die impulsive Fahrt zu seiner Mutter waren die angestauten Gefühle wieder an die Oberfläche gekommen, die er all die Jahre verdrängt hatte.

»Das verstehe ich, Bill. Endlich haben Sie die Hand ausgestreckt und dann aber die Mutter, die Sie so verzweifelt brauchen, wieder nicht erreicht.«

»Und dann fiel mir der sexuelle Missbrauch wieder ein.«

Was? Wie war das? Ich hätte Bill am liebsten angeschrien: »Und das sagen Sie mir erst jetzt?« Doch ich zwang mich, ruhig zu bleiben, weil ich wusste, wie Bill auf jede Form von Urteil reagierte.

»Das habe ich noch nicht erzählt.«

»Nein, das haben Sie nicht.«

»Ich rede nicht gern darüber, aber ein Freund meiner Mutter hat mich missbraucht, als ich zwölf war.«

»Wie lange ging das?«

»Ein paar Monate.«

Bill war kurz davor zusammenzubrechen, aber ich durfte nicht lockerlassen. »Was ging gerade in Ihnen vor, als Sie mir das erzählt haben?«

»Ich frage mich, ob ich schwul bin. Ich hatte an einem Abend Sex mit Carla, und jetzt kommen all diese Erinnerungen wieder hoch. Wenn der Freund meiner Mutter Sex mit mir hatte, hat es mir womöglich gefallen. Darüber grüble ich schon seit Jahren nach.«

»Das muss erdrückend und verwirrend sein«, sagte ich. »Können Sie mir sagen, was Ihnen daran gefallen hat?«

»Die Aufmerksamkeit, die ich von ihm bekam. Er war sehr freundlich, nahm mich mit zu Baseballspielen. Er war wie der Vater, den ich nie hatte.«

»Das klingt einleuchtend, Bill. Sie brauchten verzweifelt eine Vaterfigur.«

»Den Sexteil habe ich gar nicht richtig verstanden. Ich glaube, ich wusste, dass es falsch war, aber ich war so durcheinander. Er war freundlich. Er schien kein schlechter Kerl zu sein.« Bill schürzte die Lippen. »Vielleicht hat es mir sogar irgendwie gefallen, dass er mich angefasst hat. Also, ich weiß nicht ...«

»Das ist keine ungewöhnliche Reaktion«, sagte ich. »Das heißt nicht, dass Sie eine sexuelle Beziehung *wollten*. Dass Sie das nicht richtig verstanden haben, hat der Freund Ihrer Mutter ausgenutzt. Und wenn es Ihnen gefallen hat, sagt das überhaupt nichts über Ihre sexuelle Orientierung aus.«

Bill blieb verwirrt. »Aber ich kann nicht sagen, ob mir der Sex mit Carla gefällt, weil ich schwul bin, oder einfach nur, weil ich gern mit ihr zusammen bin. Normalerweise habe ich keine Sexphantasien von Männern. Wenn ich eine Straße entlanggehe, fallen mir eigentlich nur Frauen auf.«

Im Lauf der Zeit fanden Bill und ich heraus, dass er bisexuelle Tendenzen hatte, die unter anderem auf sein Kindheitstrauma zurückzuführen waren. Er akzeptierte das. Der sexuelle Missbrauch war schlimm, aber Bill quälte viel mehr, dass seine Mutter ihn nicht beschützt hatte. Sie hatte dem Freund sogar erlaubt, auf Bill aufzupassen und noch mehr Zeit allein mit ihm zu verbringen. Manchmal schloss sie sich in ihrem Schlafzimmer ein, während die Partygäste das Haus unsicher machten, auf Sofas oder auf dem Boden schliefen und vor Bills Augen Drogen nahmen. Das hinterließ deutliche Spuren in Bills Psyche. Die Leute fragen oft: »Warum wird in einer Therapie immer wieder die Vergangenheit aufgewühlt?« Für Bill ergab sich daraus, dass er in seinen prägenden Momenten bestimmte Schlussfolgerungen über Frauen gezogen hatte. Seine Mutter war unbeständig, daher lernte er, sich nie ganz auf Frauen zu verlassen. Das prägte ihn so stark, dass er die Realität nicht sehen konnte, denn seine Frau *war* für ihn da, sowohl emotional als auch sexuell. Bill musste es nur zulassen und das annehmen, was sie ihm bieten konnte.

Ich fragte Bill, was ihn seiner Meinung nach wirklich davon abhielt, das von Natascha zu bekommen, was er wollte – eine liebevolle Mütterlichkeit von einer Frau, die den wahren Bill *sah*. Seine Antwort klang wie eine faule Ausrede. »Sie ist so mit den Kindern beschäftigt.«

»Tut mir leid, aber das nehme ich Ihnen nicht ab«, sagte ich. »Als sie mit hier war, hat sie versucht, Sie zu erreichen. Sie kommt Ihrer Vorstellung von einer *verfügbaren* Frau am nächsten. Also, was blockiert Sie, was ist es, das Sie davon abhält, ihr näherzukommen?«

»Es liegt an ihr«, beharrte er.

»Nun, sie ist nicht hier, also sehen wir bei Ihnen nach. Was glauben Sie, würde passieren, wenn Sie Natascha absolut treu wären?«

Bill gestand Panik ein und die Angst, dass sie seine Bedürfnisse nicht erfüllen könnte.

»Sie meinen, Sie vertrauen ihr nicht?«

»Na ja ...«

»Mir haben Sie auch nicht vertraut.«

Ich hatte den Eindruck, dass Bills ganze Wahrnehmung verzerrt war, ähnlich wie wenn er in einen Zerrspiegel auf dem Jahrmarkt blicken würde. »Ihr Verlangen nach Liebe ist so groß und überdimensioniert, und die Frauen wirken dagegen so klein und zurückgenommen. Hier müssen wir ansetzen. Bei Ihren starken Ängsten und Ihrer verzweifelten Sehnsucht nach Liebe. Das ist eine Folge des Missbrauchs.«

Doch Erkenntnis bringt einen Patienten nur bedingt weiter. Sobald die Patienten gelernt haben, ihre Beziehungsängste zu akzeptieren, müssen sie versuchen, mit diesen Ängsten umzugehen. Erst dann kann ein Wandel einsetzen. Das ist ein langer Prozess. Manchmal dauert er das ganze Leben. Es gilt, Ängste zu erkennen, wenn sie auftreten, und zu üben, nicht darauf zu reagieren. Das ist eine mentale Aufgabe. Man redet sich gut zu und versucht, die Angst wegzuatmen. Bill und ich arbeiteten monatelang daran und übten, sein Unbehagen zu tolerieren, während er sich Natascha in kleinen Schritten näherte.

Bill beichtete Natascha alles, und da er nun endlich ehrlich mit ihr war, konnte auch sie wieder auf ihn zugehen. Bill traf sich nie wieder mit Carla, obwohl er ihr dankbar war, denn die Begegnung mit ihr hatte ihm geholfen, das Wesentliche zu erkennen: dass sein Leben einen ganz neuen Sinn bekommen konnte. Carla hatte ihn inspiriert, die Leere in seinem Leben damit zu füllen, anderen zu helfen. Bill fing an, ehrenamtlich für eine Organisation zu arbeiten, die Kindern in Problembezirken bei der Vorbereitung und Bewerbung fürs College half. Allerdings richtete er ein Ausbildungskonto für Carla ein und finanzierte ihr zu Ehren ein jährliches Stipendium.

Bei unserer letzten Sitzung hatte Bill Tränen in den Augen.

»Ich möchte Ihnen danken, dass Sie so liebevoll und mitfühlend mit mir waren«, sagte er. »Egal, was ich Ihnen erzählte, ich fühlte mich von Ihnen akzeptiert. Sie gaben mir das Gefühl, ein liebenswertes menschliches Wesen zu sein. Ich möchte Ihnen sagen, Dr. Dunn, dass allein das meine Heilung bewirkt hat.«

So etwas höre ich nicht oft.

Ich musste mir die eigenen Tränen wegwischen und tief Luft holen. Ich hatte das Gefühl, dass von allen therapeutischen Interventionen die Strategie, dem Patienten einfach das Gefühl zu geben, als Mensch verstanden zu werden, die besten Ergebnisse brachte. Nennen wir es Liebe. Für Bill war das besonders wichtig, weil er nie in der Lage gewesen war, einer Frau voll und ganz zu vertrauen. Mich ließ er an sich heran. Ich blieb standhaft und ließ ihn nicht im Stich. In der Psychotherapie bezeichnet man das als eine »korrigierende emotionale Erfahrung«. Der Patient entwickelt in seiner Beziehung zum Therapeuten starke Gefühle, die seine seit Langem bestehenden Annahmen, Illusionen und Schlussfolgerungen über die Menschen und die Welt aufbrechen. Doch nicht auf einer konzeptuellen oder intellektuellen Ebene, sondern über das Bauchgefühl; der Patient erlebt eine Veränderung aufgrund einer Erfahrung.

Das Resultat ist Hoffnung.

Abschlusssitzung

Es ist ein allgegenwärtiges Vorurteil, dass Männer Sex von Liebe trennen, Frauen dagegen nicht. Frauen wird beigebracht, dass es Männern immer um Sex geht und dass der Sex von den Genitalien gesteuert ist, so als würden sie einem biologischen Trieb folgen und überall ihre Spermien verteilen wollen. Auch wenn es durchaus Hinweise gibt, die eine solche Sichtweise stützen, so sind Männer doch auch in der Lage, sich, ihren eigenen Entscheidungen und auch kulturellen Gepflogenheiten folgend, *anders* zu verhalten. In vielen Fällen waren nur wenige Sitzungen nötig, um die Wahrheit ans Licht zu bringen.

Ich will damit nicht sagen, dass Sex *immer* ein Ausdruck von Liebe sein sollte oder dass Sex ohne Liebe schlecht oder falsch ist. Ich achte sehr bewusst darauf, meine Idealvorstellung von Liebe nicht meinen Patienten aufzudrängen. Immer waren sie es, die unweigerlich darauf zu sprechen kamen, auch wenn der ursprüngliche Grund für die Therapie sehr wenig damit zu tun hatte. Ich bin mir durchaus bewusst, dass es begründete Argumente für die Freuden von bindungslosem Sex gibt ... eine kleine Flucht aus dem Alltag und der Reiz, die rein fleischliche Seite seiner Natur zu genießen, ohne den Ballast, der mit einer emotionalen Bindung einhergeht. Diese Form von Sex kann ein echtes Vergnügen sein, und ich selbst genieße es, wenn sie in der Literatur oder in Filmen gefeiert wird. Doch die Männer auf meiner Couch glorifizieren diese Art von Sex nicht. Ich glaube, das liegt daran, dass Sex meistens doch im Zusammenhang mit einer Beziehung steht und sie aus diesem Grund immer mitschwingt. Und selbst ohne eine solche Beziehung gibt es emotionale Bedürfnisse, die über das Fleischliche hinausgehen und beim Sex dazwischenfunken. Körperliche Lust ist nicht genug. Männer, die solche isolierten Erfahrungen bei bedeutungslosen Treffen in den Bars von New York mit anonymen Partnern, Prostituierten oder was auch immer suchen, beklagen sich, dass sie mehr Leidenschaft wollen und dass bei der reinen Lust das Bedürfnis nach einer realen Person nicht gestillt wird. Der Gedanke von mehr Nähe und Intimität stammt von meinen Patienten und ist nicht etwa eine Projektion von mir. Er kommt direkt von den Männern, die unzufrieden sind und sich bei mir beklagen. Sie wollen diese Nähe. Ich glaube, für die meisten Menschen soll Sex etwas Bedeutsames und Besonderes sein.

Ich habe erkannt, dass Liebe ein so zentraler Teil unseres Daseins ist, dass wir uns nicht von dem Bedürfnis lösen können, Liebe zu geben und zu bekommen. Liebe durchzieht unser ganzes Tun, auch den Sex. Sie tritt nur manchmal in verrückter Gestalt auf und landet dann auf meiner Couch.

Für meine Patienten war Sex oft der Ersatz für Liebe. Was sie auf der Gefühlsebene nicht bekamen, um das sie nicht zu bitten wagten, suchten sie beim Sex. Sex hatte bei ihrem egoistischen Streben die Hauptrolle übernommen. Sex stand für den Wunsch, jemand Besonderes zu sein, wichtig, stark, begehrt. Sex ersetzte alles, was die Mutter zurückgehalten oder versäumt hatte zu geben. Er war nur ein Ersatz für das, was sie nicht in sich selbst finden konnten. Und dann kommt eine Frau wie Kelly, die nach einer festen Beziehung sucht und unwissentlich die Rolle übernimmt, für die sie ausersehen war, noch bevor sie und Charles sich überhaupt kennenlernten. Seine unbewusste Fixierung hatte nichts mit ihr zu tun. Kelly war einfach die passende Besetzung für eine bestimmte Rolle. Sie hätte durch eine andere »Schauspielerin« ersetzt werden können – mal problemlos, mal etwas schwieriger –, und sie wusste es nicht einmal.

Das ist keine Liebe, denn trotz all der Dramatik und Intensität ist da nicht mehr Tiefe als gegenüber dem Kassierer in einem Supermarkt.

Ich hatte einmal einen erfolgreichen Musiker als Patienten. In unserer ersten Sitzung erzählte er mir: »Ich schreibe Liebeslieder und verdiene mir damit meinen Lebensunterhalt, aber ich glaube nicht an die Liebe. Ich tue das nur fürs Geld.«

Als ich sagte, dass ich das kaum glauben könne, erwiderte er: »Das ist alles nur eine Illusion. Pheromone, Dopamin, im Grunde geht es doch nur um Sex. Fortpflanzung. Liebe ist eine romantische Phantasie.«

Er hätte nicht blasierter klingen können.

Ich fand es sehr bezeichnend, dass er unter all den Themen, mit denen er unser Gespräch hätte beginnen können, ausgerechnet das wählte. Er *wollte* mir seine Ansicht dazu unbedingt mitteilen.

»Würden Sie sich denn wünschen, dass die Liebe real wäre?«, fragte ich.

»Nein, ich lebe lieber in der Realität.«

»Und die Realität ist reine Biologie?«

»Na ja. Wenn jemand sagt, er hätte sich verliebt, meint er doch eigentlich, dass ihm der andere ein gutes Gefühl gibt. Aber das ist doch nichts als eine blöde Bestätigung. Verstehen Sie mich nicht falsch: Ich mag Bestätigungen. Ich lebe dafür; aber die bekommt man ja nun mal nicht ständig, deshalb fühle ich mich im Moment so mies. Das hat meine Exfreundin verbockt.«

»Gut, wenn alles reine Biologie ist, dann wollen wir das mal so hinnehmen. Freuen Sie sich darüber!«

Er stand auf und wanderte in meiner Praxis hin und her. »Ich brauche Bewegung«, sagte er. »Ich hasse das, dieses Herumsitzen und das Psychogelaber. Soll das irgendwie helfen? Ich bin nämlich hier, damit mir geholfen wird.«

Er setzte sich wieder hin, aber dieses Mal auf einen Schemel zu meinen Füßen. Von dort sah er mich aus kurzer Distanz unverwandt an, schweigend, als ob er versuchen würde, aus mir schlau zu werden. Ich starrte zurück, mit hochgezogenen Augenbrauen, ein bisschen genervt.

Dann sprang er wieder abrupt auf und ging auf und ab.

»Sie sind ein hübscher Anblick, wissen Sie das?«

»Sie lassen sich leicht ablenken«, sagte ich. »Ich dachte, Sie brauchen Hilfe?«

»Tut mir leid, ich bin hyperaktiv und habe obendrein zu viel Kaffee getrunken. Ich weiß nicht, was ich sagen soll. Ich bin verloren. Am Ende.«

»Sie sagen, dass Liebe reine Biologie ist, und ich sage, ›Was soll's? Genießen Sie es!‹«

»Nein, das ist mir zu platt«, sagte er und setzte sich wieder auf die Couch.

»Was wollen Sie dann?«, fragte ich.

»Ich will, dass sie irgendeinen *Sinn* hat.«

»Dann geben Sie ihr einen Sinn.«

»Aber Liebe ist sinnlos.«

»Ich glaube, Sie haben recht. Ihr Leben ist ein existenzielles Chaos!«

»Wenn Sie mir sagen wollen, dass ich auf den Kaffee und den Kierkegaard verzichten soll, sorry, Schätzchen, das ist nun einmal meine Welt.«

»Schätzchen?«

»Oh, tut mir leid, Frau Doktor!«, sagte er und lächelte mich verschmitzt an.

Wir mussten beide lachen.

»Haben Sie jemals Liebe empfunden?«, fragte ich.

»Ja, ich denke schon. Ich dachte, ich würde meine Ex lieben. Ich hatte all die Gefühle, die allgemein zur Liebe gehören.«

»Es gibt also doch ein paar Gefühle.«

»Das dachte ich. Aber wahrscheinlich waren es nur chemische Reaktionen.« Er zog sein Handy aus der Tasche und spielte damit herum.

»Hat sie Sie enttäuscht?«

»Das ist verdammt untertrieben.«

»Sie hat Sie also verlassen, und jetzt stellen Sie die gesamte Vorstellung von Liebe infrage. Machen Sie *alles* immer gleich so schlecht?«

»Wenn mein Manager anruft, muss ich drangehen«, sagte er.

»Brauchen Sie das Gefühl, geliebt zu werden?«

»Oh ja.«

Weil die meisten Menschen die Liebe nicht verstehen, wissen wir nicht, was wir von ihr erwarten sollen. Er hatte mir noch nicht erzählt, was in seiner Beziehung passiert war, aber er hatte offensichtlich bestimmte Erwartungen gehabt, die enttäuscht worden waren, und nun stellte er die Idee der Liebe komplett infrage. Aber wie konnte er die tiefe Sehnsucht verleugnen, die wir alle nach dem empfinden, was wir Liebe nennen? Diese Sehnsucht ist real. Was wäre, wenn die biologischen Anreize und das Bedürfnis nach Bestätigung Teil dieses Prozesses wären? Die tiefere Bedeutung der Liebe war ihm entgangen.

»Liebe ist mehr als nur die romantische Liebe zwischen zwei Menschen«, sagte ich. »Sie ist umfassend. Man kann Tiere lieben, die Natur, Kinder und Freunde. Das Bedürfnis, Liebe zu geben und zu empfangen, ist uns angeboren. Das lässt sich auf verschiedene Art umsetzen, man muss sich nicht nur an eine Person klammern, an ein einziges Objekt seiner Liebe. Man kann alles in seinem Umfeld auf irgendeine Art lieben. Man kann mit der Liebe spielen, sie schaffen, sie ausstrahlen. Jeder kann so viel Liebe kultivieren, wie er will.« Er antwortete nicht, blickte einfach nur ungläubig, deshalb redete ich weiter.

»Nennen Sie mir etwas, das Sie lieben.«

»Gitarre spielen.«

»Was lieben Sie am Gitarrespielen?«

»Ich verliere mich im Klang. Es geht leicht.«

»Fassen Sie es nicht in Worte. Denken Sie einfach darüber nach.«

»Okay.«

»Können Sie *spüren,* wie Sie es lieben?«

»Das ist schräg. Was verlangen Sie da von mir?«

»Tun Sie mir den Gefallen.« Er hielt inne. »Okay. Ja, ich spüre eine gewisse Wärme.«

»Versuchen Sie jetzt, das Gefühl zu verstärken.«

»Äähm ... gut ...«

»Denken Sie jetzt an etwas anderes, das Sie lieben.«

»Meine kleine Schwester.«

»Bleiben Sie dabei.«

Wir machten eine Weile so weiter, und ich erfuhr von seiner Liebe zu den verschiedensten Dingen, unter anderem zu seinem verstorbenen Hund Sherman und zu Eis am Stiel mit Sahnefüllung. Mir war unwohl, weil ich seine Herablassung spürte, auch wenn er versuchte, meinen Anweisungen zu folgen. Er hielt mich definitiv für eine unverbesserliche Optimistin, was die Liebe betraf. Aber er war so unglücklich und verzweifelt, dass er tat, was ich wollte. Also machten wir mit der Übung immer weiter, und er nannte viele Personen und Tätigkeiten und *konnte* schließlich das Gefühl von Liebe heraufbeschwören und bewahren und damit selbst mein Argument belegen, dass Liebe als Gefühl kultiviert werden kann. Ich wollte, dass er zugab, dass dieses Gefühl real und konkret war. Er konnte dem Gefühl in seinem Körper vertrauen. Und er räumte immerhin ein, dass es sich gut anfühlte.

Wir trafen uns nur noch einmal, danach brach er die Behandlung abrupt ab, weil er nach Europa auf Tournee ging. Bei unserer letzten Sitzung kam er herein und sprach darüber, dass er auf eine Konzertreise gehen müsse, er aber nicht aufgeregt sei, weil ihn nichts mehr begeistere oder in Aufregung versetze. »Die ganze Welt ist sinnlos.« Das klang wie die bekannte alte Melodie, lediglich mit einem neuen Text. Aber vielleicht war er zu mir gekommen, damit ich ihm bei unserem letzten Treffen ein Fünkchen Hoffnung vermittelte.

»Doc, können Sie einfach den Begriff Liebe für mich definieren?«

Ich war gefordert und musste nach Worten suchen. »Also, die Liebe, die wir glorifizieren, ist ein angenehmes, intuitives Gefühl, aber eigentlich ist Liebe eine Fähigkeit, die eine breite Palette an Verhaltensweisen und Empfindungen umfasst ...« Er hob die Hände.

»Doc, hören Sie auf. Im Ernst? Erzählen Sie das den Leuten? Ich glaube, da müssen Sie sich schon etwas Besseres ausdenken. Etwas, das man sich leichter merken kann, ein kleines Mantra, und bitte etwas, das sich nicht ganz so theoretisch anhört!«

Er hatte recht. Das klang ziemlich langweilig.

»Gut, gut, okay«, sagte ich. »Liebe heißt, die Schönheit in allem und jedem zu erkennen, und Sie brauchen Liebe, um sich wieder inspiriert zu fühlen, um kreativ zu sein, um Songs zu schreiben.«

Einen Monat später bekam ich eine E-Mail von ihm, aus Brüssel. Er bedankte sich bei mir. Er schrieb auch: »Ich habe eine letzte Frage. Was ist, wenn ich die Liebe nie wieder finde?«

Ich schrieb zurück: »Ich bin mir sicher, dass es klappen

wird. Wenn es etwas gibt, was ich mit Sicherheit weiß, dann, dass jeder Liebe braucht; jeder will geliebt werden und auch lieben. Das hört nicht auf, wenn eine Beziehung in die Brüche geht. Die Liebe ist größer als der einzelne Mensch.«

Er schrieb auch, dass er über unser letztes Gespräch nachgedacht und den Sartre weggelegt habe, um stattdessen Rumi zu lesen.

Zu meiner großen Freude erfuhren viele meiner Patienten diesen Sinneswandel in puncto Liebe. Manche von ihnen sagten mir dann: »Ich suche nicht mehr nach der Liebe. Ich möchte Liebe leben.« Oft hielt ich inne und wunderte mich über diese erstaunliche Entwicklung von Formulierungen. Aus »Frauen sind alle Luder« wurde »Früher habe ich mich gefragt, ob ich geliebt werde. Heute frage ich mich, ob ich je geliebt habe«. Ich konnte kaum glauben, dass Männer so mit mir sprachen. Das, worauf es ankam, hatte sich verlagert. Sie fragten weniger, was sie bekommen konnten, und mehr, was sie geben konnten, und das freute mich sehr.

Die Beziehung zwischen Rami und mir war seit einiger Zeit stabil, daher beschlossen wir, dass wir nicht mehr länger so weit voneinander entfernt leben wollten. Wenn unsere Beziehung funktionieren sollte, musste einer von uns umziehen. Und typisch für Rami tauchte er eines Abends bei mir auf und verkündete: »Ich ziehe nach New York.« Er hatte ein paar Sachen in sein Auto gepackt und war den ganzen Weg von Florida zu mir gefahren. »Du bist die Liebe meines Lebens«, erklärte er. »Egal, was es kostet, wir werden zusammen sein.«

Ich war überglücklich. Endlich hatte der Streit, wer zu wem ziehen würde, ein Ende, und ich musste weder auf Rami noch auf New York verzichten. Ich verabschiedete mich von meinen Mitbewohnern am Times Square und mietete eine Wohnung für uns beide in der Upper West Side.

Doch die Erfüllung meiner Träume dauerte gerade einmal zwei Monate. Ich erspare Ihnen die Details und fasse zusammen: Er kaufte einen Verlobungsring. Wir stritten uns. Er brachte den Ring zurück und kaufte sich dafür eine Rolex. Wir stritten uns. Er warf die Rolex in den Hudson. Er zog zurück nach Florida.

Ich war zum ersten Mal in einer eigenen Wohnung allein in New York.

Wir hatten uns nicht getrennt, und es gab auch keinen Groll zwischen uns. Wir nahmen einfach unsere Fernbeziehung wieder auf. Rami vermisste sein großes Haus in Florida; er sagte, er könne in Manhattan nicht leben.

Ich dachte über seine Worte nach, wenn ich in meiner Einzimmerwohnung im Bett lag, die so klein war, dass ich nur die Hand ausstrecken musste, um die Kühlschranktür zu öffnen. Ich erkannte, dass mein eigener Lebensstandard eine Verbesserung vertragen könnte; wie lange wollte ich eigentlich mit einer Küche leben, die gerade einmal so groß war wie eine Telefonzelle und in der Mäuse herumwuselten, wenn ich schlief? (Ich hatte nachts immer meinen Schlüsselbund und meine Schuhe griffbereit, um damit nach ihnen zu werfen.)

Dann fiel mir mein Versprechen ein, nach einem Jahr in New York zurück nach Florida zu ziehen – und der Grund, warum ich nicht zurückwollte. Wir hatten ein Vertrauensproblem. Ich hatte mich nicht sicher gefühlt, deshalb war ich nicht bereit, das Risiko einzugehen. Ich hatte beschlossen, in New York zu bleiben, anstatt mich meiner Angst zu stellen und mit Rami zusammenzuziehen. Das ist verrückt, dachte ich. *Von meinen Patienten verlange ich, bei den Menschen, die sie lieben, tapfer und mutig zu sein. Also beschloss ich, dass es an der Zeit war, selbst ein Risiko einzugehen.*

Und so rief ich Rami an und sagte ihm, dass ich nach Florida ziehen würde. Ich verkaufte meine Praxis, fand einen Untermieter für meine Wohnung und verabschiedete mich von all meinen Freunden.

»Bist du verrückt?«, fragten sie, als ich sie in eine Weinbar in der Upper West Side einlud und die große Neuigkeit verkündete. Trotz ihrer Bestürzung fühlte ich mich sehr gelassen und spürte die Art von Ruhe, die einen überkommt, wenn man sich endlich zu einem Entschluss durchgerungen hat. Rami und ich waren beide begeistert und schmiedeten aufgeregt Pläne für unser neues gemeinsames Leben.

Als ich ein paar Tage später beim Packen war, rief Rami an.

»Vielleicht wäre es besser, wenn du dir hier unten eine eigene Wohnung suchen würdest, anstatt gleich bei mir einzuziehen«, schlug er vor.

»Was? Warum?«

»Was ist, wenn der eine dem anderen langweilig wird?«, sagte er. »Ich will nicht das Gefühl haben, in der Falle zu sitzen.« Er redete weiter; ein Durcheinander aus Worten und Phrasen, das kaum einen Sinn ergab, aber sehr nach faulen Ausreden klang. Ich war so perplex, dass ich gar nicht richtig zuhörte.

»Vielleicht solltest du auch ein paar Papiere unterzeichnen, die bestätigen, dass ich finanziell nicht für dich verantwortlich bin«, murmelte er.

Ich ließ das Telefon fallen und warf mich heulend zwischen die Umzugskisten auf den Boden.

Rami bekam kalte Füße, als ihm klar wurde, dass ich mich ihm komplett anvertrauen würde; genau, wie es mir Mohinder, der Taxifahrer, gesagt hatte.

Ich hatte geglaubt, dass wir eine stabile Beziehung hätten, wenn ich es nur wagen und diesen Schritt machen würde. Jetzt erkannte ich, dass sich Rami mit der Distanz zwischen uns sehr wohlgefühlt hatte – obwohl er *mir* immer vorwarf, ich würde mich rar machen.

Dann traf es mich wie ein Schlag. Meine Praxis! Ich hatte gerade den Vertrag mit dem neuen Eigentümer unterzeichnet. Außerdem musste ich in zwei Wochen aus meiner Wohnung raus. Ich hatte mein ganzes Leben auf den Kopf gestellt für eine, wie ich glaubte, mutige Entscheidung für die Liebe.

Ich riss mich zusammen und buchte einen Flug nach Kalifornien, weil ich dort schon immer einmal hinwollte. Innerhalb weniger Tage hatte ich ein Zimmer zur Untermiete in einem schönen Haus in Strandnähe gefunden und flog zurück nach New York, um meine letzten Habseligkeiten zu packen. Ich beschloss, alles in braune Kartons zu stecken und per Post an mich zu schicken. Als ich die Kartons an mich selbst in San Diego adressierte, stand plötzlich Rami vor meiner Tür und wollte reden. Ich war nicht sonderlich überrascht. Aber dieses Mal bat ich ihn einfach, die Kartons für mich zum Postamt zu bringen. Sie seien zu schwer, sagte ich.

Und das war es dann.

Rami hatte mich verletzt. Die Lügen, das Flirten mit anderen Frauen, die Zurückweisungen. Trotzdem bin ich nicht der Meinung, dass die Entscheidung, zu ihm zu ziehen oder überhaupt diesen Mann zu lieben, dumm von mir war. Denn ich glaubte an die Integrität der Liebe. Er ließ mich zwar im Stich, aber das lag an seinen eigenen Problemen mit der Liebe. Ich bin stolz auf meinen Mut und darauf, dass ich mich auf die Liebe voll und ganz eingelassen habe, und wenn ich vielleicht auch oft danebenliege, ist es doch eine Übung für mich, die mich weiterbringt.

Eine der häufigsten Fragen, die Patienten – Männer wie Frauen – mir stellen, wenn ihnen das Herz gebrochen wurde, lautet: Warum soll ich mir das noch einmal antun? Warum soll ich mich jemandem öffnen? Diese Menschen brauchen immer noch Liebe und versuchen verzweifelt, ihr Bedürfnis mit der Angst zu vereinbaren, erneut zurückgewiesen zu werden. Aber es bringt nichts, dieser Angst nachzugeben und einer Beziehung aus dem Weg zu gehen, weil die Alternative darin besteht, einsam zu bleiben und auch zu leiden. Deshalb gebe ich ihnen immer die ehrliche Antwort: Ja, Sie werden erneut verletzt werden, und deshalb lautet eine der wichtigsten Lektionen in der Liebe, dass man den Schmerz als Teil des Ganzen akzeptiert – und dass auch die heftigsten Emotionen, die mit der Liebe verbunden sind, eine gewisse Schönheit haben.

Ich könnte nie abgebrüht oder zynisch werden, das wäre einfach nicht meine Art. Ich verlor meinen Glauben an die Liebe meiner Phantasiewelt nicht, ich gab ihm nur eine weitere und realistischere Perspektive. Meine Eltern haben mir beigebracht, dass es eine reife und beständige Form der Liebe gibt. Gelegentlich steigt immer noch die alte Angst in mir hoch, aber ich bin auch in der Lage zu mehr Mitgefühl und Verständnis.

Die vorgefertigten Antworten, mit deren Hilfe ich am Anfang meine Sitzungen überstand, brauche ich heute nicht mehr. Ich habe mich weiterentwickelt. Es dauerte eine Weile und erforderte harte Arbeit, aber meine Patienten lehrten mich, geduldig, mutig, tolerant und verständnisvoll zu sein. Wenn ich sie heute vor mir sehe, erkenne ich ihre Schwäche und Fehlbarkeit. Heute weiß ich, dass sie im Grunde alle die gleiche Sehnsucht nach Liebe verspürten, und erkenne ihre Schwierigkeiten, sie zu finden. Ihre Bereitschaft, sich verletzlich zu zeigen, ermöglichte es mir, mich in sie hineinzuversetzen und eine Liebe zu entdecken, die letztendlich für beide heilsam war, für die Ärztin und den Patienten.

Postskriptum

Rami nahm sein geliebtes Singledasein und seine vielen Reisen wieder auf, allerdings baut er heute Waisenhäuser in Entwicklungsländern.

Ich habe eine Privatpraxis in Los Angeles und bin glücklich mit einem Mann verheiratet, der mir mehr Abenteuer beschert, als ich es mir in meiner Phantasiewelt je hätte ausmalen können. Er stammt aus Iowa.